79

新知
文库

XINZHI

Critical Decisions:
How You and Your Doctor
Can Make the Right
Medical Choices Together

生命的
关键决定

从医生做主到患者赋权

[美] 彼得·于贝尔 著 张琼懿 译

生活·讀書·新知 三联书店

图书在版编目（CIP）数据

生命的关键决定：从医生做主到患者赋权／（美）彼得·于贝尔（Peter A.Ubel）著；张琼懿译．—北京：生活·读书·新知三联书店，2017.6 （2018.11 重印）
（新知文库）
ISBN 978 - 7 - 108 - 05877 - 5

Ⅰ．①生…　Ⅱ．①彼…②张…　Ⅲ．①医院－人际关系－研究
Ⅳ．① R197.322

中国版本图书馆 CIP 数据核字（2017）第 013744 号

特邀编辑　闫春伶
责任编辑　徐国强
装帧设计　陆智昌　康　健
责任校对　张　睿
责任印制　徐　方
出版发行　**生活·讀書·新知** 三联书店
　　　　　（北京市东城区美术馆东街 22 号 100010）
网　　址　www.sdxjpc.com
经　　销　新华书店
印　　刷　三河市天润建兴印务有限公司
版　　次　2017 年 6 月北京第 1 版
　　　　　2018 年 11 月北京第 2 次印刷
开　　本　635 毫米 × 965 毫米　1/16　印张 19.5
字　　数　235 千字
印　　数　10,001 - 15,000 册
定　　价　39.00 元
（印装查询：01064002715；邮购查询：01084010542）

新知文库

出版说明

在今天三联书店的前身——生活书店、读书出版社和新知书店的出版史上，介绍新知识和新观念的图书曾占有很大比重。熟悉三联的读者也都会记得，20世纪80年代后期，我们曾以"新知文库"的名义，出版过一批译介西方现代人文社会科学知识的图书。今年是生活·读书·新知三联书店恢复独立建制20周年，我们再次推出"新知文库"，正是为了接续这一传统。

近半个世纪以来，无论在自然科学方面，还是在人文社会科学方面，知识都在以前所未有的速度更新。涉及自然环境、社会文化等领域的新发现、新探索和新成果层出不穷，并以同样前所未有的深度和广度影响人类的社会和生活。了解这种知识成果的内容，思考其与我们生活的关系，固然是明了社会变迁趋势的必需，但更为重要的，乃是通过知识演进的背景和过程，领悟和体会隐藏其中的理性精神和科学规律。

"新知文库"拟选编一些介绍人文社会科学和自然科学新知识及其如何被发现和传播的图书，陆续出版。希望读者能在愉悦的阅读中获取新知，开阔视野，启迪思维，激发好奇心和想象力。

生活·讀書·新知三联书店

2006年3月

目　录

生命的关键决定

序言　谁来当家？

　　这件事如果发生在很多年以前，弗雷德·弗雷里（Fred Furelli）就不会为了迟迟无法做决定而坐立不安，因为以前的医生会帮他做好决定。今晚的他，却只能躺在床上与忧虑和困惑缠斗不已，无法成眠。泌尿科医师说他患了初期前列腺癌，可以选择通过手术或放疗除去肿瘤，或者，让他百思不解的是，医生说他也可以什么都不做，静观其变，看看肿瘤的后续发展如何再说。

　　他一一思忖着这些选项。泌尿科医师详尽地解释手术的细节，但是患癌症的消息有如晴天霹雳，他根本没有心情听医生解释。医生对放疗的解释不如手术治疗详尽，是因为他不太建议这个做法吗？至于第三个选择，他至今依旧无法明白，一个严重到必须手术切除的肿瘤，怎么能以一句"追踪观察"来轻描淡写呢？他真的不懂。

　　于是，弗雷里先生决定来找我。

　　我是弗雷里先生（本书中的患者名字都是化名）的普通内科医师，和弗雷里认识已有五年。我看了他的病理报告和泌尿科医师的评估报告。肿瘤很小，而且没有扩散到前列腺之外。弗雷里 70 岁出头了，这个小肿瘤或许可以不碍健康地蛰伏个几年，因此，泌尿科医师才会提出"追踪观察"的建议。若采用这个方法，泌尿科医师会定期验血，以判断肿瘤的生长速度是否威胁到患者健康，如果这样，就得考虑比较积极的治疗方式。

不过，并不是每个人都可以安然看待自己的身体里有个肿瘤正在成长。对某些人来说，"追踪观察"的做法实在太过消极。（有些医生索性改称它为"积极监控"，希望大家的观点可以因而改变。）然而，积极的治疗方式并非全然无害。许多人接受手术治疗后，出现性功能障碍或小便失禁的情况。也就是说，患者很可能在历经艰辛的治疗后，发现自己竟然无法勃起，还得开始穿成人纸尿裤。

我这位患者朋友不知所措。他不想接受痛苦的治疗、不想承受副作用，但是，却又没办法神经大条到什么都不做。因此，他来询问我的意见。

这也是我提笔写这本书的动机——把我当时遇到的两难摊在纸上：究竟该把我的看法告诉他，还是交由他自己去做决定呢？弗雷里先生作为我的患者大概是 20 世纪 90 年代中期到晚期之间，大约是患者赋权（patient empowerment）革命开始的二十年后。在这项革命之前，医疗决定是单方面的。做决定是医生的责任，患者只有听从的份儿。事实上，自古希腊名医希波克拉底（Hippocrates）以来，有近两千年的时间，几乎都是医生做决定，一直到 20 世纪 70 年代中期，医学科学露出曙光，才有患者（还有律师，以及一群被称为伦理学家的新潮人类）开始反对这种传统医疗决定方式，认为医生做决定时，患者的意见应该也要更积极地加入。

我对这项革命非常清楚。我曾经担任宾夕法尼亚大学医学系的助理教授，而且是该校生物伦理中心的创立成员之一。我在大学时期修习哲学，还在医学训练过程结束后，到芝加哥大学修了生物伦理课。我并不是要炫耀成就，而是要让大家知道我当时的背景。我是新品种的医师，接受过道德革命的洗礼，不容许自己擅自为患者做决定。我不能直接告诉患者应该做什么决定，只能从旁协助他们做出自己的决定。

在革命前医者如父的年代，泌尿科医师会告诉患者前列腺长了东西，必须切除。万一医生觉得患者太虚弱不适合动手术，这时他会隐瞒患癌症的事实，然后在患者不知情的情况下继续进行追踪。是的，"医者如父"，医生和患者过去的关系有如父亲和孩子一般，医生拥有如父亲般的权威与知识，他们为患者着想、承受患者的担忧与责任，就像父亲在照顾孩子一样。出现患者承受不起的坏消息时，医生会避重就轻，甚至撒个善意的谎，像是谎称 X 光片上看到的肿瘤是"X 光阴影"或者"感染发炎"之类。那个年代，医生做决定，患者则顺从。

那个年代，我的患者不会为了不知道怎么做决定而无法成眠。现在，我眼前的弗雷里先生却因为无所适从而来寻求帮助。

"如果是你，你会怎么做呢？"他问我。

"你必须自己做决定。"身为新世代的医生，我只能把他丢回做抉择的旋涡中。

无助的他看起来彷徨不已。

"举个例子，"我说道，"今晚你打算看什么电视节目？"

"曲棍球赛。"他回答。看着他头上那顶费城飞人队的帽子，我对他的答案一点儿也不感到意外。

"不好，你应该看第十九台的花式溜冰比赛。"我回他。

"可是我又不喜欢花式溜冰！"他以一副不可思议的表情看着我。

"没错！所以说，只有你自己才知道如何依你的需求做出

'正确的'决定。就像我没办法替你决定该看什么节目一样。"我告诉他。

医学伦理的训练告诉我，最好的决定不光要考虑医学问题，还要考虑患者的价值观。以这个案子为例，患者对于小便失禁和身上有一个放任不管的肿瘤的看法，才是做出正确决定的关键。我沉醉在生物伦理中，滔滔不绝地向弗雷里先生解释事实与价值观之间的差异、医疗判断与患者权利间的问题。

弗雷里先生似乎听懂了我要表达的重点，向我会心地一笑，接着说道："我懂你的意思了，那么，如果是你，你会怎么做呢？"

看来，我这番精辟的比喻并没有达到预期的效果。

我早该知道

我早该知道，要求这位犹豫不决的患者做决定是件不可能的任务。我当时行医已有十年，不知道有多少患者问过我"医生，请问我该怎么办呢？"或者"医生，如果是你的母亲，你会怎么做呢？"之类的问题，这让我不得不在每天的工作中发挥大家认为医生应有的智能，这包括医学知识以外的智能，为这些满怀感激的患者提出解决之道。我不只要协助患者找出副作用最小的降压药，还要帮患者思考怎么开口告诉老婆他得了疱疹。单身的我做起婚姻顾问，没有孩子的我传授起育儿技巧，甚至，在未曾失去任何至亲好友以前，便做起了生命临终时的引导。

我早该知道，患者要的不是一个可以把医疗信息全盘端出，让他们自行做决定的医生。我早该明白，花式溜冰的比喻不可能立刻让我的患者拥有独自做决定的能力。不管这么做是对是错，患者理当看重医生的建议，在惊慌失措的情形下，对这些建议的倚赖更加严重了。我想，读者中有很多人也和弗雷里先生一样，只是想要做决定的引导和建议，至于究竟谁才有权力做决定，大家其实并不在乎。利用花式溜冰的比喻将决定权丢回给患者的同时，我也陷入了患者赋权的迷思里。弗雷里先生已经被告知选项，也清楚他的价值观在做决定时扮演着重要的角色，但是，这些信息和做决定的自由，并没有让他感到自己是掌有权力者。当初，患者赋权革命的领导者为了让患者自主权可以凌驾于医生的父权之上打了一仗。他们不赞成医生应该主导医疗决定，因此，想尽办法要让患者成为决定者，而医生就纯粹当一个信息提供者。知名的癌症及血液疾病研究带头人杰尔姆·格鲁普曼（Jerome Groopman）曾在斯蒂芬·科尔伯特（Stephen Colbert）主持的谈话性节目《科尔伯特报道》（*The Colbert Report*）中，大力鼓吹这种观点。在讨论到应该由谁来做医疗决定时，科尔伯特以他独具一格的语气问道："如果说我才是决定治疗方式的人，那么请问你念医学院有什么用？"格鲁普曼给科尔伯特的回答和我当初给弗雷里的回答如出一辙："我去念医学院的目的，是要帮你分析各种疗法的利弊，好让你可以依据自己的状况做出决定。"

信息与整合被许多医生视为新准则。改革派领导者认为医疗护理问题出在患者缺乏决定权，只要我们提供患者足够信息，便可以解决这个问题。但是，大部分患者都不希望医生只会提供信息。他们不想听花式溜冰的比喻，也不想被要求"依你的情况而定"。

那么，有更好的解决方案吗？来自密歇根大学的律师以及生物伦理专家卡尔·施奈德（Carl Schneider）曾经写道，如果我们真的尊重患者的"自主权"，也认为患者应该为自己的医疗问题做决定，那么我们就应该尊重他们希望由医生做决定的权利。

然而，我不敢把我的建议给弗雷里先生，并不是因为我认为他有做决定的责任，而是担心他其实受了其他潜意识因素影响，才会要我帮他做决定；也就是说，让医生帮他做决定并不是他的本意。我会这么认为，是因为在我接受伦理训练时，经常跑到行为科学系大楼和行为经济学家及决策心理学家进行合作。我学到，人们若在做决定时经常受到情绪与非理性的影响，会不知不觉地逃避做出困难的抉择。

阿莫斯·特沃斯基（Amos Tversky）和埃尔德·沙菲尔（Eldar Shafir）这两位心理学家曾经做过一个和抉择有关的经典实验。他们请普林斯顿大学的学生想象一下某个晚上，在前往图书馆念书的路上看到一张海报，上面介绍了一部他们一直很想看的电影。请问这些学生会照原计划到图书馆去，还是去看电影呢？结果，只有20%的学生回答会照原计划到图书馆。这项研究的重点不是想知道普林斯顿大学的学生是否用功，而是要看这些学生在面临难以决定的事时，会有什么反应。于是，他们给另一群学生一个不一样的场景，一样在前往图书馆路上，但是，这次看到的不只有令人心动的电影海报，还多了一张公告介绍一场精彩可期的演说。先别管什么演说可能精彩可期，重要的是你得在这场演讲与电影间做抉择。你大概会想，这下子去图书馆的学生恐怕更少了。如果你这么想就错了，事实恰好相反，决定照原计划到图书馆念书的学生竟占40%。

这个研究显示，当决策的过程变复杂时，很多人倾向干脆不做选择。现在回头想想弗雷里先生得做的决定，肯定比上面这个研究来得困难多了，后果也严重许多，患者想当然会逃避做决定的责任。这时候，还有什么办法会比请教医生来得妥当呢？疾病往往会带来极其复杂，甚至让人情绪失控的抉择，请教医生的看法不过是患者的自然反应。这大概也是为什么刚出道的我虽然乳臭未干（就算留着胡子，看来仍比实际年龄26岁年轻许多），却仍有八旬老翁

　　　　　　　　　　　　　生命的关键决定

向我请教生死攸关的抉择。

我想，弗雷里先生请我帮他决定如何处理前列腺癌，也是基于同样的道理，而我竟天真地以为只要花30秒解释自主权，他就不会再踌躇不决。花式溜冰的伎俩是一个无心错误，一件理想崇高的过失。我不过想把决定权交回患者，让他衡量自己的情况，主宰自己的疗程。

我将在这本书结束前告诉大家弗雷里先生最后的决定，并用他的故事来说明患者自主权和医生父权并不是二分法的关系。但是在那之前，我们得仔细了解一下患者赋权究竟是怎么一回事。

什么叫"比较好"呢？

我们经常在谈到自由与幸福时提及"个人偏好"。每个人都有偏好，或者说在个人看来美好的事物，而这些偏好往往不尽相同，例如我喜欢红萝卜，而你偏爱胡萝卜。因此，我看来正确的选择，你看来不见得最好。这种情况下，单一选项的政策并不利于大家，倒不如给大家自由，让每个人都可以根据自己的偏好做选择。

还有另一件我早该知道的事。许多科学证据指出人们的偏好往往不是很强烈，很多人的偏好其实摇摆不定。我做过的研究也显示，患者做医疗决定时，往往会受到无意识或非理性的压力影响，导致医生说明治疗方法时，即使只是描述方式稍有不同，也可以改变患者的"个人偏好"。

举个例子，比起死亡率10%的手术，患者通常更倾向于接受存活率有90%的手术。尽管两个讲的是同一个手术，只不过描述方式不同，选择就不一样了。这不是单纯的数学换算问题，而是感觉问题。晚一点，我会更仔细讨论感觉问题。至于现在，我早该知道我的道德责任不仅止于用花式溜冰的比喻来强迫患者做决定。当患者的决定失去准则并与价值观脱节时，强调患者的自主权也就失去了道德意义。

我那天应该可以更称职的最后一个原因，是我其实拥有足够的生病经验可以告诉自己，患者自主并不像伦理学家说得那么神奇。就以我第一次接受骨科手术的经验为例：29岁那年，我在垒球场上急转身，刹那间，一阵疼痛往右腿直蹿。原来，我压到了第四节腰椎间盘，更准确地说，是第四节与第五节间的椎间盘，使它不得不向通往右腿神经的神经腔突出，因此压迫到神经。

复健后休养了好一阵子，我遇到一位外科医师，他说我可以开刀移去椎间盘突出的部分，不过那是一项不算小的手术——以前的技术使这类手术的侵入性比现在高。或者，他又说道，我也可以再给伤处一点时间复原，看看突出的部位会不会缩回去，这么一来，我就可以恢复运动了。

当时我在梅奥医学中心（Mayo Clinic）担任住院医师，是医院图书馆的常客。每次看完诊，我会到图书馆阅读相关信息。患者出现罕见感染时，我会在文献里大海捞针，找出最合用的抗生素；患者有不寻常的症状时，我会埋在书堆里，试着找出正确的诊断。

因此，当自己的健康受到威胁，你可以想象我大概会不分昼夜在图书馆里查文献，找答案。但你错了，我根本没为这件事踏进图书馆，而是像个无助的孩子到处向医生大人求救。外科医师建议动手术，我不确定这么做是否正确？于是，我又转而求助于住院医师主任。

我的脑海完全被该怎么办所占据。靠着物理治疗，我发现自己对这种程度的疼痛还算可以忍受。我可以骑脚踏车，可以游泳。如果有足够时间，或许椎间盘突出真的会自动回到原位，不再和神经抢位置，那么我就可以从事其他运动了。

这个决定听来不难，不过是给点时间观察后续发展，但是没有我想象中容易。距离住院医师训练结束还有两个月，接着我就要搬到芝加哥大学。我的住院医师主任告诉我："彼得，你现在待的可是世界顶尖的梅奥医学中心，这里有全世界最好的外科医师。如果你真的不需要开刀，那就没事，但万一你就那么狗屎运，到芝加哥时突然需要紧急开刀，怎么办呢？"

我知道他是半开玩笑，因为我不认为椎间盘突出情形会加重。只是现在有个画面不断浮现在我的脑海——狗屎运，紧急开刀！

就这样，我，一位向来以逻辑与推理能力自豪的哲学系高才生，一位刚受完实证医学训练的住院医师，竟然不是让医学文献来引导决定（完全顾不得那些大声对我喊"不要！"的医学文献），而是为了一句"狗屎运"的玩笑话，我接受了脊椎手术。

这样的我竟然在六年后期待一位被吓坏的 70 岁老翁听了花式溜冰的比喻后，可以立刻变成一位决策专家？

得到信息又如何？

这本书的第一部分，我们要谈患者赋权发展。我会讲到 20 世纪 70 年代中期那段动荡的岁月里，医疗实践如何从两千年来"听医生的准没错"的传统，演变成高喊患者自主的新时代。在第二部分，我提到这场革命对医生和患者带来的影响，让大家知道事情并没有预期中的美好。我举了许多例子，故事里的医生和患者都在医疗抉择这条路上跌跌撞撞，表面上他们做的是以医疗为依据的讨论，事实上却是受到情绪、假想，甚至"狗屎运"这样的玩笑话影响而毫不自知。我也详细地描述几段医生和患者间鸡同鸭讲的对话，令人遗憾的是，这些对话处处揭露了医生与患者间的鸿沟，同时也显示，光靠患者赋权并不能解决问题。

吉米·利奇（Jimmy Leech）同意我录下一段他和泌尿科医师间的对话。利奇因为连续几天出现血尿，吃止痛药吃到头都晕了才决定就医。一个星期后，他来看前列腺切片报告。他紧张不已地等候医生宣布结果。泌尿科医师先询问切片处的复原状况，然后宣布了坏消息。

"我们在你的前列腺做了十二个粗针穿刺切片，"医生开始宣判，"其中有三个样本发现肿瘤细胞，不过癌细胞比例并不高，不到30%。所以说，十二个这么长的粗针切片中，三个里面有大约三分之一的部分出现癌细胞。十二个切片里面有三个有癌细胞并不算多，但是我们还是得谈谈治疗的方式。"

泌尿科医师继续讲下去，完全没有停下来。如果你不太明白他刚刚到底在说什么，他的意思是利奇得了前列腺癌。

"我们会根据显微镜下的观察，把前列腺癌分成六到十级。"

"是蒂森分级吗？"利奇问道。

"是格利森（Gleason）。"

"对，格利森。"患者回应道。

"是的，第六级是最初期，状况最轻微，但是最……总之，就是这个异常情形足以被视为癌症，低于这个指数的话，表示异常细胞数量不足以被视为癌症。所以，从第六级开始，级数愈高就愈严重，最高可以到第十级，这一期的细胞异常最明显，侵入性也最高。"

"所以第六级是开始？"

"没错，第六级最轻微，第十级最严重。"

"不是应该从第一级开始吗？"利奇苦笑着说。

"是呀，我们更常用的是分成三级，轻度、中度和高度。"

“这样啊。”

“格利森第六级属于轻度。第七级，不管在显微镜下的观察结果是'3＋4'或者'4＋3'，都算是中度，第八到第十级就是重度了。你的情形算是中度，在中间。报告上写的是'3＋3'和'3＋4'，表示第四级异常的细胞量有达到'3＋4'的程度，这代表你是中度的。”

在过去那个医者如父的时代，医生根本不敢把患癌症的消息告诉患者，就怕患者承受不了坏消息。现在完全不同了，利奇不但被告知得了癌症，还得强迫接受医生的独角戏，戏中的细节像是把一流学术杂志的内容搬上台一样。这些医生所受的教育告诉他们，患者有权知道自己的状况，但是没有人告诉他们告知的范围在哪里。因此，患者经常被一些不必要的信息搞得一头雾水。究竟是"3＋4"的第七级还是"4＋3"的第七级，是重点吗？况且，哪个刚刚得知自己患癌症的患者有心情听这样晦涩难懂的长篇大论呢？

我和来自密歇根大学专门研究决策过程的心理学家安吉·法格林（Angie Fagerlin）进行一项合作计划，研究初期，我们录下几段医生和患者的谈话，吉米·利奇先生的这段是其中之一。接着，我们讨论如何分析这些对话。我建议评估泌尿科医师是否对刚得知坏消息的患者提供情绪上的帮助。我以利奇先生的案子为例，医生传递坏消息（三个粗针切片中出现了癌细胞）后，立刻跳到肿瘤分级的专业术语（我们将它分成第六到第十级），中间完全没有让患者有情绪上的缓冲。

这时，一位泌尿科医师提出反驳，说道："那算是坏消息吗？"

我有听错吗？得知自己患癌症不是坏消息？

原来，这位泌尿科医师站在专业角度来看这件事。他知道局部性前列腺癌治愈率很高，也知道患者因局部性前列腺癌死亡的概率非常低，他很清楚大多数患者可以安然无恙。但是他却一点儿也不懂利奇先生得知消息时的心情。我婉转地回问他："有没有可能，患者其实觉得那是个坏消息呢？"

我的问题并没有得到认同。所以我们继续进行下一个议题。

稍后我提出，泌尿科医师提供的信息让患者喘不过气来。这时，我的泌尿科医师同人又回了一句话："他们又没有听不懂。"

"你怎么知道？"我反问。

"他们要是听不懂就会问呀！"这位泌尿科医师回答。

在医生掌权的时期，他们高坐在父职宝座上，不必担心患者有没有听懂自己的病情，只需要确定患者是不是照着他们的话去做：按时吃药，卧床休息，真的不舒服时吞颗阿司匹林，隔天早上打电话给医生。把这张宝座搬走后，医生连该站哪里都不知道。究竟该透露多少病情给患者？直接告诉患者该怎么做，还是让患者自己决定呢？医生还得在两者之间寻找一个平衡点。

我记下来"患前列腺癌不算是坏消息"这段话，是用它来提醒自己，医生不见得可以和你感同身受。医生告诉你的事可能让你害怕，他的解释可能让你感到困惑，但是如果你不说出来，医生可能会认为一切都没问题。

我写这本书的目的之一，就是要让大家哪天生了病去看医生（我想每个人都会有这么一天），能更清楚医生和你说话时，心里在想什么。而更常发生的状况是，患者与医生都不知道对方在想什么。利奇的医生或许认为把前列腺癌分期做详细的叙述后，利奇应该会感到放心了吧！毕竟他的肿瘤级数只有格利森七级，而且是"3＋4"的七级。利奇这边则会认为他的医生实在是个无情的技术官僚，只在乎他的肿瘤分级，完全不能体会他的感受。我猜想，利奇的医生其实很在乎利奇的感受，只不过他并不知道利奇的心情，因此没办法针对他当时的感受采取行动。个人背景与经历的不同，让听诊器两端的人无从了解彼此。

忠言逆耳

威廉·恩曼（William Engmann）因为无法吞咽，在 2007 年冬天来到我工作的医院接受治疗。吞咽困难（dysphagia）是他的唯一症状，这情形已经有一个多月了。不知道为什么，他就是使不上力气来把食物往肚子里送。

经过一连串检查后，发现他得了肺癌，而且已转移。为了抵抗肿瘤细胞，他的免疫系统开始制造抗体和白细胞。但是，免疫机制并不是万无一失。由于这类肿瘤细胞和喉头细胞看起来很像，以致他的喉头细胞也成为被攻击的对象，这使得他无法吞咽。

恩曼的肿瘤没有办法治愈，但是我们还是施以治疗，希望可以减缓癌细胞造成的伤害，让他多活几个月，也看看能不能让他在有生之年还有吞咽的机会。

恩曼的情况真的很令人同情。他今年 50 多岁，有个爱他的老婆，还有几个即将自立门户的孩子，这场病带来的打击不难想象。我们帮他装上喂食管，隔天早上，我到他的病房看看他的腹部有没有出现感染情形，更重要的，关心一下他受伤的心情。做检查时我们小聊了一下，他的反应和他给太太的眼神让我觉得不大对劲。我随口问了一句"还好吗？"，而没有特别点明我指的究竟是身体状况还是其他事情。他的太太很激动地告诉我恩曼今早偷偷抽烟了。这时，恩曼用那种夫妻吵架时才会出现的眼神，狠狠瞪了老婆一眼，并且要她"不要多管闲事"。

恩曼的太太转而向我寻求支持。我绝对是个反对抽烟的医生，但是当时的处境让我很为难。告诉他怎么做是我的职责吗？或者，我应该照格鲁普曼说的去做就好，告诉患者抽烟的好处和坏处，然后让他自己决定抽还是不抽？

这种新医患模式中，出现涉及个人喜好的抉择时，医生的职责不在于告诉患者要怎么做，而是告诉患者各个选项的优缺点，好让患者自己做选择。我很清楚这些规范却无法遵守。我没办法很中立地告诉他抽烟的好处和坏处，然后任凭他伤害自己。我认为有义务告诉他怎么做对他是好的。

于是，我告诉他，抽就抽吧！

"你们两个其实深爱对方，"我看着恩曼的太太说道，"我知道你爱你的先生，不希望他的情况变得更糟。但是现在，这几根烟不但不足以危害健康，反而能帮助他放松心情。最重要的是你们要相互支持，因为接下来的几个月不会好过。"

我也提醒他们，恩曼先生的癌症不会好起来，我们能做的不过是尽量维持剩余日子里的生活质量。最好的方法就是珍惜和所爱的人仅有的时间，和太太吵架反而没有帮助。

我提及这个故事有几个目的。首先，它记录了我想以医生与学者的身份写一本关于医患共同决定的书的心路历程。照料恩曼先生时，我已经不再认为医生职责应该局限于提供患者信息。我认为医生和患者间要利用更多的互动做出共同决定。我也体认到，身为医生，我对病痛为生命带来的影响有着另一番看法。如果和患者分享看法可以让他们的生命变得更好，而我却不去做，那便是渎职了。

有时，这个看法很可能是在鼓励我的患者抽烟吧！

我应该这么果断吗？什么叫作果断，什么又叫作专权呢？这个社会究竟出了什么问题，搞得患者和医生间连谁该做决定都这么理还乱呢？

这个故事的第二个目的，是要将大家带进究竟何人该做什么决定的旋涡里。患者赋权革命的结果是让医生和患者搞不清楚在医疗决定里各自应该扮演的角色。我们原本期待这场革命可以改善医生与患者之间的关系，但是结果却与期待不同，这些新教条反而让医生与患者陷入胶着状态。医生这头思忖着："我应该鼓励患者接受治疗吗？"患者那头则想着："我如果询问医生看法，算不算推脱责任？"

在本书的第三和第四部分中，我提出较为折中的方式，让医生和患者都能贡献想法，最后由双方共同做出最有利的决定。过去几十年来，我们对于做决定的科学基础，以及患者与医生之间的沟通都有了深入了解，现在，应该让双方结合起来了。首先得让医生和患者了解对方在想什么。在第三部分中，我提到"决策辅助工具"可以帮助患者更清楚治疗选项，分担掉医生的一些工作。并不是每个医生都会详尽跟患者解释病情，于是，主张共同决定者整理出与各种疾病相关的小册子、影片和网站等，好让患者在就医前，可以先对疾病有基本认识。我举出了一些实例来证明这些决策辅助工具的功效。另外，也提供一些帮助你在做医疗决定时能更主动的方法，好让你和医生的沟通更有效率，如此一来，医生才能提供给你更好的建议。

医疗护理新革命强调的不再是权责，而是医患合作。进行医疗决定的过程中，不应该有任何沉默的一方，共同做出决定才是王道。但是前提是我们必须帮助患者做好准备，让患者知道如何清楚表达他们的想法。

不过，我也提到过于依赖信息的医疗决策有陷阱。身为医生，也当过患者的我，对这一点再清楚不过。我的身份是医生，但是我也曾经是患者，或者是患者的伴侣。这些经历告诉我，面临难以抉择的医疗决定时，光是对疾病信息有充分了解仍不足。这也是为什么我在本书的第四部分中提到，医生也必须做好和患者沟通的准备，否则，不会有真正的共同决定。

明白对方在想什么

我把听诊器放在贝蒂·穆尔曼（Betty Moorman）的胸口上。我初步判断她的心跳有些异常，于是想进一步仔细听每一次心跳。我先把重点放在心跳的开始，也就是"扑——通——"的"扑"上，医学上称它为第一心音，看看是否规则，是否和第二心音有明显区隔，是否……

突然，一阵像是戴着假牙的狮子所发出的大吼，通过了听诊器，直击我的耳膜。那是穆尔曼发出的声音，经过胸膛上的听诊器放大后的结果。

听诊器是一种助听工具。在听诊器还没发明以前，医生要听患者的心跳或肺部的声音时，会把耳朵贴在患者的胸膛上。我对我太太这么做过，那可说是一种听觉享受。

听诊器的耳塞可以隔绝外界声音，只让来自患者胸腔的声音通过听诊器音膜传到医生耳里。但它可不是用来听患者说话的，万一患者在医生听诊时说了话，声音从胸腔通过听诊器传出来时，听起来就像是齐伯林飞艇乐团（Led Zeppelin）的贝斯接到一个劣质扬声器上，然后调到最大声。

我想，每个医生都有过这种震耳欲聋的经验，但是我希望大家的反应都比我那天来得温和些。值班一整晚、累到不行的我严厉地看了她一眼，"嘘"了她一声，因为我的耳朵还塞着助听器，所以这个"嘘"声显然有点大，隔壁床的患者还以为我在说她，立刻把电视的音量转小。

我的第一回同理心（empathy）考验失败了。我没体谅到，这位患者并不知道在医生听诊时说话会造成这样的后果，只能说我责无旁贷。这样的经验后来还遇到几十次。并不是每个人都知道不能在医生听诊时说话这种蠢事，回想自己成为医生之前，我也没有这种常识。而我竟然忘了，还给患者以严厉的眼神，好像她是个大蠢蛋，事实上我才是蠢蛋。想患者与医生共同做出最有力的医疗决定，听诊器两端的人得对彼此有更好的了解才行。

认为被诊断出前列腺癌"不算是坏消息"，对于患者得到这个消息时的心情无法感同身受，就是一种缺乏同理心的表现。花式溜冰的比喻呢？也不算是具有同理心的行为。我当时如果有体会到患者的心情，就不会逼得他走投无路了。

别以为医生理当知道你的恐惧，对着讲外星文的医生频频点头不会让你得到应有的治疗，这么做的唯一好处，只是可以保住你的面子，但是，你不认为听懂医生讲话比保住面子更重要吗？更何况，问医生问题其实一点儿也不丢脸。

当我逐渐揭开这个不再是医者如父的医患新纪元时，你会发现，一个好的医疗决定无关乎道德上的两难（像是医生究竟该专权还是放手），而是在于医患间是否做到良好沟通、了解彼此的感受与想法。20世纪70年代的患者赋权运动确实改变了患者和医生之间的关系，但是患者并没有因此有能力做出最适合自己的医疗决定，双方的窘迫反而像在跳一支身段明显不足的舞一般。只有医生和患者都认同的医疗决定才是最好的决定，而大部分医生和患者都还没有做好准备合作，我会在本书中告诉大家怎么解决这个问题，只要听诊器两端的人愿意配合，我们一定可以做到。

第一部分

患者赋权的兴起

第一章
听医生的准没错

我按掉呼叫器，打算用最短时间结束正在进行的对话后再回拨。30秒后，呼叫器又响了，看来有人找我找得十分火急。回拨后，我立刻快步前往手术室，有个紧急状况等着我去处理。

那是1995年，全身被麻醉的凯瑟琳·威廉斯（Catherine Williams）躺在手术台上，喉部挨了一刀，一个偌大的肿瘤清晰可见。我不是外科医师，所以他们不是要我来协助手术进行，我也不是麻醉或者肿瘤科医师，事实上，治疗这样的患者与我毫不相干。那他们为什么把我找来手术室呢？

因为我是这间医院的伦理顾问，而这位外科医师遇到了道德难题。

"她的肿瘤比我预期的严重，"外科医师告诉我，"看放射照片时，我以为切除这个肿瘤不会影响到发声功能。但是，现在仔细一看，这项手术肯定会让她失去说话能力。"

医生告诉过威廉斯，她的癌症治不好，但是，这项手术可以延长她的寿命，并延迟肿瘤影响吞咽、说话等功能的时间。因此，威廉斯在开刀与直接转至安宁疗养之间选择开刀，打算最后放手一搏。只不过，这位医生现在不知道患者愿意放手到什么程度："我不知道她要是知道手术的后果会让她无法说话，还愿不愿意挨这一刀？"

我们还是有机会问她，但不是现在。手术已经开始进行了，想问她的话，得先暂停手术，把伤口缝合，等麻药退去再说。这么一来，今天等于白忙一场，如果患者最后还是决定要切除肿瘤，就只能另外再安排时间。在这段时间内，还得注意不要让伤口发生感染等问题才行。

"我几乎可以肯定她会希望手术继续进行，"这位外科医师解释道，"这样就不必平白无故担这些副作用的风险了。"

二十年前，另一个女士也是全身麻醉躺在手术台上。医生从她的乳房取下一块组织，做了冷冻切片。接着，病理医师以敏锐的眼光证实这位患者得了乳腺癌。他立即通知威廉·富尔蒂（William Fouty），当时马里兰州贝塞斯达的国家海军医疗中心（National Naval Medical Center）的外科医师主任。

富尔蒂医生知道国家癌症研究中心（National Cancer Institute，简称 NCI）再过几天将公布一项临床试验初步结果，内容是他一直以来治疗乳腺癌患者采取的根治型乳房切除术（radical mastectomy）在预防乳腺癌的复发上，效果不如侵入性较小的改良性根治型乳房切除术（modified radical mastectomy）。根治型乳房切除术一直都是乳腺癌手术治疗的基本方法，但侵入性非常高。手术过程中，医生会先将发现肿瘤的乳房切除，不是只有切除肿瘤部位，而是整个切除，接着，继续往更深处去，将乳房组织底下所有肌肉，包括胸大肌和胸小肌也切除。将这些肌肉切除并不是因为里面也有癌细胞，而是因为位置与肿瘤太接近，医生担心有癌细胞潜藏在里面。在切除乳房和胸肌后，医生接着将手术刀转向邻近的淋巴结，必须切除也是基于同样的理由，不是因为有癌细胞转移，而是以防万一。有些医生甚至会把附近的骨头也切除，永除后患。

但是，国家癌症研究中心即将颁布的消息将宣告，过去这些具有极度侵入性的切除手术都是多余的，根治型乳房切除术在肿瘤复发的预防上，效果并没有优于改良性根治型乳房切除术。我要在这里声明，改良性根治型乳房切除术的侵入性也很高，一样必须把整个乳房和周围淋巴结切除。临床试验还要再晚一点才会证明，乳腺癌切除手术的范围还可以缩小到只切除肿瘤部位，而且患者的预后情形一样。不过，即将在 1975 年颁布的这条消息便足以震撼肿瘤外科界，因为一直以来，大家都认为牺牲掉的组织愈多，患者痊愈的概率也就愈高。

然而，富尔蒂医生对国家癌症研究中心即将公布的这项消息显然很不以为然，他根本不承认这项发现的合法性。于是，他决定忽视这项消息，继续沿用他一直以来采用的根治型乳房切除术。和许多外科医师的看法一样，他认为根治型手术毕竟还是比较合理，宁可错杀一万，也不要放过任何一个癌细胞。尽可能除去肿瘤周围的组织，将癌细胞赶尽杀绝，才是肿瘤复发的解决之道。

何况，富尔蒂医生也得到了总统先生的同意，因为这名患者正是当时的美国总统夫人贝蒂·福特（Betty Ford）。在手术前，他和总统先生与夫人会面过。除了强烈建议尽可能切除周围的组织外，他也认为刻不容缓，这种复杂的疾病愈早动刀愈好，第一夫人的诊断与治疗需要即刻进行。事实上，富尔蒂医生认为有必要采取紧急处理，也就是在同一天进行切片与乳房切除，不需要等麻醉中的第一夫人醒来讨论切片结果。

福特夫妇接受了富尔蒂医生的建议。福特总统或许是当时世上权力最大的人，但是，面对一名极具威望的外科医师时，他又有什么立场提出质疑呢？听医生的准没错。

于是，沉睡中的总统夫人失去掌控自己命运的能力。医生将先做切片检查、通知总统先生检查结果，必要时，立刻动手进行手术。

相隔二十年的两个事件，真正区分它们的是一场革命。1995年，外科医师不敢贸然进行一项患者可能不会接受的治疗方式，而必须紧急召来伦理顾问；1975 年，没有所谓伦理顾问，不管是喉癌或乳腺癌的治疗方式，都与患者个人的价值观无关，医生根本没有询问患者意见的必要。富尔蒂医生毫不考虑福特太太的自主权，拿起手术刀往她的腋下直捣，把见得到的淋巴结悉数切除。他完全不需要考虑福特太太希望他怎么做，也从没有把选项摆在她面前，询问她是否有采取其他治疗方式的必要。他更没有因为对方的身份地位而有所避讳，因为他才是老大。或许正是这样，当他在触诊发现第一夫人的乳房有硬块时，他并没有把异样告诉总统夫人，只是耸耸肩，便离开了诊疗室。直到总统夫人从秘书那里得知家庭医生晚上会过来时，才知道情况不妙。

总统夫人对于在决策过程中扮演的角色也没有太多意见。她在自传中是这么写的："富尔蒂医生告诉了我这个手术的内容。"这项手术对她来说不是一种选择，而是既定事实。她显然安于当一个没有声音的患者。当她写到家庭医生威廉·卢卡什（William Lukash）在告诉她这个消息以前，已经先把消息告诉她女儿时，也是一副事不关己的语气。"我们在你母亲的乳房发现一个硬块，很可能是癌症，她还不知道，所以别告诉她，也先不要告诉任何人。"

是的，别告诉她。

想了解一件事现在的光景，就要从过去追究起。想知道为什么第一夫人在自己的病史中扮演的角色这样无关紧要，就得从古希腊时期谈起，看看当时的医疗决定和医患关系怎么进行。

我以阿波罗神之名起誓

> 余谨在医药之神阿波罗（Apollo）、阿斯克勒庇俄斯（Asculapius）、健康女神许革亚（Hygeia）、医疗女神帕娜刻亚（Panacea）以及诸天神之前立誓，愿以全部能力和判力遵守此誓言。

医学伦理界最著名的文件《希波克拉底誓言》开宗明义便这么说道，数百年来，这个誓词一代传过一代，不知道有多少医生以此宣誓过。写这份誓词的初衷是在提醒医师执业上的特殊道德责任。

究竟是什么责任呢？

> 对待业师像对待自己的父母一样，与其一起生活……

古希腊的医疗实践以师徒为中心。因此这份誓词接着又说：

> 若需要钱，与他共享，视他的子嗣如我的兄弟，如果他们需要，我愿完全义务教导他们医术。

徒弟必须对将他带进这个领域的前辈表示感激，这样的发展终将使这个行业最后成为一个排外、具有特权的领域：

> 对于本人的儿女、老师的儿女，以及依医师规律立誓与契约的徒弟，我将尽力传授医师的知识、箴言和信条，但不传授给其他人。

没有错："不传授给其他人！"当贝蒂·福特得了乳腺癌，她面对的正是具有两千年传统的沉默。她的医生继承了身为医生应有的隐秘性。在希波克拉底的时代，当医生就像参加秘密组织。只有医生可以获知医疗信息，其他人没有资格知道，就连患者本人也没这个权力。希波克拉底从来没有提过医生需要教育患者，或赋予患者参与医疗决定的权力。相反地，他叮咛医生"要确保患者的合作"，患者不需被告知，只要服从医生就好。

我们对希波克拉底的生平了解并不多。历史学家认为他生于公元前460年，来自希腊科斯岛（Island of Kos）。他主张的观点曾多次为他惹来麻烦。例如，他认为疾病只能以理性与科学的工具解释。宗教领袖对这样激进的想法相当不以为然，他们认为生病是招惹神明带来的惩罚。希波克拉底因此在监狱中被关了将近二十年，一般相信他是在狱中写下这份留名千古的文献。

不过，关于希波克拉底的故事大多只是传说，不见得是事实。我们知道希波克拉底确实很长寿，但是说他活了超过100岁恐怕有点牵强。我们对他的家庭和个性的了解也不多。这些文献中究竟有多少真的出自他的笔下，连历史学家也无法达成共识。但是，我们对希波克拉底和当时的医生行医模式还算清楚。碍于医学科学尚未发展，我们知道大多数的疾病无法治愈。在那个时代，万一不幸生病，想恢复健康不是靠医生的手，而是自然之母。即使希望医生给个正确诊断这样基本的要求都被嫌过分。因为当时人体解剖被禁止，医生对于最基础的人体构造也一无所知。因此，这个时期的医生只好把重点放在预测患者能不能存活。

虽然医生并不刻意隐瞒他们的预测，但他们也不主动提供患者信息。别忘了，这个时期的医生是被训练来安抚患者的，当然不可以把坏消息告诉患者，于是，希波克拉底勉励医生在与患者沟通时

　　　　　　　　生命的关键决定

应该：

> 沉着应对，护理患者时，应该尽可能地隐瞒病情。必须给予指示时，应该采取快乐平静的态度，让他的注意远离接受治疗的事实；时而给予断然严厉的指正，时而提供温柔的慰藉，但是别透露患者未来或现在的病情。

在贝蒂·福特被诊断出乳腺癌前的两千五百多年，医生相信他们最重要的工作不是让患者参与医疗决定，也不是告知患者病情细节，而是关心他们的心理与生理需求。是的，想办法满足患者的需求，这才是医疗专业真正的职责所在。在那个没有抗生素、没办法打点滴的年代，与其说医生是在治疗患者，不如说他们只是在观察患者，试着从过去的经验推敲事情发展，尽可能不让患者受苦。

现代医学伦理学家用"善行"（beneficence）这个词来形容这种古老的医学实践准则，指的是为了他人益处所做的行为。过去的医生认为经过训练得到的独到见解，让他们有能力做出对患者最好的判断。如果注射某种药物可以减轻症状，医生应该做的就是确保患者合作；如果一名垂死的患者拥有的唯一幸福是对病情无知，那么医生的工作就是把他蒙在鼓里。不管哪一种情形，都是根据医生判断。就像希波克拉底誓词所说的："我愿意竭尽一己的能力和判断来治疗患者。"是的，是一己的判断，不是患者的判断。

富尔蒂医生在第一夫人身上发现乳腺癌肿瘤，随即要她接受根治型乳房切除术，就是奉行自古以来的医学道德准则。当他对国家癌症研究中心即将公告的消息听而不从，仍依着自己的判断切除乳房以外的组织时，是为了患者好而行的善行。换成是自己的老婆或母亲，他也会这么做。

这是因为他傲不可视吗？当然是。我们谈的可是威望足以担任第一夫人御医的外科医师。他的权力是否高过总统与总统夫人呢？当然是。但是，他行使这项权力的目的，绝对不是为了证明自己的地位高过总统或者总统夫人，动这一刀，更与自身利益毫不相干。他不过是为了患者好，存心想挽救总统夫人的生命而已。

医学科学绽露曙光

1928 年，亚历山大·弗莱明（Alexander Fleming）在实验室里研究金黄色葡萄球菌。这些微生物经常是造成疖疮和红疹等的罪魁祸首。弗莱明的实验室里到处是培养皿，里面的金黄色葡萄球菌在透明的洋菜培养基里大肆繁殖。弗莱明在自然界和实验室里不断寻找，却找不到让这群恶霸停止生长的方法。有一天，弗莱明决定暂时放着培养皿不管，休假一周。结果培养基开始发霉，但出乎意料的是，这些真菌竟然歼灭了原本长在培养皿里的金黄色葡萄球菌。

有人说，机会是留给准备好的人，弗莱明很清楚这个发现所代表的意义，也做了万全的准备。他知道真菌里肯定有东西杀死了葡萄球菌。就这样，他开始研究起这些真菌，最后，这个意外有了完美结局，他发现了可以杀死金黄色葡萄球菌等相关细菌的青霉素。只可惜青霉素制造不易，让弗莱明无法用它来进行医疗试验，以至于青霉素最终带来的医疗革命并不在弗莱明手上完成。

接手这项工作的是澳大利亚的生化学家，他们将真菌里的有效成分分离出来并纯化，并测试它是否可以在实际感染中发挥效用。

这些研究人员在八只倒霉的老鼠体内注射剂量足以致死的链球菌（一种与金黄色葡萄球菌相似的细菌），接着替其中四只老鼠打青霉素，而隔天仅存的正是这四只老鼠。这些年轻科学家从理论跨越到实证，青霉素真的有效！接下来，他们必须在人体进行试验，于是他们打着灯笼，到处在医院寻找可能利用青霉素治疗的感染。

没多久，他们得知有一名患者被玫瑰花丛划伤，感染了金黄色葡萄球菌，而且情况相当危急。他们立刻赶到病房，为这名患者注射青霉素，接着，他们欣喜若狂地看着病情逐渐转好，烧退了，呼吸也恢复正常。由于患者的感染十分严重，他们有限的药剂很快就用完了，这时，患者的状况也跟着急转直下。这些科学家迫切地想挽回患者的生命，于是，他们只好收集患者的尿液，把里面没有被代谢的青霉素再次分离出来，重新打回患者体内，于是，患者的状况再度转好。就这样，他们不停在注射青霉素、从尿液里分离出青霉素的循环中奋斗。但是从尿液过滤出来的药量一次比一次少，四天后，青霉素用尽，患者也被一株玫瑰打败，咽下最后一口气。

患者的去世让他们感到遗憾，但是，得到这项新知是他们最大的慰藉。就差那么一点，他们就可以救回这个人的性命。只要有足够的青霉素，他们一定可以做到。

当时英国的药厂正为了战场上的药物需求忙得焦头烂额，因此，他们决定寻找美国药厂合作。很快地，青霉素开始在战场上为同盟国军队效力。1941 年，战场上成千上万的士兵因为伤口遭到细菌感染死亡。不到一年，抗生素让士兵身上的伤口不再发炎化脓。原本士兵死于肺炎的概率高达三分之一，现在，降到十五分之一。

就这样，以科学为基础的医学治疗被发挥到极致。这样的发展对医生与患者间的沟通带来什么意义呢？在科学尚未发展前的医疗时期，和患者讨论治疗选项的意义并不大。讲白了，早期的医疗并没有什么选择可言。当时使用的治疗方法几乎都没有经过证实，从来没有医生利用科学临床试验来比较不同肺炎治疗方式的优缺点之类的事。

到了 1975 年，富尔蒂医生治疗贝蒂·福特的时候，医学科学已经历经数十年的科学洗礼。大部分疾病都可以被诊断治愈，事实上，一种疾病往往有好几种不同治疗方式可选择。继 1940 年的青霉素之后，医学科学陆续出现许多奇迹。这些发现飞快地从实验室的老鼠身上进展到医院里的患者治疗，也实在没道理不让患者共同参与医疗决定。但是不管是对医生还是对患者，要改变这几千年来养成的习惯谈何容易。如果医疗决定的故事发展是以直线进行，每一次医疗出现新的进展，医生便向患者说明，那么医生的工作就会慢慢从以"行善"为念的道德行为，逐渐变成一种医疗决定的分享。然而事与愿违，医学科学初期发展所延揽的竟是古老医学中最差劲的特质。现代医生并不追求先人传下来的热情，反而投向医学实验的怀抱。他们对科学着迷，再加上这个行业原本具有的隐秘性，让医学科学终将成为一个可怕的领域。

第二次世界大战后，医学的定位很快地从原本的诊断科学变成治疗科学。我们说过希波克拉底时期的医生不需要采取任何科学依据。相较起来当时的医生反而更像宗教人物。医生的工作不在治愈患者，而是在患者走到人生尽头时随侍在侧，"陪伴着患者和上帝"。在医学成为一门科学之前，疾病治疗的过程很少被开诚布公，原因是医生往往对病情发展束手无策，而向生命即将结束的患者揭露这个事实，是多么残忍的一件事！

就在第二次世界大战之前，科学发展逐渐在医疗领域大行其道。医生有更敏锐的听诊器，可以更清楚地诊断患者的心脏、肺部问题，有 X 光检查骨头是否断裂、肺部是否感染等等。现在，他们拥有各式各样的利器对付疾病。大家无不积极追踪生物学和化学的发展，并试着把这些新发现应用在医疗上。为了提升效率，美国政府投入大笔经费成立研究单位，也就是美国国家卫生研究院（National Institutes of Health，简称 NIH）的前身。医学院如雨后春笋般兴起，在国家卫生研究院待过、受过科学实验训练的学者纷纷出来担任起这些医学院的院长或系主任。

随着医学科学的发展，各种疾病的治疗方式也日新月异。原本只有一种抗生素可以选择，现在突然变成两种、四种，甚至十多种。这颗药丸可以强化心脏，那颗药丸可以降低血压；血糖可以用胰岛素来控制，发炎可以用类固醇消炎。

医学院招来一批生力军，这群科学天才不论对数学或化学的理解能力都是同侪中的佼佼者。这样严峻的筛选造成一种始料不及的后果——学成后开始执业，这些医生像是来自不同世界的人，那个高处不胜寒的世界是患者进不去也不会懂的。如果说希波克拉底时期那些具有神职人员地位般的医生与众不同，现在这些医生科学家则完全是一群异类。科学介入不但没有让医疗实施因而民主化，反而让医生的地位更加崇高。

握有权威，再加上医学新知推波助澜，科学家开始把脑筋动到患者身上，把患者当作活体实验室。他们可以完全不知会患者，便开始在患者身上测试各种新理论。索尔·克鲁格曼（Saul Krugman）于 1959 年发表在《新英格兰医学杂志》（*New England Journal of Medicine*）上的文章解释了选择在患者身上进行实验的缘由。他首先感叹打击传染性肝炎病毒方面缺乏科学进展，接着提到，他了解这个病毒带来的典型病程征兆与发展，也就是他所称的疾病"自然史"的重要性。最后，他写道："很不幸地，人类是唯一容易感染这种病毒的寄主"，因此他必须找到刚感染到肝炎的人，以了解这个疾病的病程发展。

问题是克鲁格曼要去哪里找刚感染肝炎病毒的患者呢？故事

来到黑暗的一面。克鲁格曼在威洛布鲁克州立学校（Willowbrook State School）任职，这是一所专为"智力障碍儿童"设立的机构。他从经验判断这些孩子将来不可避免地会受到肝炎病毒感染，便刻意将病毒注射到学童体内，接着采集并分析血液和粪便样本，进行观察研究，但他从没想过要征求这些孩子的父母同意。

第二次世界大战后，医生在科学疗法上遇到的困难让他们不惜牺牲患者，以求科学知识方面的精进。例如，切斯特·索瑟姆（Chester Southam）为了了解癌症的病程发展，便把肝癌细胞打进养老院里患有老年痴呆症的老人体内，如此一来便有了观察对象。美国空军上尉阿尔顿·莫里斯（Alton J. Morris）为协助进行链球菌咽喉炎研究，二话不说交出军队接受链球菌感染，其中一半的士兵在感染后接受硫化物抗生素治疗，另一半士兵则完全不接受治疗。没有获得治疗的士兵中有许多出现风湿热，有些甚至出现神经受损、心脏衰竭。

在 20 世纪五六十年代，著名的医学杂志几乎每一期都有把人体当成小白鼠进行实验的成果发表。这些顶级杂志发表这些文章可不是在讨论医学伦理议题，也不是在揭露这些科学家的疯狂举动，而是一篇再平常不过的研究论文。每一篇论文的作者都毫不掩饰地提到实验方法，将他们诡诈的欺瞒手段公之于世，从来也没有哪位编辑与审稿者对这样丧尽天良的作为提出一丝质疑。

以现今的眼光来看，这些研究简直无耻到极点。然而当时的科学家可不这么觉得。他们认为自己是社会精英分子，不但掌握最先进的科学知识，而且负有发掘新知识的神圣使命。或许他们天性热爱智力挑战，才会走上行医这条道路。这些医生活在高不可攀的世界里，不谙科学的患者与这个世界完全沾不上边儿，更别提了解这些医生口中所谓科学方法。

自命清高的医生大人认为他们的追求至高无上，只要洞悉一切与病痛有关的问题，就可以为全人类带来福祉。毫无疑问，之中不知道有多少医生其实是在追名逐利。但另一方面，从希波克拉底时期传承下来的"善行"医德，也让他们觉得有责任凭着自己的眼光和判断力，来为患者做最好的选择。只不过，这群医生口中的"患者"是未来的患者，而不是当下被用来进行实验的患者。希波克拉底时期的伦理要求医生应热切关照每一位患者，但是现在这个思想完全被扭曲。这些医生科学家的工作重心不再是听诊器另一端的患者，而是为了追求知识，不惜牺牲现有患者，寄望能因此为未来的患者带来福祉。

谈起五六十年代的医学实践，还是跟古老传统脱不了关系。这些医生依然保留旧有医生的沉默特质。这种做法或许违背 21 世纪的道德观念，但在当时，这也算是以患者利益为立足点的道德规范。现在会觉得传统医生或许真的对患者有点过分保留，但至少他们这么做是为了减少患者的痛苦。相较之下，20 世纪中期这些医生却误用沉默的原意，紧抓着最坏的一面，完全不顾患者利益。这些学者的作为完全逾越了传统伦理的准则。

一般民众对医生存有极高的敬意，很不幸地，这样的敬意反倒让医生有机可乘，行使各种欠缺道德之举。很少有人对医生借科学之名所做的决定提出异议，大部分患者相信医生会替他们做最好的安排，因此心甘情愿任由医生摆布。这种情形即使到 1969 年依旧没有多大改变。当时有个电视节目制作人想拍摄一部与医生有关的电视剧，于是找来当红喜剧《妙爸爸》（Father Knows Best）中的好爸爸罗伯特·扬（Robert Young）扮演医生马库斯·韦尔比（Marcus Welby），让这个角色更具说服力。这部戏在 1970 年到 1971 年间荣获收视冠军，就像当时医生给人的印象一样，戏中的韦尔比医生是位值得信任的绅士，和现在福克斯（Fox）电视台上演的《豪斯医生》（*House M.D.*）中那位狂妄、玩世不恭的格雷戈里·豪斯（Gregory House）医生大相径庭。关于这一点，《豪斯医生》的制作人之一戴维·肖尔（David Shore）表示，他要塑造的是一位出现在现实生活中的医生。他说道："我觉得医生应该都会在心里暗自嘲笑患者的无知，如果有个当面嘲讽患者的医生，应该蛮有戏剧张力的。"

毫无招架之力的患者被当成小白鼠摆布，医生实验家因此感觉大权在握。患者不只对从事研究的医生如此，连对不从事医学研究的医生也是一副毕恭毕敬的态度。对患者来说，同样是穿着白袍的医生与科学家并没有两样。如果你对我这个结论不以为然的话，请你听听伊尔玛·纳坦松（Irma Natanson）的不幸遭遇。因为盲目听从医生指示，让她惨遭毁容，还差一点丧失性命。

治疗方法的练习

在贝蒂·福特被诊断出乳腺癌的二十年前，另一名女士也在左边乳房发现了肿瘤。她听从医生建议以根治型切除手术切除乳房。复原后，她去见堪萨斯州维奇托市（Wichita, Kansas）的医生约翰·克兰（John Kline），他正在研究刚起步的放疗。克兰医生告诉伊尔玛，乳房切除手术已经将所有看得到的肿瘤切除了，但是，周围还是可能有些微癌细胞存在，如果可以再施以钴治疗，对她绝对有好处。他请伊尔玛接下来几个星期接受治疗。他仔细向伊尔玛说明他会在胸骨位置使用放射线，将剩余的乳房细胞去除，另外也对腋下的淋巴结使用放射线，以杜绝任何癌细胞转移到这个部位。他告诉伊尔玛，左边锁骨上方必须进行十六次放射线照射，胸壁必须进行二十三次放射线照射。他甚至引荐一位物理学家，会帮她把身体各部位的适当辐射量计算出来。

克兰医生也告知，钴治疗"并非没有风险"，但是大部分患者都可承受这样的风险。疗程听起来就像一般的例行治疗，伊尔玛不疑有他，当天立刻接受治疗。

钴放疗在 20 世纪 50 年代中期还算是很新颖的疗法，作为医疗使用的钴数量非常少，在没有足量医用钴的情况下，克兰医生只好转而向原子能委员会（Atomic Energy Commission）索取。钴会释放具有高辐射能量的伽马射线，让人不解的是，为何克兰医生竟只以"并不是没有风险"一句话轻描淡写带过。当时的伊尔玛对辐射显然不了解，因此，她对克兰医生言听计从，没想到最后的下场竟是如此不堪。

克兰医生的目的是要利用放射线让伊尔玛的组织达到濒死状态。破坏组织是放疗的原理，但重点是在尽量不影响健康的骨骼、肌肉、皮肤和软骨等组织的情形下杀死癌细胞。克兰很清楚明白这个治疗有风险，不过，医生保留了许多信息。他没有告诉伊尔玛在少部分案例里，患者的健康组织也会受到永久破坏，更没提事实上这个治疗方式尚未被核准。这并不稀奇，因为当时没有人做过随机临床试验。许多医生和克兰一样，他们对某些治疗方式充满信心，并不是因为该疗法已经过医学试验证明，而是该疗法听起来非常有道理。好像只要用放射线将癌细胞一网打尽，癌症就没有复发机会。

故事的剧情在这时急转直下，伊尔玛认命地接受放疗。刚开始都算顺利，但是放射线灼伤的愈合情形却不如预期，皮肤开始红肿发炎，接着溃烂。除了皮肤，放射线伤害还波及胸部的骨头与软骨。肋骨开始坏死，死掉的骨骼细胞被身体吸收，导致她的胸腔从身体脱落，胸部上的辐射伤口恐怕也得由技术高超的整形医师想办法用大量植皮手术进行修复。就算修复了，伊尔玛也会因为缺少肋骨，胸膛上的皮肤将随着每一次心跳而颤动。

伊尔玛听从医生的建议接受了放疗，没想到后果竟然如此可怕。这个故事的最可悲之处在于，这么糟的治疗后果其实可以预期。大部分女性受到的组织伤害确实没有这么严重，但是，发生这种情形也是有先例可循的。克兰在对伊尔玛的胸部进行放疗时，早知道有出现这种后果的可能性，所以才会一开始就说"并不是没有风险"。但他却单方面认为没有必要告诉伊尔玛风险的细节。依循作为一名好患者的典范，伊尔玛也没有要求医生进一步解释会有什么风险。反正医生已经决定好要怎么治疗她的癌症，提出问题便显得干涉太多。

克兰不是医学研究人员，不会利用智力不足的人做实验，他所做的，不过是一名忙碌的医师对一个标准诊断提供一种例行的治疗方式。伊尔玛也不是被用来进行科学试验的小白鼠，她只是一名标准患者，顺从地接受一项惯用的治疗方式。她遇到的并发症确实少见，但她接受的治疗方式并不罕见，克兰曾以同样方法和剂量治疗过数十位患者，只能说伊尔玛的运气真的很差。

克兰的行为与当时绝大多数的医生一样，他们以自认为最好的方式治疗患者，但是不拿发生概率低的风险来吓患者。一份1953年以费城的医生为对象的调查，询问他们会对癌症晚期患者透露多少信息，大部分医生都表示会绝口不谈，因为隐瞒诊断结果会让患者的心理较为健康。这样的行医态度不只出现在费城那个被美国喜剧演员菲尔茨（W. C. Fields）戏称为让人感觉度日如年的地方。1960年的调查指出，当癌症患者病入膏肓时，有84%的芝加哥医生会保留诊断结果。

要怎么保守秘密呢？医生可能会提供一些模棱两可的信息，

例如告诉患者他长了一个"东西"，或者发现一个"可疑病变"。大多时候，医生不会进一步讨论病因，只要患者好好和医生配合，一切都没问题。一名参加芝加哥调查的医生表示："把事情说明白是世界上最残忍的事。"沉默也是善行的一部分，怜悯的心胜过揭发事实。

两个沉睡中的女人

本章的一开始，我提到两位全身被麻醉的女士，都在等着医生为她们切除肿瘤。1975 年，帮贝蒂·福特动手术的医生对于怎么做对患者最好，非常有自信，不论是患者还是她那集权势于一身的丈夫都没有异议。当时的医生就是受到这样的尊崇，几乎没有人去挑战他们的权威，就算是尼克松之后继任的美国总统也一样。

曾几何时，不过二十年光景，医生竟因为不知道该不该继续进行手术，把我请了过来。身为伦理顾问，我必须协助判断该不该暂时停下手术，在患者还没失去说话能力之前把她唤醒。经过一阵商讨，外科医师中止手术，将患者推到恢复室。醒来时，她非常讶异自己的肿瘤没有被切除，但是，她更感谢医生给她做决定的机会。如医生所预期的，患者最后选择切除肿瘤。不过至少她凭借足够的了解才走这一步，她对先生说了最后几句话，手术过后，他就再也无法听到她的声音了。

过去两千多年来，沉默在医疗领域显然占上风。但现在，就在贝蒂·福特接受手术后的二十年，医生竟然关心起伦理顾问了。究竟是什么原因让医疗决定出现这么重大的转变？

就某个层面来说，医疗实践革命是迟早的事。在 20 世纪 70 年代中期，西方社会的权威到处受到逐渐不安分的群众挑战，民权主义者证明原本没有权力的人民也可以掌有权势；和平主义者向政府表明枪杆抵挡不了民意；女权主义者也开始质疑，是否该把世界的监督权全交在男人手里。事实上，在贝蒂·福特接受手术的同期，女性主义者也开始讨论乳腺癌的治疗方式。她们怀疑男医师是否执行了不必要的手术，乳腺癌的治疗真的非得采用根治型乳房切除术不可吗？有人甚至说服研究人员整理数据，要求他们列出这项未经证实的手术的优缺点。

不过，最后在医学革命上贡献最多心力的，既不是女权主义者、民权主义者，也不是其他的任何"主义者"，而是一对从来没想过要挑战权威的天主教徒夫妇。导致他们这么做的背后动力，是他们对女儿的爱。

第二章

在沉睡中唤醒医疗专业的女孩

"昆兰太太，我的老板愿意以 10 万美元向你买一张你女儿的照片。"

这位个子小小的妇人迟疑了一会儿，不知道该如何婉转回绝这样无礼的要求。她静下心来，淡淡回应道："对不起，我不觉得卡伦想让别人看到她现在的模样。"

这位摄影师面露难色，又不肯善罢甘休："这 10 万美元只是个开头，我可以再加码的。"

在 1975 年，以 10 万美元的价码买一张照片可说是天价。不过一旦他把照片拿到手，肯定可以从其他报社赚取更多报酬。这位他口里的卡伦·安·昆兰（Karen Ann Quinlan）是位年方 21 岁的女孩。她恐怕是当时世上最有名的女孩——如果你认为她的状况还算活着的话。

昆兰家经历的这场灾难从几个月前开始，当时，昆兰太太被清晨两点钟的一通电话给吵醒：

"请问是昆兰太太吗？"一位女士问。

"是的。"

"我很遗憾必须通知你，你的女儿现在正在医院里，她的情况有些严重，目前没有意识。"

21岁的卡伦最近刚搬出去，和两名男生租公寓同住。她保守的天主教徒父母对这件事并不赞成，但是也明白在这个时代，他们的女儿可以做出许多比这更糟的事。

那天晚上卡伦和朋友确实喝了点酒，事后又吃安眠药，但是不管是酒精量或药物量都无法解释接下来发生的事。当朋友见到她酩酊大醉的出现，感到非常震惊，和平常的她完全不一样。卡伦想在即将启程的佛罗里达州旅行穿上比基尼来展现姣好身材，她前一阵子开始节食。有没有可能是身体里的食物太少了，导致她对酒精和安眠药特别敏感呢？

不管到底是什么原因让她醉成这样，朋友们决定先将她安置上床，心想让她睡一觉或许就没事了，顶多有点宿醉罢了。没想到事与愿违，几个小时后他们回到卡伦的房间，发现卡伦已经没有了呼吸。他们叫救护车，还施行非专业的心肺复苏术。但卡伦的脑部已经因为长时间缺氧而受到无法弥补的损害，她永远没有机会从昏迷中醒过来了。

经过一段时间后，大家才明白卡伦的状况无法复原。至于卡伦的处境为什么会对医疗决定领域造成颠覆性影响，则要再过一段时间才会浮出台面。卡伦的案例无疑是处于同样困境的患者与家属在争取医疗决定权时，最著名也最重要的一场战役。这场战役启动死亡权的问题，生物伦理专家也在这时兴起，卡伦的家人希望可以决定卡伦的医疗方式，迫使医疗界体认到"医疗"决定不再只是单纯的医疗问题而已。

料谁也没想到，就在卡伦的母亲朱莉娅（Julia）挂上电话的那一刻，革命开始了。

持续性植物状态

朱莉娅和她的先生乔·昆兰（Joe Quinlan）抵达新泽西州西纽敦市（Newtown）的医院时，卡伦躺在加护病房的床上，气管上插着呼吸器，几条点滴注射管从她的被子底下蜿蜒而出。双眼闭合的卡伦毫无动静地躺着，纤细的身体没有任何伤痕，但是也没有任何生机。朱莉娅和乔坐在病床旁不断祷告，恳求上帝让沉睡中的女儿苏醒过来。

几天后，上帝仿佛响应了他们的祷告，卡伦缓缓摇动了她的头，睁开双眼。这是卡伦即将苏醒的征兆吗？"卡伦！"父亲激动地大声唤她。但是卡伦完全不认得她的父母，她的双眼只是空洞地凝视前方，就像瞎了一般。

接下来的几天再也没有出现卡伦即将醒来的其他征兆。纽敦市的医生们像是摸不着头脑的丈二金刚，于是他们从邻近最优秀的圣克莱尔医院（St. Clare's Hospital）找来神经科医师罗伯特·莫尔斯（Robert Morse）。仗着六年的临床经验，莫尔斯医生自信满满地走进加护病房，他检视了卡伦，并看了她的医疗记录。最后，他下了结论，告诉这对心急如焚的父母他对卡伦的病情非常乐观，但是建议他们先把卡伦转到医疗技术较为先进的圣克莱尔医院。

几个星期过去，莫尔斯医生的乐观渐渐消失。卡伦的状况并没有好转，相反地，运动皮质部的损害也开始反映在她的神经肌肉系统上。她的身体变得僵硬，脚和手紧紧地缩蜷起来，就像紧抓着糖果不放的孩子。脖子前面的肌肉像是处于痛苦的抽搐中，以致她的头部很不自然地往前掉。她开始出现睡着与醒着的循环，不过那是种没有意识的醒着。当她醒着时，头部会间歇性往左右摆动，嘴巴不是扭曲成痛苦的神情，就是张开着，一副无止境嘶吼的模样。卡伦的父母对于卡伦所受的苦感到万分不舍，但是医生再三保证卡伦一点儿感觉也没有。

5月25日，在卡伦昏迷一个半月后，莫尔斯医生告诉卡伦的父母情况变得有点棘手，卡伦已经不再表现出任何可能苏醒的迹象，她再也不会有任何知觉了，她的状况是医生们所谓持续性植物状态（persistent vegetative state，简称PVS）。

持续性植物状态一词始于1972年，也就是卡伦发生意外的三年前，由两名医生为了定义不同程度昏迷状态而起的名称。医学专家用植物性来形容那些无意识的身体功能，例如消化或血液循环等不自主的功能。它的相反是自主性活动，像是投垒球、玩字谜游戏之类。至于卡伦的持续性植物状态则是指所有的身体功能，不只是消化和血液循环，就连她脸上的抽动，都是不自主的。莫尔斯医生解释，卡伦的大脑皮质受损非常严重，再也不可能恢复意识了。她只剩下一些像是控制心跳、血压等非常基本的功能，还有睡眠周期功能。另外，卡伦也保留一些基本反射动作，这就是为什么她的眼睛会向着声音的来源方向望一下。但事实上她并没有听到声音，她对声音是没有反应的。期待女儿苏醒的最后一线希望没了，他们再也无法和宝贝女儿说话。

莫尔斯以极其温柔慈善的态度来帮助这对伤心的父母了解卡伦的状况。希波克拉底要是地下有知，一定会以他为荣。莫尔斯用医学知识来陪伴昆兰夫妇面对即将失去亲人的痛苦。除了接受医生的结论以外，昆兰夫妇别无选择。

达成协议

在这段伤心欲绝的日子里，朱莉娅·昆兰不知道把手上的念珠数过了多少次，一次又一次深深恳求上帝让女儿苏醒过来。但是，在无尽的祷告中，她却也逐渐体验到或许这件事有上帝的旨意。或许，卡伦本就不该在这个苦难中活下来。她记起卡伦曾多次向家人和朋友提到死于华年，甚至跟他们说过，假如哪一天她走了，她希望捐出眼睛。莫尔斯医生严峻的判决让人难以接受，但是，她强忍悲痛地咽下。她清楚莫尔斯医生说的没错，他们的卡伦再也回不来了。

但是昆兰先生没有想得这么开。乔经常坐在卡伦的床边，不断对她说话，期待看见她听懂了的迹象。春天即将结束前，他甚至疯狂到想把卡伦搬到亚利桑那州去，希望沙漠的空气可以带来奇迹。他恳求医生拔除卡伦的呼吸器，好让他可以把卡伦带到亚利桑那州的医院。莫尔斯医生和加护病房的医生都明白乔的亚利桑那梦不过是一场白日梦。然而，他们也同意该把卡伦的呼吸器撤离了。

"撤离"（wean）这个字眼出现在这儿显得多么怪异，它的英文原意还有另一个意思，指母亲帮婴孩戒掉母乳的过程，也就是断奶。只不过妈妈帮孩子戒掉母乳不是要结束他们的生命，而是要让他们的生命更上一层楼，来迎接更美好、更伟大的事。过去，朱莉娅·昆兰没有帮卡伦断奶的机会，因为卡伦是领养来的。现在，医生要关掉卡伦病床旁那部冰冷的呼吸器，用的竟然是"断奶"这个字眼！

加护病房的医疗团队解释拔管的过程。卡伦的脖子有个气管切口，呼吸器的管子就是从这个切口穿入。一般状况下，医生会在手术结束后把整个管子从患者的气管拉出来，但是卡伦的情形不一样。他们没有把卡伦的管子抽出来，而是在卡伦的气管切口处造了一个口，有了这个气管造口，万一卡伦出现无法自行呼吸的状况时，他们只要咔嚓一声把呼吸器接上就可以了。医生当然不会这么比喻，不过这听起来就像帮狗套上项圈一样容易。

是时候了，他们把呼吸器移除，开始卡伦的断奶过程。万一卡伦无法自行呼吸，医生会马上把呼吸器再接回去，让她喘口气。长达几个小时的观察时间里，他们不断地拆除和接回。很快地，他们发现卡伦的呼吸模式有迹可循。醒着的时候，卡伦可以自行呼吸，但是一旦进入睡眠状态，呼吸便终止了。看来，乔想帮女儿戒掉呼吸器的希望显然是破灭了。

这时他才明白，女儿快死了，或者说他的女儿已经死了，而呼吸器却成为她回天国的阻碍。他不能再欺骗自己了。现在应该把呼吸器永远移去，让卡伦可以走得安详，走得有尊严。他把这件事告诉朱莉娅时，发现朱莉娅早已领悟。夫妻达成共识后，立刻去找医疗团队商量，现在他们准备好要把卡伦交给上帝。

一个开始的结束

7 月 31 日，昆兰夫妇和莫尔斯医生会面，医院的牧师帕特神父（Father Pat）也到场。乔情绪激动地低声说道："既然医生没办法帮她，也认为卡伦的生命已经走到了尽头，我们希望可以把她的呼吸器移除，让一切回归到最自然的状态。"

朱莉娅也表示了她对先生的支持而严正声明："卡伦不会想这样活着。"

莫尔斯医生似乎听懂了他们的意思。他把手放在乔的肩膀上："我想，你们的决定是正确的。"一名加护病房护士到办公室拿了一些必需的文件，请他们签署，证明卡伦的死亡不是医院的责任。一切都准备就绪了。

但是隔天一早，莫尔斯医生打电话给乔，突然蹦出一句："我的道德良心不允许我这么做。"他希望昆兰夫妇可以再给他一点时间考虑。昆兰夫妇非常震惊，不过这震惊远不如他们第二天听到的答案，莫尔斯医生再次来电，他的声音显得非常坚定。"昆兰先生，"他说道（他之前都直呼他的名字"乔"），"我决定不这么做。"

莫尔斯医生做了他的决定，他已经把心中的交战厘清了。他认为医生的职责是拯救患者的生命，也被社会赋予责任，在必要时为患者做出困难的医疗决定。莫尔斯受过昆兰夫妇没有受过的医疗训练。昆兰夫妇可以向莫尔斯医生表明他们的意愿，希望莫尔斯医生照他们的意思做，但是，最后的决定权还是在莫尔斯医生手上，而他不愿意帮一位21岁的女孩移除呼吸器，他不希望这个女孩因为他的行为而死亡。他无法接受这样的事。

一位心存好意的医生和一对为了女儿不惜与权势缠斗的父母，双方在权力上出现争战。这个事件很快便会成为全国人民瞩目的焦点。

微光中的权威

在昆兰夫妇陷入困境前十年，权威人士的日子并不好过。不管是警察或军人等，都不再广泛受到一般大众爱戴。即便贵为总统，也得面对排山倒海而来的挞伐声浪。不到一年前，尼克松总统下台了。

昆兰夫妇并非喜好反抗权威。乔是一名受过勋章的退伍军人，他曾在突出部战役（The Battle of the Bulge）中失去了一只手。他在军中学到阶级与纪律。而朱莉娅就像20世纪50年代的电视剧《天才小麻烦》（*Leave It to Beaver*）里那位既贤淑又能干的邻家太太。总之不管是内在或外在，她都是个再传统不过的妈妈和太太，绝不是个女权主义者。不过，这么说并不代表她不具有领导人的特质，她可是教会中的玫瑰会主席。事实上，昆兰夫妇都是虔诚的天主教徒，那是一个强烈重视权威伦理的团体，而他们对这样的权威从没有抗拒过。在决定请医生拔掉卡伦的呼吸器前，他们曾经和教会的神父长谈过，以确认他们这么做不会违反教会的教导。他们得到的答案是，教会不会要求医生不择手段地延续患者的生命。

昆兰夫妇一直以来都非常敬重医生，也都非常尊重医生的决定，甚至对医生做的事或说的话有不明白的地方，也只是默然接受。感觉上，医生也经常让他们参与医疗决定。他会向昆兰夫妇说明卡伦的状况，像是发烧了，感染肺炎了，然后提出应对的做法，有可能是吃抗生素，或者换个点滴之类的，昆兰夫妇则只负责点头答应。"好的，医生您看怎么好便怎么做。"得到同意后，医生就着手进行治疗。

这是昆兰夫妇第一次做出和医生对立的决定，而这个决定是经过教会以及自身的道德信念认同的，但是却被医生拒绝了。这让朱莉娅震惊不已。过去他们为了卡伦的各项检测、手术等大大小小的事，不知道签过多少同意书。但是现在他们的同意却不算什么。之前你做事都说要我们签字同意，现在怎么我们的同意不值钱了？原来主导一切的一直是医生，从来不是卡伦的父母。

昆兰夫妇被逼得走投无路。他们向来不喜欢制造麻烦，也不是四处追求社会公益的人，但是就这一次，他们觉得有必要采取行动。这么做的目的不是为了社会公益，而是为了女儿。为了让卡伦可以自然地死去，他们得找一位律师。

庸人自扰

昆兰事件发生以前，律师很少有反对医学传统的成功案例，即使是担任参议员的律师亦不例外。1968 年，参议员瓦尔特·蒙代尔（Walter Mondale）邀请几位世界知名的医生出席参议院的政府事务委员会，针对先进的医学，特别是器官移植这一新领域所引起的伦理与社会问题发表看法。到场的包括肝脏移植权威，来自明尼苏达州大学的医师约翰·纳贾里安（John Najarian），以及来自斯坦福大学（Standford University）的创新心脏外科医师诺曼·沙姆韦（Norman Shumway）等。不过，其中最闪亮的一颗明星非来自南非的医师克里斯蒂安·巴纳德（Christiaan Barnard）莫属。他在三个月前完成了第一次人类心脏移植手术。

蒙代尔的目标是成立一个国家级委员会，负责监督具有争议性的医疗决定，因为医生往往无法承担这些医疗决定所引发的社会问题。他希望借助在听证会上提出一些难题，让这些医生不得不承认他们无法单独做这些决定。

但是巴纳德完全不以为然。"你这分明是庸人自扰，"他这么回应蒙代尔，"这个委员会和那些联邦规定只会让美国失去竞争力。这么一来，我将大大超前你们，到时候你们没有人可以追得上我。"

这句话深深击中在场的美国医师，特别是沙姆韦医生。沙姆韦医生曾经是巴纳德医生在明尼苏达州大学（University of Minnesota）的老师，现在，他却必须眼睁睁看着徒弟超越自己。

不过，蒙代尔挂虑的并不是医生之间的竞争，他担心的是医生的专业将无法解决器官移植连带产生的难题。以器官的配置为例，出现可以移植的器官时，该由谁来决定哪个患者可以获得这个器官呢？

"这些问题当然应该由医生来决定，"巴纳德医生提出了他的看法，"一直以来，这些问题不都是由医生在做决定吗？"当大家要求巴纳德医生提出较完整的解释时，他一点也不甘示弱："我不觉得一般大众有能力做判断……还是把问题交给有能力的人吧！"

巴纳德不习惯别人质疑他的医疗决定。他的患者完全信任他，把他的话当成圣旨。当他告诉路易斯·沃什坎斯基（Louis Washkansky）他将接受世界上首次心脏移植手术时，不管医生或患者都对这项手术没有任何疑虑。巴纳德医生只对他说了："沃什坎斯基先生你好，我是巴纳德医生，我们要帮你做心脏移植手术，所以你必须转到我这边来就诊。"

"没有问题。我已经准备好了。"

"如果你认为有必要的话，我可以再跟你做些说明，"巴纳德医生说道，"我们都知道你患了心脏病，而且情况一直没有好转。医生已经试过了所有可行的治疗方式，但是还是不见起色。现在，我们想用一颗健康的心脏来取代你那颗已经失去功用的心脏，这么做或许可以让你再度恢复正常生活。"

"我听他们说了，也准备好要这么做了。"

巴纳德医生追述起这个故事，患者并没有任何异议，他眼神坚定地看着巴纳德医生（就巴纳德医生的理解）没有想做进一步了解的意思。于是，巴纳德医生看了他一眼后说："好的，那么再会了。"

他们之间的对话结束，世界上第一次心脏移植手术就这样揭开序幕。

这就是 1968 年时的医生权威。即使是在美国参议员面前，依旧不改我才是老大的姿态，这些问题对他们来说纯粹都是医疗问题。

现在，大家开始对医生的权威提出质疑，只可惜并没有多大进展。蒙代尔举办的这场听证会除了制造些新闻外，没有任何成效。一直要等到七年后，医生不可抵抗的权威才被扭转。扭转它的不是参议员，而是昆兰夫妇。

众所瞩目的焦点

乔·昆兰早在三十分钟前便出门上班，所以当门铃在 8 点钟响起时，朱莉娅很纳闷一大早会有谁来访。她礼貌地开了门，身上还穿着睡袍，来访的是一位清瘦的年轻人。这位年轻人自我介绍道："你好，我是 CBS 广播公司的阿诺德·迪亚斯（Arnold Diaz）。"昆兰夫妇打算对圣克莱尔医院提出告诉的消息传开了，新闻媒体蜂拥而至，世界各地的电视、广播电台、报社都派记者来到新泽西州，想报道这位睡美人的命运。

昆兰家的故事引起热烈回响。首先，受害者是 21 岁的漂亮女孩，正处在生与死之间的神秘空间。在昆兰事件被搬上台面以前，大家对于她的病症完全陌生——持续性植物状态。虽然大家都知道卡伦有时候醒着，只不过没有意识，但大家对这种情形非常困惑。

除了持续性植物状态，大家对呼吸器这个颇为新颖的仪器也不是很了解，特别是使用于慢性呼吸衰竭患者的呼吸器。手术室里也会用到呼吸器，但那种是暂时的，一般人见不到。而卡伦竟然可以靠着床边那台呼吸器日复一日维持她的生命，这点让大多数人无法想象。不过，大家对这台呼吸机器并没有多大好感，《时代》（Time）杂志几乎给它冠上了罪名："他们用手术方式在卡伦的气管上接了一个人工呼吸器，强迫她的肺部工作。卡伦的身体就这么随着这台机器，每隔几秒钟起伏一次。"字面上的"人工"显然与"自然"对立，是"强迫"而非"协助"。

昆兰夫妇也对这部高科技仪器十分排斥。朱莉娅管它叫"那个叫作呼吸器的灰色控制台"或者"冰冷的机器"。媒体报道则是这么写：一个年轻女孩的温暖身体，在父母无法认同的情况下，以一部冰冷无情的呼吸器维持生命。对媒体来说，拔除呼吸器的道德争议是故事最精彩的部分。这样算是杀人吗？乔·昆兰向法院申请作为卡伦的监护人，并请求医生拔管，这样的行为是在扮演上帝吗？或者，扮演上帝的其实是这些医生？若发生在没有这部仪器的十年前，卡伦早就咽下最后一口气了。

记者开始在媒体上引用一群新潮人类——伦理学者的看法。这些人可能是哲学家、神学家或律师，大家纷纷拿着杀人与安乐死之间有什么差异、究竟杀人和让某人死去是不是同一件事等问题，来向他们请益。他们多是来自大学的教授，在学校的艺术人文学系安逸而居。卡伦的事件让他们走出了象牙塔，加入了这场战局。卡伦的事件还没落幕，生物伦理运动已经走进了医院。（事实上，当我十年后进入医学院时，我们系上也跟很多学校一样，聘请了一位哲学家，成立了一个随时待命的伦理委员会。）

呼吸器和呼吸机、安乐死和蓄意杀人、人工的和自然的，这些新议题层出不穷。然而，在这些争议背后是一个更重大的问题：这些决定该由谁来做呢？

医生上法庭

在第一章中，我提到伊尔玛的不幸遭遇，她的皮肤因为照射钴放射线而受到严重破坏。这个故事之所以在医学历史上有很高的知名度，是因为伊尔玛上了法院，控告医生医疗疏失。但是她控诉的不是医生给错剂量之类的一般过失，也不是因为医生误以为这个治疗方法会带来好处。她控告的，是医生没有告知她这项治疗的风险，也没有让身为当事者的她参与决定。伊尔玛完全不知道钴放疗可能带来这么严重的后果。医生只告诉她那是一项最先进、对她最有利的治疗，过程或许冗长而辛苦，但是终究会苦尽甘来。但是，如果医生没有把治疗的相关内容全盘告知，她又怎么做到知情同意呢？

法院在 1960 年开庭审理伊尔玛一案，并做了一项具有里程碑意义的决定。法官判定克兰医生未尽到告知职责，实属医疗疏失。总结这项案子时，堪萨斯州最高法院裁定患者具有参与医疗决定的权力。"英美法系是以彻底自决为前提，"这项声明以较浅显的方式接着说道，"每个人都是自己身体的主人。"

这份报告写得振振有词，仿佛患者在日后的医疗决定上终于可以和医生有一样的地位。只可惜事实并非如此，尽管这是一份与患者自决有关的重要声明，但是，法院还没准备好要让患者和医生平起平坐。最后不过就是法院对于医生擅自为患者做决定的事后诸葛罢了。堪萨斯州最高法院写道："所谓医生应尽的告知责任范围，是指一名公正的同侪，在类似情况下也会告知的事项。"至于医生又怎么知道应该对患者告知哪些事项呢？根据最高法院法官的说法，那属于"基本医疗判断的问题"。

十二年后，法院对于医生的判断能力依旧抱持着相同的尊重。当时，一名 19 岁的联邦调查局职员杰里·坎特伯雷（Jerry Canterbury）因为背痛就医，医生认为背痛是椎间盘破裂引起的，于是，将显影剂注入脊髓液中，做了脊髓 X 光摄影，发现显影剂在某一个区块停住了，无法流过。显影剂填充不全意味着椎间盘有破损，果真和医生的判断一致。杰里接着转由神经外科医师威廉·斯彭斯（William Spence）看诊，他认为杰里的情形需要开刀治疗，并且已电话告知杰里的母亲。杰里的母亲非常担心，她问医生这个手术会有风险吗？医生只避重就轻地回她："就是一般手术都会有的风险。"

手术进行得很顺利，但是，复原的过程搞砸了一切。因为病房里没有人照料，杰里起身去上厕所时不幸跌倒，伤到他脆弱的脊椎，造成永久性神经受损。杰里的肠道和膀胱功能都受到影响，也暂时无法走路。

杰里的母亲控告这位神经外科医师和医院未善尽告知治疗风险的职责。斯波茨伍德·罗宾逊（Spottswood Robinson）法官十分同情这名年轻人的遭遇，杰里现在"必须拄着拐杖走路，而且饱受大小便失禁之苦"。同时，法官也对斯彭斯医生没有将治疗相关信息完整告知杰里以及他的家人感到不满，最后裁定"真正的同意，是在完全知情的状况下所做的决定，好让当事者有机会在具备所需信息的前提下，对可供选择的选项，以及相对的风险做评估"。

话虽如此，法官还是不愿意质疑这位神经外科医师的权威，他并没有针对患者应该知晓哪些信息提出说明。从一方面听起来，他站在患者这边，他写道："为了尊重患者在选择医疗方式上的自决权，我们需要有一套标准法令来约束医师，而不是一套任由医师决定是否要遵守的法令。"但是另一方面，他又把患者的权利弃之于不顾，他是这么说的："医疗判断出现争议时……现行的医疗实践应得到它该有的正当性。"

至于这里的"正当性"指的是什么，罗宾逊法官并没有多做解释。

伊尔玛与杰里的案子都被认为是建立患者自决权的里程碑，一直到现在，都还是美国法学院的活教材。然而，诚如我们所见，这两个案子中真正的决定权还是属于医生的医疗判断，好似患者决定权的提倡者攀登上了高墙，只是为了要摔下来。这就是昆兰夫妇想从莫尔斯医生手上夺回决定权时的法律环境。

开庭当日

代表昆兰家的律师是保罗·阿姆斯特朗（Paul Armstrong），一位充满理想的年轻人，他无法坐视昆兰家的遭遇，于是辞去薪水不高的律师助理工作，花了几个月时间，不求酬劳地替昆兰夫妇辩护。他们的第一仗是新泽西州最高法院，审理法官是罗伯特·缪尔（Robert Muir）。昆兰夫妇和阿姆斯特朗都同意，万一初审结果不如人意，就继续上诉。阿姆斯特朗为昆兰夫妇做了很好的辩护，他以信心掩盖自己的情绪，坚定地向缪尔法官表示："我认为卡伦·安·昆兰的悲剧应该以她家人的爱、信心及勇气为收场，他们的要求不过是希望卡伦可以带着尊严，安详地回到天国。"

但是，有一群律师无法认同阿姆斯特朗的说法。其中包括法院的指定监护人丹尼尔·科伯恩（Daniel Coburn）——乔·昆兰想争取的并不是请医生把呼吸机关掉，而是希望能当自己女儿的法定监护人，但由于医疗上的纠纷，医院和法院一直无法同意这个请求。科伯恩认为这整件事不该由乔或法院做决定，他也认为没有必要把上帝扯进来。"上帝的旨意应该排在医疗科学之后。"他这么说道。他认定关掉呼吸机等同于安乐死，这个说法得到了莫里斯县（Morris County）检察官唐纳德·科莱斯特（Donald Collester）的认同。

医院方关心的不是安乐死的定义，或者照顾植物人的方式。他们的目的是要重申，不管是照顾患者的方式，还是拔管与不拔管的道德问题，医生都是做决定的最佳人选。当卡伦的神经科医师莫尔斯被问到他对天主教徒称这些治疗方法为非常手段有什么看法时，即便本身是天主教徒的他也忍不住批评起神学来。他质问道："教会的决定有什么医学根据可查吗？有的话，我们愿意考虑。"

对莫尔斯医生来说，教会已经把它的道德权威跨足到既不属于它管辖，也不是它能明白的医疗领域来了。

死亡的其他名字

我搬出卡伦的故事，主要目的是想让大家知道，过去曾经上演过这么一场医疗决定权的争夺战。另一方面，法院也有一些连带问题必须解决。其中，最重要的议题莫过于脑部受损如此严重的卡伦还算是活着吗？这个议题同样超出医学领域，但是医生又不得不插手。

昆兰诉讼案件中，院方律师不知道卡伦的状态在医学科学上是否算是死亡，如果不是的话，拔管停止她的呼吸算是蓄意杀人吗？七年前，哈佛大学有个医生委员会曾经为脑死亡提出定义，希望以此作为医生判断需要以医学技术维持心脏与肺部运作的患者是否死亡的依据。哈佛大学提出的标准获得八个州的法令认同，但是新泽西州不包含在内。因为有了这项规定，进行器官移植的医生才能够从脑部完全受损，但是心脏与肺部仍正常运作的患者身上取下器官。

在哈佛大学提出该判断标准之前，大家对死亡的认定直截了当。当一个人的呼吸或心跳停止时，大概就是死了。注意，这里用的是"大概"，而不是"肯定"。有些时候，看起来已经死亡的人其实还活着，也有些时候，看起来还活着的人其实已经死亡。例如某些药物可能会阻断呼吸，泡在冷水里可能造成潜水反射，造成心跳急剧下降。因此，医生经常被请到床边来诊断一个人是否死亡。这个问题在过去并不是太复杂。

但是有了呼吸机后，情况有了大转变。一名因为枪伤导致脑部严重受损的患者可以躺在急诊室里，心脏保持着正常的跳动。但是只要少了呼吸机，这名患者必死无疑。他的脑部受到非常严重的伤害，丧失了启动呼吸的基本功能。只要一两分钟没有呼吸，他的心跳便会停止，以传统定义来看，他确实已经死了。但是，只要对他施行心肺复苏术，或者接上呼吸器，他的心脏便又恢复正常跳动。这样他到底算不算活着呢？

这个问题的答案看似明显，他的心脏仍在跳动，也还保持着体温，但是再想想，被砍了头的鸡不也一样可以活蹦乱跳一阵子，请问那只鸡还算活着吗？

要回答这个极为重要的哲学问题，得看你对"活着"的定义是什么。让我们改问个简单一点的问题，这只鸡好起来的机会有多少？我想，不管你对"好起来"的定义是什么，它的希望都非常渺茫。唯一无法确定的是它最后会被拿来炒鸡丁，还是做成鸡肉三明治。

哈佛大学委员会把焦点放在患者的预后情形，而不是哲学上对死亡的定义。他们首先确定什么状况的脑部受损会让患者没有复原的机会。因此，这篇杂志论文最后的标题不是"什么是死亡"，而是"定义无法复原的昏迷"。他们建立了一套标准，让医生可以用来判断什么样的患者没有任何机会从昏迷中复原。该委员会虽然没有提供数据来说明他们所谓"无法复原"，而且把重点摆在昏迷而非死亡上，但这套标准还是广泛被用来作为定义死亡的参考。

他们提出了哪些判断准则呢？其中包含各种神经功能，例如缺乏脑干反射，以致失去瞳孔反应或受到疼痛刺激时没有缩回反应。还将缺乏自主性呼吸和脑电波停止在基线列入清单中，而后者表示大脑缺乏电力活动。当然，也有几个必要的主观判断：不使用呼吸机时，三分钟内（不是两分钟，也不是四分钟）没有呼吸，就代表呼吸衰竭；二十四小时内（不是十二小时，也不是三十六小时）脑电波两次出现基线。这些主观判断是有必要的，如此一来，医生才能在快速评估预后之后，立刻将患者的器官取出，作为移植之用；但这时间又不能太短，免得医疗团队在取出器官时，患者复原了。

我之所以提到脑死亡判定标准，是因为律师们在争辩要如何处置卡伦时，不断为了她究竟是死是活而争论不休。就拿卡伦的医生莫尔斯医师为例，他的证词中，有很长的篇幅都在讨论植物人与脑死亡之间的差别，感觉像来帮大家上大脑科学课似的。别忘了，当时持续性植物状态这个名词出现不过几年，新颖且神秘。原本，脑部受到急性损害的患者应该必死无疑，但是呼吸器出现而让他们活下来，渐渐地，急性病变成了慢性病。大家对持续性植物状态仍有许多疑问，一位辩护律师问道，假设卡伦的大脑没有死，那医学上有办法推测她的心智年龄大概几岁吗？两个星期大？五个星期大？还是 7 岁大？莫尔斯医生能给的最好答案，竟是卡伦近似一个"无脑畸形儿"。这个名词在医学上用来形容出生时便没有大脑的婴孩。这段证词听在昆兰夫妇的耳里，想必非常不舒服。

卡伦的情形究竟是脑死亡还是大脑受损，这样艰深难懂的技术问题，让医生们在处理卡伦一事时得以名正言顺地展现权威。卡伦的神经状况如此难以理解，一般老百姓，即便是最爱她的父母，怎么会有能力做判断呢？

许多医生曾经对死亡下过定义。有些人看脑电波，有些人用神经测试，虽然最终结论都有颇具哲学家与神学家的味道，但是，他们提出的医学细节却让整件事看起来像是一件科学审判。参议员蒙代尔曾在 1968 年的听证会上对哈佛大学提出的脑死亡判定标准提出质疑，不过并没有得到大众重视，大家认为诊断死亡一直以来都是医生的职责，没什么好争辩的。

大家都发表完意见了，律师们和卡伦的家人在等候判决。没多久，缪尔法官以"新泽西州的法律倾向维护生命"为由否决了阿姆斯特朗律师的声明，终结了卡伦的案子，法院的最后结论指出"这么做等同杀人与安乐死"。

这场革命在医生当权的年代陷入泥沼。就像缪尔法官所说的，拔管这件事"具有医学科学的本质，攸关医生在社会扮演的角色，以及对患者的职责"。他认为，像卡伦事件这类和生死有关的问题，"社会的道德良心已经把责任托给了医生"。

很抱歉，爸爸妈妈，还是那句老话，听医生的准没错。

行动主义者的崛起

在医生诊断出贝蒂·福特患乳腺癌的三个月前。罗丝·库什纳（Rose Kushner）发现她的左边乳房有点异样。身为医疗记者的库什纳是位很有自信的职业妇女，她并没有立刻去看医生，而是先到图书馆查数据。她知道，如果去看医生，肯定马上会被安排给外科医师开刀，进行如第一夫人同一年稍晚所做的一次性疗程：麻醉后，立即取样，将组织迅速制成冷冻切片后，在显微镜下进行观察。一旦发现有癌细胞，立刻进行根治型乳房切除术。

库什纳对这种一次性疗程持保留态度，她很怀疑冷冻切片的准确度。以冷冻切片进行诊断时，病理科的医疗团队会先取出组织，接着以液态氮将组织迅速冷冻，再交由病理专家做成切片，并以显微镜观察里面是否出现癌细胞。这种诊断方式的准确度虽不差，但也非最好的。更理想的病理诊断方式是采用永久性切片。但是这种方法比较耗时，无法在一次性疗程中采用。总之，库什纳认为不应该只用冷冻切片就决定一个女人乳房的命运。

不久前，库什纳曾在约翰·霍普金斯（John Hopkins）医学院听过一个很残酷的笑话，这让她更加确信一位患者不应该因为冷冻切片的结果，就轻易让医生动刀。这个笑话是这么说的，有一位医学系的学生因为命根子出现病灶，进行了一次性疗程。等他从麻醉中醒过来时，医生告诉他有好消息，也有坏消息。

"坏消息是我们在你的冷冻切片上发现了癌细胞，于是把你的阴茎切除了。"医生说道。

"那好消息是什么呢？"这名学生非常好奇。

"好消息是你的永久性切片显示一切正常。"

除此之外，库什纳也不确定根治型乳房切除术有其必要性。提醒大家，当时是1975年，国家癌症研究中心尚未完成根治型乳房切除术的临床试验。但是，库什纳对医学文献有足够认知，她知道根治型乳房切除术并没有足够的证据支持。于是，她选择先去找家庭医生，而不是肿瘤外科医师。经过她不断说服后，家庭医生终于答应先为她进行切片，但是不急着动手术。这位医生虽然不喜欢被人指挥，但是库什纳有的是死缠烂打的能耐。

根据切片结果确定患有癌症后，库什纳四处寻找愿意为她进行侵入性较低的改良性根治型乳房切除手术的医生。根据医学历史学家巴伦·勒纳（Barron Lerner）的记录，库什纳总共被十八名医生拒绝。终于，在第十九次得到她想要的答案。

手术复原后，库什纳开始争战，她希望帮助同样状况的女性朋友不遇到这样的阻力。再加上她在反越战运动上的付出，让她俨然成为20世纪70年代行动主义者的表率。身为一位能言善道的作家，库什纳把自己的故事公之于世，对那些盲目提倡这种既未证实有必要，又会损害女性形体的手术的医生，库什纳笔下毫不留情。她同时也是一位女性主义者，她毫不避讳地批评这些医生有严重性别歧视："没有男人会在另一个男人处于麻醉状况时，草率将他去势；但如果换做女性乳房时，他们可是一点儿也不迟疑。"

世界上需要像库什纳这样绝不低头、遇到权势也不退缩的传道者。没有这些几近狂热的人，我们抵抗艾滋病的速度将会迟缓许多；没有抗争，没有抵制，没有示威和静坐，非裔美国人不知道要等到什么时候，才可以获得应有的人权。有时候这些发展背后的推手，却是令人意想不到的。卡伦的案子之所以引起整个社会省思，是因为站出来反抗医院、医生、检察官、传统等所有权威象征的是一对一生从来没有反抗过权威的夫妇。

昆兰夫妇并没有被缪尔法官的判决打败，而决定将这个案子上诉到新泽西州的最高法院。

上诉最高法院

这一次，昆兰夫妇不需要再听大家热烈讨论宝贝女儿的心智年龄是不是只有 7 岁。新泽西州最高法院的法官只要求律师们做个简单的声明，并且回答一连串问题。法官们问到卡伦是不是脑死亡，但没有继续探究这个问题。他们问阿姆斯特朗律师，是不是想要法庭改变一般法律对死亡的定义。阿姆斯特朗很肯定地回答他绝对没有这个企图。他告诉法官，这是一宗关于自决权的案子，而不是定义脑死亡的案子。

法官继续问，"你是要本庭强迫医生去做违背其理念的事吗？"这是一个关键性的问题，我们知道几千年来，医疗决定权一直掌握在医生手中，难道阿姆斯特朗和昆兰家的人想颠覆这项历史悠久的传统吗？是不是现在的医生就算理念与患者不符，仍然必须对患者的决定负责呢？

"当然不是，"阿姆斯特朗答道，他希望借助支持传统来巩固自己的论点，"我们希望可以照着旧有的行事惯例，也就是当医生与患者双方因意见不同而僵持不下时，患者可以请求换个医生。"阿姆斯特朗接着发表了他认为患者与医生应有的理想合作模式：医生在执行决定权时应该这么做，先告诉患者诊断的结果，接着询问患者想采取什么处理方式，特别是对病入膏肓、回天乏术的患者来说更是如此。例如，医生应该要说"法官先生，请问您想怎么做呢？"，而不是"法官先生，不管您有什么个人看法，我就是要采用这种治疗方式"。

阿姆斯特朗委婉的说法显然让法官放心多了，两个月后，新泽西州最高法院宣布了判决。乔·昆兰为卡伦的监护人，医生可以为卡伦拔管，而且不会因此承担任何杀人法律责任。如果卡伦目前的医疗团队不愿意照乔的意思去做，乔可以另找医生。

这场革命终于获得最大的进展。这个故事受到了全世界的瞩目，人们对医生竟然可以用各种先进技术来延续患者的生命感到不可思议，但是同时也知道有些人对呼吸器、喂食管、心脏监控器等医学奇迹一点儿都不稀罕。听到"呼吸器"只会让人联想到"被强迫"活着。另外，他们也见识到不可一世的医生大人如何让一对谦卑且深爱孩子的父母伤心落泪。

我想，经过卡伦事件后，大家对医生的态度也改观了。世界各地的医生还是具有崇高的地位，也受到绝大多数患者的尊重，他们的看法依旧受到重视，大家也依旧寻求医生的看法，但是，经过卡伦·安·昆兰事件后，医疗建议再也不像过去那么直截了当。医生要求患者接受化疗时，患者会反问："是吗？不是应该看我想不想接受化疗吗？"医生要求患者手术时，患者会反问："是吗？不是应该看我想采取长痛还是短痛的做法吗？"

距离新泽西州最高法院审理昆兰家的案子已过了四十年。接下来，我们会继续看到这场革命的影响。但是现在，让我们把时间再拉回到 1975 年，卡伦还在使用呼吸器，她的父母刚得知最高法院已经答应他们的请求。现在，他们该让女儿回归到自然状态了。

革命不是一蹴而就的事情

卡伦的故事之所以引起大家的注意，并不是因为医生第一次被迫关掉患者的呼吸机。这个事件中并没有任何人被迫做任何事。如果莫尔斯医生不愿意这么做，他大可退出这个事件，让昆兰夫妇另请高明。也不是因为这是医生首度出于自愿为还活着的患者拔管。许多报道卡伦事件的记者都提到，这在医生执业过程中其实是很常见的。遇到只能倚赖呼吸器生存的患者时，医生会告知家属呼吸器不过是让终将发生的事晚点到来而已，这时，家人多半会听从医生建议，让医生进行拔管。只不过这些协议都在私底下进行，直到卡伦事件被报道出来后，一般民众才知道有这回事。大家并没有刻意隐藏这种令人哀痛的抉择，只是这种决定往往由伤心的家人与悲悯的医生在台面下执行。我在想，这样的台面下协议进行起来恐怕也不是都很平顺，肯定也出现过医生想帮患者拔管，但是家人却舍不得的状况。发生这种情况时，医生只好继续护理这些患者，直到患者死去，或者等患者的家人改变心意。

昆兰一案之所以引起大众注意，是因为双方无法妥协。这是第一次有家属因为无法同意医生的做法，决定为自己争取决定权而战。现在，法院已经宣告哪一方拥有决定卡伦未来的权力，该是昆兰夫妇与医生恢复对谈的时候了。

朱莉娅打电话给莫尔斯医生，希望可以和他会谈。莫尔斯医生对于卡伦的父母想再和他见面感到震惊，朱莉娅则对他的反应感到不解。她以为莫尔斯医生已经思考过要如何响应法庭的判决。但是，他们见面时，莫尔斯医生却表现得像是什么事都没发生。昆兰夫妇问他对于法院的判决打算怎么处理，莫尔斯医生回答说他没有读过法院的判决，因为这个判决不会改变任何事，他还是会照着原本计划的方式来护理卡伦。

乔压抑住情绪，问道："意思是说你不打算理会最高法院的判决，也不打算采取任何行动，是吗？"

莫尔斯完全不为所动，他告诉卡伦的父母，他要到波多黎各两个星期，希望他不在的这段时间，大家不要做任何轻举妄动的决定。"有耐心点，"他拍了拍朱莉娅的肩膀，希望她可以领情，"等我回来再说吧！"

每次想到这对优秀父母所经历的一切，我就感到心痛。他们违背原本的性情，将人生最痛苦的时刻对全世界开诚布公，为此，他们不惜与一直以来相当信任的医生发生对立。但是，经历过这一切后，事情竟然没有任何改变？

这教人如何接受！

事实上，结果比他们想象的还要糟糕。医生不但不愿意替卡伦拔管，还不断在卡伦身上加装各种新仪器。卡伦发烧时，他们坚持装上体温控制器，大批的抗生素也因为各种理由被注射进卡伦的血液。医生现在可以说是以全场紧迫盯人的方式在维持卡伦的性命。看来，昆兰夫妇唯一的选择，就是让莫尔斯医生和他的团队抽离这个事件，另外再找医生。

"等等，先别这么做。"医生做了最后一次反抗。他们希望可以再试一次，看看卡伦是否可以不倚赖呼吸器呼吸。注意，医生并不是要拔管，他们只是想试试看卡伦可不可以自行呼吸。

"如果你把呼吸器拿掉，但卡伦仍旧没办法自行呼吸，你会再把呼吸器装上吗？"

"是的。"莫尔斯医生斩钉截铁地回答。

"然后就一直装着？"

"只要她有这个需求，就一直装着，"莫尔斯回答，"直到永远。"

法庭判决后两个月，医生成功地让卡伦不再倚赖呼吸器。现在卡伦的体重只剩不到 90 磅，身体紧紧蜷缩着，不知哪来的力气让她可以自行呼吸。

卡伦还会再活十年。医生平常利用喂食管来向卡伦提供身体的基本所需，如果她看起来要生病了，就开抗生素给她，但是绝对不会再给她接上呼吸器，在昆兰夫妇看来，这么做分明就是在扮演上帝。昆兰夫妇确实把一切交托给上帝，他们不再揣测上帝的旨意，但是，他们绝不容许医生使用那些超出常理的医疗技术来阻碍上帝的计划。

好不容易从医生那边取回了女儿的护理权，他们可没打算拱手奉回。

第二部分

赋权革命的失败

第三章
迷失在语言中

卡蒂雅·希斯马（Katija Khisma）因为感染了严重的细菌性肺炎而住进医院，但是医生却不断谈论她的糖尿病。在四十八小时的住院期间，她的血糖指数起伏非常剧烈，身为一位有名声的内分泌科医师，他非得控制住患者的血糖不可。他在希斯马的床边坐下来，打算好好跟她解释控制血糖的重要性。"血糖浓度过高时，"他解释道，"会影响身体抵御细菌感染的能力。"希斯马边听边点头，她当然知道抵御细菌感染的重要性，因为她的母亲就是因为感染肺炎而过世。

眼见希斯马认同后，这位内分泌科医师更加欲罢不能，侃侃谈起控制葡萄糖浓度对健康的重要性。他解释起胰岛素和葡萄糖之间的关系："吃完饭后，血液中的葡萄糖浓度会升高，这时，胰脏会分泌胰岛素来帮助移除血液中的葡萄糖。"希斯马还在点头，但是不再显得那么肯定了。不过这位内分泌科医师浑然不知，继续唱着他的独角戏，改介绍起白细胞的功能与体液免疫。我当时还是个实习医师，在一旁听着这段谈话，有时候连我都跟不上他用心良苦的床头教学。希斯马依旧在点头，但多半是出于礼貌，其实早在医生提到"免疫调节"与"用老鼠进行的研究显示"时，她的眼神就开始恍惚了。

我对这样的眼神感到愈来愈熟悉了。当时是20世纪80年代，患者赋权运动迈入第十个年头，而我正在梅奥医学中心实习。这是一家自认为向来以患者需求与期望为优先考虑并引以为傲的医院。它坐落在明尼苏达州的罗彻斯特（Rochester），这是一个不太繁忙的城市，就我所知，也是被喻为万湖之州的明尼苏达州里唯一没有湖的地方。院方当然乐于承认，满足他们的顾客是促进生意兴隆的不二法门，这么一来，这些患者才会继续介绍亲朋好友大老远地来到这个冰天雪地的地方就医。

我猜想脸上写满问号的希斯马也对这里的服务很满意，想必对这位仁慈又热心的医生愿意不厌其烦地教导她医学知识充满感谢之意。只要她不反对，这位医生恐怕会陪她聊上一整天。

在我进入梅奥医学中心时，关于患者自决权的道德与法律问题已经化解得差不多。在20世纪80年代后期，几乎没有美国医生会向患者隐瞒患癌症的事实。医生为患者做决定的情形也很少见，当患者问"我该怎么办"时，医生的标准答案不是"我没有办法替你做决定"，就是"这是你必须做出的选择"。

在昆兰事件爆发后的十多年来，革命进程的脚步速度非常快。医院里也出现了伦理学家这号新人物，当医生不知道是否把自己的意见加诸持不同意见的患者身上时，便会向伦理学家请益。即使是治疗过程中遇到的芝麻大的小事，医生也会打出一大沓知情同意书，要求患者签名，这让医院里出现了同意书满天飞的景象。医学研究人员的态度也逐渐改变，他们不再把"志愿者"当傻瓜，伦理委员会仔细审核实验计划里的所有细节，目的就是要保护参与者，不让他们承受任何不必要的或者没有被告知的风险。

很不幸的是，改革的步调之快却让医生和患者都有点吃不消。现在，医生被要求必须将所有可行的治疗方式告诉患者，让患者共同参与决定，但是从没有人教过他们这一切该如何进行。医生背负的道德责任并非他们的沟通技巧所及，这使得患者经常在听完医生解释后，对自己的状况更加一头雾水。医生的原意是好的，他们也想尊重患者的自主权和自决权，但是因为不得其门而入，而达不到期待的效果。原本希望患者经过医生的说明后，可以一起参与医疗决定的好意，最后往往落得对牛弹琴的下场。

患者的赋权革命一直被医疗界视为是一般民众与医生之间的争权，昆兰的案子则是患者与家属方一次早期的关键性的胜利，在这之后，许多成功的案例接踵而来。20 世纪七八十年代，一次又一次的诉讼案件让患者与家属的势力不断扩大，接受医生选定的医疗措施已不再是唯一的选择。不只是卡伦·安·昆兰这样的植物人，患有其他重症，如渐冻症的患者，家属也都可以决定是否关掉患者的呼吸机。倚赖喂食管的重症患者如果不想继续接受这样的折磨，一样可以决定是否拔除喂食管。另一方面，医疗研究也在这段时期开始受到严格规范。医院与医学中心纷纷成立人体试验委员会（Institutional Review Board，简称 IRB）来审查各项研究计划，以确保患者与健康的参与者不至于因为科学家的过度狂热，而受到不知情或者不必要的伤害。最后，医生们也开始体认到自身的道德与法律责任，他们会将可行的医疗选项全部告知患者，不再有任何隐瞒。

如果把这件事当作患者与医生间的权力角逐来看，那么这场仗已经打完，患者这方胜利，不论从哪个角度来看，革命都算完成。只不过，这场革命不该只被当成医生与患者之间的权力角逐，而是一种患者与医生间的磨合，其最终目标应该是要让医生与患者共同做出最好的医疗决定。调查指出，大部分患者其实不希望单独做决定，他们仍然希望有医生共同参与。另一方面，医生也不喜欢把患者排除在外而擅自做决定。例如骨科医师不会想在尚未和患者讨论各种治疗方式的利弊得失时，就把患者的髋骨换掉。绝大多数的医生与患者其实都是力争合作的。

但是有些东西并不一定力争就可以得到。患者赋权革命终究没办法达成目标，原因是革命领导人只将理想目标摆在医生与患者面前，要双方在进行医疗决定时彼此合作，却没有帮助任何一方做好准备。患者还没准备好面对革命带来的模式转变，大家早已经习惯对自己的状况一知半解，但受过生物伦理洗涤的医生却被嘱咐要让患者行使自决权。患者虽然知道自己应该担任医生做决定时的伙伴，因此必须尽一份心力了解自己的医疗状况，问题是，从来没有人告诉他们应该怎么做。他们也想表现出"被赋权"的样子，只不过实在没有能力在关键时刻做出决定，最后，患者发现在这新的医患模式中，自己终究还是得倚赖医生。

于是，问题出现了，首先遇到的问题是晦涩难懂的医学术语。医生经常忘记这些专业用词并不会出现在一般人的日常生活，他们慷慨激昂地解释，患者却像听天书，有时候则是患者自以为听懂了，到头来却误会了医生的意思。

听天书

我在闲暇之余担任了一群孩子的篮球教练，篮球是项颇为复杂的运动，我对自己有能力教导没什么篮球经验的孩子而感到自豪。我擅长在孩子表现陷入胶着状态时，提出解决之道，协助他们把球打好。例如看到雅各布的球一直被抄走，我会把他带到一旁，叫他在传球时做些假动作，果然奏效！看到格里芬无法施展快攻上篮时，我要他切入后稍停一下再做跳投，给对方的守备人员来个措手不及。这些是很了不起的招数吗？并不是。我不过是在雅各布和格里芬手足无措的时候，给他们一个简单指示，好让他们放慢脚步。

有一次比赛，队上乔里安为了防守对方的控球后卫，在半场位置把自己搞得筋疲力尽。我站在边线，试着要把乔里安从困境中解救出来，于是大喊"Sag off！"（篮球术语中放松防守的意思），但是乔里安却不听从我的指示，结果对方一个带球过人，上篮得分。再次轮到我们防守时，我给了同样的指示，这次我喊得更激动了："Sag off，乔里安！Sag off！"看着乔里安依旧在三分线外紧迫盯着对方的控球后卫，我叫得比任何球迷都要大声。最后我只好喊了暂停，这才发现，原来乔里安并不懂"sag off"是什么意思。

看来，我的教练工作还有许多要学习的地方。

专家想提供给非专业者的信息愈多，就愈容易出现这些让人不知所云的术语，医生与患者之间的关系亦如此。我在医院里督察实习医师训练时，目睹过这么一段患者与实习医师的对话。这位实习医师两年半前从医学院毕业，他是一位愿意和患者沟通的医生，因此比他的同侪花了更多时间与患者交谈，他经常坐在病床旁，用温柔体贴的语气与患者交谈，希望可以安抚他们的情绪。事情发生那一天，这位医生正要向一位患者宣布他可能患有白血病的消息。

"我们有点担心你的状况，"他以亲切的口吻说道，"因为我们在你的外周血涂片中发现不成熟的细胞。"

患者一脸茫然地看着他，显然不懂医生说的外周血涂片是什么，又到底什么样的细胞会被认为不成熟。

习惯成自然

念医学院的那段时间让我的词汇量突飞猛进。我在天主教学校上学的十二年间都逃过了拉丁文，但是，开始修习病理生理学和解剖学后，我被迫整天浸泡在拉丁文里：hypo 是过低，cellular 是细胞，所以 hypocellular 指细胞减少；相反地，hyper 是过高，所以 hypercellular 指细胞增多；ab 是向外，所以 abduction 指向外伸展；ad 是向内，所以 adduction 指向内缩。1984 年作为医学院新鲜人时，我还自己做了卡片，不断练习这些艰涩的词语，像是慢性特发性肺间质纤维化（chronic idiopathic pulmonary fibrosis）、第三级充血性心脏衰竭（class Ⅲ congestive heart failure）、亚急性细菌性心内膜炎（subacute bacterial endocarditis）等，直到可以运用自如为止。这些名词真的会让舌头打结。熟练之后，我便开始使用简称，像是称冠状动脉搭桥手术（coronary artery bypass graft）为 CABG，发音就像卷心菜的英文 cabbage 一样，或者称非 ST 段抬高心肌梗死（non-ST segment elevation myocardial infarction）为 NSTEMI。

我每个星期花一百个小时和同事使用这样的医学语言，渐渐地，我忘了这些我熟悉的语言对大多数人而言是陌生的。十年后，听到实习医师跟患者使用外周血涂片这样的字眼时，作为旁观者的我一眼便看出患者心里在想什么。我本来并没有思考应该说些什么，又该怎么说。我只要评估这个实习医师对患者说了什么，效果如何。毕竟，我的职责是要让这位实习医师成为一名更优秀的医生，最后，我看着这位满脸疑惑的患者，不得不插手翻译。但是我不禁要想，过去这个星期，我是不是也犯过同样错误，使用了患者听不懂的语言和他交谈？我是不是一心惦记着要谈的事情，却忽略了患者困惑的眼神？

我从医生看诊的谈话录音内容里发现，医生和患者交谈时，动不动就使用医学术语，却不做任何解释。就算是理应比其他专科医师更注重沟通的初级护理医生，在和患者谈话时，也是平均每一分钟出现五个专业术语。

很多患者并不知道出血（hemorrhage）就是流血（bleed），葡萄糖（glucose）就是血糖（blood sugar）。医生忘了自己也曾经对这些单词感到陌生。我不知道问过多少肚子痛的患者"肝脏周围会不会痛？"，一直到最近我才发现，有一半的患者以为肝脏位于下腹部，也就是膀胱的位置。（肝脏正确位置应该在右边肋骨下方。）可想而知，我的疏忽影响了我和患者沟通的有效性。我经常用我误以为属于一般字眼的术语来询问患者，像是"胰脏会痛吗？"，这些患者可能不好意思告诉我听不懂，或者误以为自己听懂了，然后回答："嗯，会，我的那个……胰……胰脏，对，胰脏会痛。"接着继续鸡同鸭讲。

世上有许多优秀的医生，但是同时擅长沟通的医生绝对是稀有动物。大部分医生会不知不觉把患者当作医学院二年级学生，说起话来满口医疗术语。有许多不幸就是因此造成的。

专门研究沟通技巧的朱利安·萨莫拉（Julian Samora）讲过这么一个故事：刚生完第一胎的阿曼达·杰克逊（Amanda Jackson）留在医院休养。第二天早晨，医生问杰克逊是否"离开了"（void），杰克逊告诉医生没有。于是，医生找来负责照顾她的护士，几分钟后，护士带着一堆让人看了胆战心惊的器材来到病房，吓得杰克逊忍不住大喊："你要干什么？"

"我要帮你导尿，"护士回道，"你不是还没有排尿吗？"

杰克逊知道导尿是怎么一回事，但她可一点儿都不想被导尿。"搞什么啊！"杰克逊看着在护士手上晃动的导尿管才恍然大悟，原来，医生刚才讲的 void 对一般人来说是离开的意思，但医学术语中却是指排尿。杰克逊于是告诉护士："我每天都排尿啊！"

这下子，护士也觉得莫名其妙："你刚才不是告诉医生你还没排过尿吗？"

杰克逊于是向护士解释刚才的误会。"医生为什么不直接问我有没有排尿？"

还好，她不是一位逆来顺受的患者，有些患者就没这么幸运了。我从对话录音内容里发现，患者听到医生使用医学术语时，通常静静接受，就算完全不知道医生在讲什么，也鲜少有人要求医生解释。

这样的消极态度不是没来由，医生使用医学术语也并非没有原因，有些时候是无意的，有些时候是有意的，其中最主要的原因不外乎是想以专业术语来巩固自己的权威。

象征权威的语言

我一直对自己的聪明才智充满信心。我以第一名的姿态从高中毕业，接着进入一所顶尖大学。我自认为世上没有几个人比我聪明，但是，医学院里的许多训练却让我发现自己有多笨。

特别在医学院第三年开始住院实习时，我感到自己从未有如此愚蠢过。课堂上老师传授的内容有条有理，但是实际面对患者时，一切突然变得杂乱无章，大部分的时间，我真的就像在雾里看花，看起来像是心脏病的患者其实感染了肺炎，明明是偏头痛的患者，却被我转到神经内科去看中风。我的脑袋装满来自书本的知识，患者都相信我的专业，但我却不得不在心里承认，自己只是个虚有其表的医生，身上那件比别人短了一截的医师袍，像是在大声宣告我的愚蠢。（医学院学生所穿的医师制服长度通常只达腰际。）

接着，我尝到对患者使用专业术语时的滋味。我不记得自己对哪个事件印象特别深刻，但清楚记得，当患者主动提问或者脸上表情出现困惑时，我很乐意坐下来跟他们好好解释。在教学医院里，医学院学生有很多时间可以和患者交谈。这样的谈话让我对自己的才智重拾信心。我把在书本上学到的知识告诉他们，我发现我比这些患者懂太多了，那种滋味就好像自己是个真正的医生。

专业术语引起的笑话经常是医生茶余饭后的笑料，例如，有个患者竟然称她的妇科医师（gynecologist）为鼠蹊医生（groincologist），超经典的！还有一个患者告诉我，他不想吃基因药物（genetic medicine），我听得一头雾水，他接着解释："我想吃有牌子的。"这时我才恍然大悟，原来他要说的不是基因药物，而是非专利的学名药（generic medicine）！还有一次更夸张，一位妇女被告知她的子宫里长了肌瘤（fibroids in uterus）时，她还以为医生说她的圣餐里有火球（fireballs in Eucharist），亏她有这样的想象力。

艰涩难懂的行话是我的信心来源，拉丁词汇让我再度觉得自己才智过人，随之而来的是医生的权威。如果嘴巴周围起了疹子，而你付了500美元去看皮肤科医师，结果医生只说"你的嘴巴周围长了疹子"，不免让人觉得这钱付得不明不白，这时候，医生要是说了"口周皮炎"（perioral dermatitis），是不是比较有值回票价的感觉？患者有原因不明的高血压吗？那就称之为原发性高血压（idiopathic hypertension）吧！idiopathic本是希腊文，它的意思不过就是"我哪知道这是什么原因"。

发明这些术语当然不是为了让一般民众对医生心生敬畏，专业术语可以让医生间的沟通准确性更高，也更有效率。因为这些词没有其他模棱两可的含义，拿来讨论医学问题时，不会语意不清。除此之外，还有许多医学专业术语是历史沿袭，19世纪的科学家发现其病因时，就已经这么称呼了。当然，专业术语会让医生与一般民众间产生隔阂。事实上，有些患者来到医院就准备好要听这些大部头。有一项研究，请患者进行讲白话的医生和讲术语的医生之间的比较，例如讲"胃不舒服""喉咙痛"的医生和讲"肠胃发炎""扁桃腺炎"的医生。结果发现，大家当然比较听得懂讲白话的医生在说什么，只不过"喉咙痛"谁都会讲，感觉起来，不讲术语的医生的医术好像不够高明，患者对这样的医生比较缺乏信心，对其负责自己也比较不满意。所以，实在不能怪医生把话讲得这么文绉绉，他们不过是在迎合患者的喜好而已！

就这样，语言隔阂成了做出共同决定的第一道藩篱，原因是医生忘记这些端出来的学术用语根本不会出现在一般人的日常生活中，即使患者点头如捣蒜，他们与医生间的鸿沟已经形成。不过，不只这些专业术语会造成语言的隔阂，有时候，一些看似简单但在医学上却有另一层意思的双关语，也会让患者因误解医生的意思而带来更大危险。

一语双关产生的误会

乔治是个容易紧张的人，对任何大事小情都神经兮兮，就连打算要停的停车位被别人停了也可以当成天大的事件，他也非常在意附近那家电动玩具店里游戏机上的纪录保持人还是不是他。所以，你可以想象他在等待皮肤切片结果时有多么紧张。嘴唇上那个白斑已经困扰了他好一阵子：这会是癌症吗？他会因此死掉吗？

乔治为了及早知道病理检验结果，给医生打了电话。接获坏消息时，他简直无法相信。"我是乔治·柯思坦泽（George Costanza），我想问一下我的报告结果……什么？负面的（negative）？天呀！为什么？为什么！为什么是我？……什么？你说什么？噢，负面代表阴性，阴性是好的，对喔，我真是太笨了。"

上面这段故事出于电视喜剧《宋飞正传》（*Seinfeld*），虽然是虚构，却点出一个可能比拉丁文或希腊文更严重的医疗沟通问题。当医生说患者得了"复发性多软骨炎"（polychondritis）时，患者通常不知道是什么意思。但是阴性（negative）这个单词平常表示"负面"，医疗上却用来表示正面结果。这样的话，难免出现患者自以为听懂但其实不然的情况。

我对这个问题算是后知后觉。有一次，我发现一位高血压患者没有按时间带处方笺到药房领取降压药。我告诉他必须照我的指示规律服用降压药。"李先生，你必须每天吃降压药，才能让血压维持正常。"我把计算机屏幕转向他，让他知道自己的血压又上升了。在我这么说的时候，患者经常有各种理由："我来医院的路上堵车了，所以我很紧张。"

有时候，诸如堵车这样的小事确实会造成血压暂时性升高，有些人甚至在医生或护士量血压时，因为紧张而导致血压上升，我们称这种情形为"白袍恐惧症"。但是大部分时候，我看得出来患者的血压上升并非暂时性的。于是，我向他解释，今天早上测到的血压或许真的受到交通状况的影响，但是我们从他的健康检查和心电图已经看出他患有慢性高血压。

我的解释往往无法说服患者，后来发现那是因为我忘了血压的"压"对患者还有另一层意义。对我来说，这个"压"是一种物理测量，指的是心脏收缩时血液冲撞动脉壁的力量，但是对患者来说，这个"压"代表的是心理压力的压。大家不都是这么说的吗？心理压力大时，血压就会上升。李先生认为他在来的路上堵车，心情一紧张，血压当然会升高。所以说，只要他保持心平气和，就没吃药来降血压的必要了。长时间的医学训练让我对这些字眼习以为常，我一直以为患者很清楚我指的是哪一种压力。现在想想，这真是个 5 岁大的小孩都看得出来的问题。

套句美国机智问答节目主持人格劳乔·马克斯（Groucho Marx）的话："找个 5 岁小孩来吧！"

当患者与医生都误以为对方了解自己的意思时，可能会衍生相当严重的问题。当医生告诉患癌症的患者说，"你的化疗效果非常好，X 光片上已经看不到肿瘤了"。这在患者耳里听来像是"你已经完全康复，你的癌症好了"。但是对医生来说，他的意思其实是"虽然你的癌症治不好，但是至少 X 光片上已经看不到肿瘤了"。儿科医师告诉一对父母他们的孩子得了"饮食失调症"（例如厌食症或暴食症），但是，这对父母却误以为自己的孩子只是"消化不良"。

"饮食"和"失调"都是再简单不过的字眼，但是医生和患者的解读却大相径庭。这些字词在医学上的含义已经根深蒂固留在医生脑海里，他们完全没想过患者可能会误解他们的意思，当然也不曾想过要向患者进一步澄清。

我录下的谈话中，有一名泌尿科医师告诉患者，他的肿瘤还在初期阶段，只需要静观其变，也就是说"我们暂时什么都不做，先看看肿瘤后续发展如何"。

你想，一位刚得知自己得了癌症的患者听到医生说"什么都不做"时，会有什么感受？在这里，医生的意思是"我们必须仔细监控这个肿瘤，看它会不会变大，一旦出现转移迹象，我们会立刻采取积极的治疗手段"。但是患者听起来，它很可能是"别管它，看看它会不会自动消失！"，也难怪患者会被吓得想以手术的方式拿掉肿瘤。

再举一个例子。有一个女孩被诊断出努南综合征（Noonan's syndrome）。这是一种遗传疾病，症状包括个子娇小，以及各种生理上甚至智能上的发展缺陷。由于这个女孩的症状并不明显，所以到了10岁才被发现。

这对父母去见一位遗传顾问，这位顾问巨细靡遗地解释了努南综合征。一般来说，遗传顾问对于自己的沟通技巧相当自豪。他们的工作要求他们经常解释一些复杂的遗传问题，因此，比起一般医生，他们与患者沟通的经验和技巧都比较多。但是，这对父母在会谈后却带着极大的惊恐与困惑离开了。

一个星期后，一名研究员来到他们家，发现他们对"综合征"（syndrome）这个字眼始终无法释怀。

"我们吓坏了，"他们解释道，"这到底是什么意思啊？"

"综合征"，就这么简单易懂的字眼，却让他们困扰不已（现在再回过头去想，一切其实都很合理），当这个单词出自一名遗传顾问口中时，确实可以引发一连串联想。

"我们一直想着唐氏综合征（Down syndrome），因为这是我们唯一知道的综合征，我们很担心她得的会不会就是唐氏综合征。"

我对于他们竟然会有这样的联想感到十分惊讶。唐氏综合征就算在十个星期大没检查出来，也不至于拖到10岁才看出来。但是，对医生显而易见的事，对患者却不见得如此。

有效沟通的先决条件，是双方必须使用相同语言。很不巧地，医生和患者经常以为他们使用的是同一种语言，但事实上却并非如此，更糟的是双方对这个情形经常毫无自知。不过，这种误会其实是人之常情，因为我们总是以为别人和自己想的一样。

错误的共识

想象你是一名大学生，有一位心理学家请你参与他的研究，协助比较几种不同的说服方式。在这一过程中，你必须在身上挂着"欢迎光临乔的餐厅"——像三明治一般前后夹着你的广告绶带——在校园内四处走动，然后记下哪些人前来和你说话，以及谈话的内容。你愿意参与吗？确实蛮丢脸的，但是，做这件事可以帮你拿到几个学分，更重要地，你可以借这个机会增加科学知识！

做好决定了吗？好。现在请你估计一下，你的同学中有多少人会答应挂这个三明治式广告绶带？这是李·罗斯（Lee Rose）研究团队在斯坦福大学进行的调查，结果发现，学生的个人意愿会反映在对其他同学的推测上。愿意背广告绶带的学生认为，应该有三分之二的同学也会这么做。相反地，不愿意这么做的学生则认为只有三分之一的同学愿意这么做。原因是，"如果我觉得这么做很丢脸，别人一定也这么觉得"。

心理学家称这种现象为错误共识效应（false consensus effect），人们倾向把自己的思维方式投射在他人身上。这个挂广告绶带的实验要表达的，正是这种以为别人也会有同样想法的误解。在另一个例子里，罗斯问学生们，美国最高法院可不可能在十年内出现女法官（这项调查在20世纪70年代中期进行）。结果和挂广告绶带的调查非常相似，回答可能的学生认为有三分之二的同学也做如是想，对女性不怎么有信心的人则推测大约只有三分之一的学生持肯定答案。

另一个造成医生与患者间出现鸿沟的现象，被心理学家称为镁光灯效应（spotlight effect）。康奈尔大学的社会心理学家汤姆·吉洛维奇（Tom Gilovich）以一个聪明的实验来说明了这种现象。在这项实验里，吉洛维奇先找来六名学生，请他们围着会议桌坐下。第七个学生抵达时，研究助理请他"穿上这件 T 恤"再进去。那是一件上面印了流行歌手巴里·曼尼洛（Barry Manilow）大头肖像的衣服，而这位歌手在大学生间不太受欢迎。接着，研究助理把这个倒霉的学生带进房间，要他面对其他学生坐下。当这位学生正要坐下时，助理突然又说："算了，他们已经进行好一会儿了，我们还是到外头去等吧！"这位糗到不行的学生只好回到走廊，这时，另一位研究助理问他："你觉得刚才那个房间里，有几个人看到你衣服上的图案？"

站在这个学生的立场想一想，你来晚了，唐突走进房间，当大家抬起头想看谁来了时，你却像个冒失鬼般转身离开，最糟糕的是你衣服上的图案竟然是巴里·曼尼洛的照片。如果你是当事人，应该会觉得半数以上的人看到了你穿的衣服。但结果显示，其实只有不到 20% 的人注意到这一点。当你出糗的时候，脸上的血管会舒张，让你的脸又红又热，以为全世界都知道你出糗了。事实上，其他人更关心的是你对他们的想法，以至没有注意到发生在你身上的事。

所以，沟通误会怎么产生的呢？先来一点错误共识，也就是以为别人和自己有一样的看法。在这种情况下，医生讲着患者听不懂的话，却误以为患者都听懂了。然后，再来点镁光灯效应，这时，听不懂医生在说什么的患者开始感到不安，认为医生一定也发现他听不懂。不过，医生并没有停下来，依旧滔滔不绝讲着，这时，患者就会认为医生刚刚讲的东西显然不太重要，所以医生才没有停下来多做解释。

唉……

混淆不清

我目前提到的沟通误会都是无心的，医生不过想把事情解释清楚，却没注意到患者处于听天书的状态。但是，蓄意的沟通不良确实也出现过。

20世纪90年代中期，我还是宾夕法尼亚大学的菜鸟教员，有幸与一位名叫阿里（Ari）的医学院学生共同做一项调查。阿里认为，他的长官有意隐瞒他的见习生身份，好让患者愿意接受他的诊察，因为，老师在向患者做介绍时，会称他为"西尔弗·伊森斯塔特医生"（Dr. Silver-Isenstadt）。他一定会向患者解释，有时甚至当着长官面立刻澄清。但是更多时候，大家对他的身份只字不提，以避免引起任何不愉快的讨论。

但是有一天，阿里实在忍无可忍。他当时在一家私立医院实习，院方竟然要求所有学生把写有宾夕法尼亚大学见习生的名牌拿掉，因为院方认为上头的"见习生"（medical student）三个字太醒目，会给患者带来不必要的困扰。为了进一步了解这个问题，我和阿里决定针对医学院见习生名牌进行一项实证调查。我们写信给各大医学院，希望他们提供医学院学生在医院见习时佩戴的名牌复印件。结果发现，大部分的名牌上都写着"某某，医学院见习生"。不过，也有学校的名牌避重就轻地只写了学生的名字。（或许这些医院认为患者应当知道可从医师袍长短来判断谁是学生吧！）但是，有些名牌就有趣了，像是"某某，学生医生（student doctor）"。另外，还有一个颇引人注目的名牌，上面以斗大的字体写着"某某，医生（M.D.）"，然后在下排写了小小的"学生"（student）。

不知道患者看到这些名牌时，心里做何解读？他们知道"实习医师"（intern）和"住院医师"（resident）之间的差别吗？哪一个比较有经验呢？我们用这些名称来区别不同资历的医生，但是，没有念过医学院的人，怎么会懂实习医师和住院医师之间的差别呢？谁会知道一个名牌上写着内科住院实习医师（internal medicine house staff，住院医师的同义词，已经从医学院毕业）的人其实比学生医生更有经验呢？

于是，我们把一叠名牌拿给患者，请他们根据名牌上的称谓，将医生资历由浅至深排列。我们发现大部分的患者根本搞不清楚这些称谓，许多人认为住院医师的资历比学生医生要浅。学生、医生、住院、实习，这些都不是艰深的字眼，但是拼凑起来后却让患者一头雾水。

我想，那个把"学生"两个字缩小的医学院确实有意图蓄意隐瞒，他们不希望患者因为看病的是菜鸟医生而担心。但是，我相信绝大多数医学院并不是有意用这些名称来误导患者，他们只是忘了这些职称对于外行人来说，其实也是一种术语。

我也相信大部分的医生用到医学术语时，并不是存心想让患者搞不懂状况。医生其实很想把状况跟患者解释清楚，而这些术语正是描述这些状况时最清楚明白的语言。不可否定，不管是什么原因，我们终究把患者搞得一头雾水，以致每次我们尽力跟患者进行一番详尽解释后，患者离开医院时，对自己的状况还是一片茫然。

出院说明

卡萝尔·威廉森（Carol Williamson）因为肚子痛挂急诊，医生问诊后，对腹部做了触诊和抽血，甚至还照了 X 光。最后，医生告诉她检查结果，开了止痛药，也告诉她接下来的疗程。

威廉森肯定地告诉一名研究助理，她非常清楚在急诊室这两个小时发生了什么事。接着，这位研究助理开始问她"医生的诊断结果是什么？""你在急诊室里接受了哪些检查？""回家后，你需要服用哪些药物？""还需要复诊吗？""有没有任何你应该注意的事项呢？"等一连串问题，并请威廉森一一回答。离开医院时，威廉森拿到医院给的一张注意事项，研究助理告诉威廉森，她可以看着那张说明回答那些问题。于是，威廉森照着做，很肯定地回答每一个问题。但是，她的答案和医院给的资料却有很大的出入。诊断方面，医生认为她感染了性病，但她却以为是胃部有问题。治疗过程中，医生为她打了一剂抗生素，她却误以为是止痛药。

有时候，医生的沟通能力实在需要患者多多包容。出版过两本医患关系书籍的医生埃里克·卡斯尔（Eric Cassell）曾提到一个很有趣的故事：一位医生告诉患者，我要帮你做个心电图（EKG），但是患者听不懂医生在讲什么。

"膝电图（knee KG）？"患者问道，"可是……可是我的膝盖没有怎样呀！下雨的时候会有点不舒服，但是没有什么太大的问题。"

医生试着解释："不，这是连到你的心脏的。"

"啥？"

"你没听懂我的意思。心电图是连接到心脏的，所以我们要做这项检查。"

"膝电图连到心脏？"

"对对对，就是这样。"医生已经等不及换到下一个话题，他已经尽力了。患者这时也准备好要谈下一个话题，不过她的误解并没有被澄清。

她耸耸肩，说道："膝盖和心脏是有关联的，这我可是第一次听说。不过，你是医生，你说了算！"

我在想，这件事肯定要被这位医生当成茶余饭后的笑话讲。但是，很多时候，这些误会并不好笑。想想刚才离开急诊室的那位妇女，她根本不知道自己接受了性病治疗，如果她不知道自己感染了性病，又怎么知道要避免再次感染呢？

这个故事发生在我和密歇根大学急诊室医生克里斯滕·恩格尔（Kristen Engel）共同执行的研究中。恩格尔医生和我都认为急诊室患者经常搞不懂他们在急诊室接收到的信息。因为他们与护士、检验室人员、医学院学生、住院医师、正职医师都有互动，匆匆地在这边听一点、那边听一点，很少有人坐下来，慢慢地、仔细地解释他们遇到的状况，协助他们了解自己的急症。

于是，我们雇用几个研究助理，请他们和准备离开医院的患者会谈。我们原本并不期待会有很大的发现，但是，调查结果让我们大吃一惊。我们发现，只有20%的患者在离开急诊室时足够了解自己的状况，包括知道自己接受了哪些检查、离开医院后有哪些注意事项等。别忘了，这些患者手上都有一张医院给的指示，我们的问题几乎都可以在上头找到答案。问题在于他们没有办法将这张指示的内容变成清楚的步骤去执行。

更糟糕的是，他们对于自己的误解几乎毫不自知。当被问到是否了解医生刚才的诊断时，几乎每个人都信誓旦旦地说了解。要是他们知道自己没听懂医师的交代倒还好，至少会在离开医院前跟护士再次确认。就算医生什么都没有解释，没有说明他究竟做了哪些检查、给了什么治疗，那么，患者至少知道一件事，那就是他们不了解自己的情况。

新医患模式的危机之一，是医生有心跟患者做解释，好让患者可以参与自己的医疗决定，但由于医生欠缺沟通技巧，造成医生并不知道患者究竟听懂了多少。这只是危险的开端，在下一章里，我将谈到，这些沟通误解将因为医生与患者间无法体会彼此的感受而变得更加严重。

第四章

对彼此的情绪视若无睹

看诊前，我打开乔·穆尔诺（Joe Morneau）的电子医疗记录。我想知道继他上次就诊之后，还去看过哪些医生，好为我们约诊做准备。结果我很失望地发现，他并没有去赴焦虑专门门诊的约，但是很庆幸他去做了大肠镜检查。继续往下看，我得知肠胃科医师帮他除去了几个息肉，这些息肉如果放着不处理，很可能会在几年后变成恶性肿瘤。肠胃科医师写了一封信告知穆尔诺这件事，同时也把这封信的副本附在他的电子医疗记录中。

这封信简洁有力。它的第一段写了"您的大肠镜检查结果"，然后有两个选项，"正常"和"异常"，医生在"异常"旁边的小框框里打了一个勾。第二段则是"您得到大肠癌的概率"，然后又是两个选项，"较一般人高"和"正常"，医生在"较一般人高"旁边的框框内也打了一个勾。第三段内容不是选择题而是填充题，上面写着"建议您在（　）年内再进行一次大肠镜检查"，空格里写了数字"3"。

我来到候诊室，穆尔诺的神情看起来比往常紧张。都还没到诊疗室，他就迫不及待告诉我："他们说我患癌症的风险很高，但是竟然打算在三年的时间内什么都不做！"

表面上看来，这封信做到非常好的沟通。句子简短，用字也简单（只有"大肠镜"这个字难度比较高，但是相信这时候，穆尔诺对这个名词已经感到很熟悉。）这封信的问题不在用字深奥难懂，而是写这封信的医生忽略了一般民众在得知自己患癌症的风险比别人高时，会是什么样的感受。他忘了这项事实给患者带来的情绪冲击。对医生来说，息肉不过是一种良性细胞增生，无聊到让人想打哈欠。但是，接到这封信的患者面对的，很可能是这辈子的第一个息肉，以及第一次和死神沾上边。

想和患者共同做出医疗决定，医生除了必须将复杂的信息以患者听得懂的方式解释清楚，同时还得顾虑患者得知这些消息时的情绪。患者面对难以抉择的医疗决定时，最不需要焦虑来凑热闹。和患者互动时，医生必须注意患者的情绪，并给予适当响应。很不幸地，很多医生并没有这么做。有时候，是因为他们完全没看出患者的情绪变化，还有些时候，是他们不知道该如何满足这种人类最基本的需求，以至患者除了得为怎么做决定伤透脑筋外，还得处理自己的情绪，医生却像没什么大不了似的，自顾自地进行谈话。想达成医生与患者共同做医疗决定的目标，双方恐怕都得多了解一下那些造成他们忽略彼此感受的心理因素。

宣布坏消息

四天前，斯坦利·埃杰顿（Stanley Edgerton）趴在手术台上，让泌尿科医师从他的前列腺取出十二个组织样本。接下来的几天，斯坦利都坐立难安，他非常担心切片结果。终于，看报告这一天来临。

"坏消息，"泌尿科医师告诉他，"十二个取样中，有五个出现癌细胞。"

"噢。"埃杰顿回答，心理显然受到很强烈的打击。

"你的癌症目前是格利森第六级，"他继续说道，"你的 DRE 正常，PSA 是 4.58，所以说，你患前列腺癌的风险并不高。等一下我会告诉你有多少粗针切片的结果是阳性。"

"请问你刚刚是说 DRE 吗？"

"嗯，就是数字直肠检查（digital rectal examination），"医生解释道，"你没有结节，但是你的病理检查结果，等等，看这里（医生把计算机屏幕转向患者），你的病理检验显示，你有三个粗针切片的前列腺癌级数为格利森第六级，每个切片所含的比例都低于5%，所以量并不多。"

唉，我该从哪里说起呢？

首先，让我为大家翻译一下：这位泌尿科医师其实在试着安慰这位患者。格利森第六级是前列腺肿瘤的最初期。医生告诉埃杰顿他的直肠检查没有发现结节，粗针切片中的癌细胞比例只有5%，目的是要告诉埃杰顿，他的癌症是所有癌症中最最轻微的了。我想，他大概是想在患者惊慌的情绪开始发酵以前，先行灭火，但是，看起来并没有奏效。这夹杂着专业术语的几分钟谈话，让患者完全抓不着头绪，埃杰顿只知道自己得了癌症，但是还搞不清楚情况有多严重。"你的癌症现在是 T_1 期……我想应该是 T_1C，因为两侧都有。"这是什么意思呢？"看来……是格利森第六级。"格利森分级又是什么呢？

我不打算在此继续讨论专业术语带来的问题，这在上一章已经讨论过了。我想用这个故事探讨另一个议题：当这位医生尽可能让患者了解状况，好让他不惊慌时，却忘了他使用的字眼在患者听起来的感觉。他确实再三跟患者保证情况并不严重："粗针切片里的癌细胞比例不到 5%，而且十二个粗针切片中也只有三个有癌细胞，所以情况不严重，我们有各种方式可以治疗它，别担心。"

但是，患者却一点也开心不起来，只能有气无力地应答"噢"，心里想的，恐怕是十二个什么东西里占了三个，怎么会是 5% 呢？

我想，大部分的医生都很明白，患者得知自己患癌症时，即便是最初期，而且是局部性癌症，内心一定都很害怕。只不过他们没有直接认同这个问题，例如告诉患者，"我知道你的心里一定很害怕"，而是想用科学上的事实来间接告诉患者不要担心。

在我录下的看诊对话中，有位泌尿科医师想试着用智慧消除前列腺癌患者的害怕。"在我开始解释之前，请你记得两件事。第一，前列腺肿瘤生长速度非常慢，没准儿一直到你死的时候，身上的前列腺肿瘤都还没发病。你死于前列腺癌的机会并不大。所以，别觉得自己被判了死刑。"

这个说法很聪明，但是，患者有没有听懂医生的意思没有人知道，因为医生完全没有给患者缓冲机会，紧接着又说："第二件事是前列腺癌有很多治疗选择。"接着，便解释起切片结果，以及格利森级数等等。

一般医生都会直接切入格利森，但是，这位医生至少考虑到要先让患者安心再说，这一点让我很欣赏。但是，他一样没有在告知患者坏消息后，给患者一个喘息机会，好让刚得知自己患了癌症的患者心情可以先沉淀一下。这方面有些可惜，他都已经考虑到要安抚患者情绪、不要让患者在他面前崩溃了，难道没有办法在他提到格利森分级之前，给患者留个喘息的机会吗？

想象一下，如果你是这位患者，刚才得知自己患了癌症，医生正在跟你解释"死的时候有前列腺肿瘤"与"死于前列腺癌"之间的差别，你觉得哪一个字的声音最大呢？

我敢打赌，一定是"死"这个字。

我在教导医学院学生和住院医师如何把坏消息告诉患者时，常常使用在《远端》（The Far Side）漫画出现过的两格漫画做例子，我管它叫"小黄综合征"。在漫画的第一格，狗主人生气地对他的狗小黄说："小黄！我真是受够了！不是告诉过你不准进车库吗？知不知道，小黄？出去！"漫画的第二格则把小黄得知的意思画了出来："小黄！叽里呱啦！叽里呱啦叽里呱啦！叽里呱啦，小黄？叽里呱啦！"

我想，很多人在刚知道自己得了癌症，即使是像局部性前列腺癌这样杀伤力不大的癌症时，大脑的反应一定和小黄一样。情绪受到这么大的刺激后，你听到的不会是"你的癌症是初期，我们可以治疗它，你的寿命不会因此缩短……"我想，你听到的应该会是"叽里呱啦，叽里呱啦，癌症，叽里呱啦，叽里呱啦，癌症……"

在听了许多癌症患者的故事后，我经常遇到这种小黄综合征，即使是足以作为现代赋权患者表率的患者也不例外。拥有博士学位的社会学家南西·安斯沃思－沃恩（Nancy Ainsworth-Vaughn）刚从医生那得知自己患了癌症的消息时，也像五雷轰顶一样惊慌失措。"我和外科医师进行了一段冗长会谈，我们讨论了接下来该怎么做，然后，我便开车回家，"她这么写道，"回到家后，我试着跟老公转述会谈内容，但是，我竟然什么也想不起来。我只知道我得了癌症。"

患了癌症的消息可以让人意识恍惚，即使是医疗从业人员也不例外。身为律师，同时也是生物伦理学家的卡尔·施奈德曾记录过一位资深紧急医疗救护人员被告知患了癌症后的反应："我像是被关在一个大泡泡里，我知道医生正在对我说话，但是我的大脑完全没办法处理那些信息，他讲的话听起来就像外语一样。"

在上一章里，我们知道医生讲的话有时确实像外国话，但是这里的状况有些不同，患者之所以听不懂医生的话，是因为情绪被坏消息打乱，即使医生用他们再熟悉不过的母语，即使当事人也是医疗从业人员，这些话对他们来说仍像外语一样。

惊慌、害怕、困惑，这些都是从医生那得知坏消息后的正常反应。患者这时候需要的，是让情绪缓和下来的时间，以及善解人意的安慰。我并不是指那种得花上好几个小时的心理疗程，而是花不了几分钟的情绪处理，像是简单的情感认同，例如"我知道这个消息一定让你很错愕"，然后停顿个五到十秒钟，或者"我知道你现在一定很害怕"之类的，都会对接下来要进行的谈话有很大的帮助。留一点时间让患者的心情平静一下，适时给句安慰的话。用字要谨慎，尽量避免诸如"死"一类的敏感字眼。你可以试试这么说："你现在的感受一定很糟，但是你的癌症可以治愈，我们可以治好它。"

接着，医生们请先闭上嘴巴，不要急着谈格利森。

另一方面，患者这边也可以想办法让医生减慢节奏。相信我，有些医生真的不知道你被吓坏了。我在明尼苏达州受训时，发现北方农民即使遇到非常糟糕的情况，依旧面不改色。别说要这些铁汉开口告诉我情绪，光是要他们皱个眉头，我可能等到训练结束都还等不到。帮自己，也帮医生个忙，请说出你的感受。有一份调查显示，情况较严重的癌症患者在述说感受时，多倾向于用间接方式表达。这种做法很容易让医生看不出来或忽略掉你的感受。当你必须面对重大医疗决定时，你有资格喊一下暂停。我想，大部分医生都愿意了解患者的感受。

只不过，这不表示每个医生都懂得处理患者的情绪需求。虽然说医生在这方面应该有丰富经验，但是不管是谁，在面对他人强烈的负面情绪时，势必会感到很不自在。事实上医生之所以这么急着往下进行与患者间的谈话，有时候就是想逃避患者的负面情绪。我在录音记录中发现，医生很不喜欢沉默。大部分医生都会留点时间给患者思考，但总是只有一刹那。医生问道："有没有什么问题？"往往会跟来一阵沉默，但不用两秒钟，医生便会受不了这样的沉默，很快便进入下一个讨论事项。面对这种状况，患者只有两个选择，一个是赶快克服当时的情绪，想出几个问题来，或者立刻告诉医生你需要一点时间，如果无法用语言表达，用手势表示也行。万一患者没在这个时候展现讨论中的主导权，医生就会进入下一个讨论，他们驾驶的火车已经全速离站，留下月台上不知所措的乘客。

究竟是什么原因，让医生对于疾病带来的情绪变化浑然不知呢？

当医生还是平民百姓时

年轻帅气的医生撕开酒精片包装，取出酒精片擦拭患者手肘上方，有一条静脉因为绑在手臂上的止血带而明显凸出。医生注射筒都还没拿出，我的太太葆拉已经吓坏了，眉头为即将来到的痛楚皱起，光是想象待会儿会见到血，就足以让她的胃部翻腾不已。医生将针头刺进皮肤，慢动作般缓缓抽出血液，躺在床上的葆拉把脸扭到一旁，哀求我好了的时候告诉她。

还好她不必等太久，导演很快便换了另一个场景。葆拉现在可以安全张开眼睛，继续看电视了。葆拉的反应让我发噱，不过是电视上的抽血画面，竟然可以让她这样神经紧张。她瞪着我，显然对我的笑声不以为然，但是没多久，她自己也忍不住笑了出来："我永远当不成医生的。"

医生经常听到这样的评论。游乐园里有个孩子受伤了，虽然只是皮肉伤，却流了不少血。这时，不管附近有位什么医生，大家一定会赶紧找他过来。面对这么多血，这个医生的冷静态度让大家赞叹不已。身为一名医生，每天都得面对生与死、打针、清理化脓的伤口，不论是伤心、害怕、惊恐，都交给我们来应付。这种处变不惊的态度为我们赢来一阵又一阵的赞叹。

高一上生物课时，老师给我们看一部女性生产影片。影片进行到一半，我们班上最优秀的学生之一，汤姆·施赖埃尔（Tom Schreier）要求离开教室，他跑到走廊上，脸色比明尼苏达州的冬天还白。就在那一天，他决定以后不当医生。

我也差点跑到走廊和汤姆做伴去，这么一来，今天的我就不会是医生了。告诉你一个秘密：我们也曾经和大家一样，惊慌、害怕、动不动就觉得恶心。但是，不断接触患者，或者说是患者的血液和肠子后，我们早已习惯疾病的模样与气味。医学院的训练可说是一连串的情绪免疫。

这种情绪免疫很重要。假如我们不去习惯血液和脓水，就无法顺利地执行工作。刚开始在医学院接受训练时，面对患者的伤口，我们的胃部也一样翻腾搅动。假设医生得为了每个死去的患者伤心欲绝，还有谁愿意当肿瘤科医师、老年病科医师或者加护病房医师呢？当第一次有患者在我们的照料下死去时，我们的心情跌到了谷底。往后执业的日子里，看到患者痛苦，甚至不治，一样打击着我们的心情，一样觉得难过，只不过平复的速度变快了。我们必须这么做，否则就无法做我们该做的事。这种情绪上的麻木并不是立刻发生，也不是我们刻意要它发生，这是种不知不觉中来到的情感麻木。

有时候，一点不适当的医学幽默会让麻木的速度加快。回想当年，我还在医学院就读时，有时得照顾一些让人十分心疼的痴呆症患者，他们张着嘴巴，眼神空洞。有一回，一位较资深的住院医师对这样的患者开了一个让我十分震惊的玩笑。那时他正要做夜班的签退交接，这是个很重要的仪式，他必须把今天晚上的患者状况交代给接班医师。那个晚上，我听到他跟来接班的医师表示，有一位O型痴呆症患者。他注意到一旁的我不明白这个他独创的术语，便跟我解释"O型患者就是看起来这样"，他学起那位可怜的女患者，把嘴巴张得大大的，"还有一种Q型患者，像这样"。这时，除了像刚才一样把嘴巴张开外，他还把舌头伸了出来。那位接班医师轻声笑了起来，不过惹他笑的不是这个"笑话"，这笑话对他来说显然是老掉牙了。惹他笑的，是又有一位初次见识到医生世界的无情，眉头因而深锁的菜鸟医生。我那天的心情着实为这件事受到打击，但是这并没有阻止我把这样的幽默传递给麻木程度没有我深的新手。

苦中作乐是人类自然反应之一。弗洛伊德曾在1927年讨论到这种机制，他认为我们遇到困难时，会以幽默来应付，好说服自己"这个创伤不过是要让人从中制造快乐的机缘"。比弗洛伊德更晚近的心理学家则认为，幽默可以让在压力下一起工作的人们更具有向心力。社会学家在研究医院里医师间关系时发现，这种幽默不但可以让医生们把自己和诸如患者、护士、医院职员等其他人员区别开，同时还有助于医生之间产生共同面对挑战的休戚与共的情感。不过，这种幽默固然有优点存在，但是当患者的情绪极度激动而医生无法感同身受时，很容易为医生与患者之间的沟通带来严重问题。这样的医生无法通过患者的眼光看这个世界……包括闭着眼睛的患者在内，这是我在医学院的第三年，在一间拥挤的手术室里学到的道理。

"无伤大雅"的检查？

1987 年，我在妇产科实习了一个月，这是医学院三年级必修的实习课程。有一天，我戴上手套，走进手术室，负责操刀的医生看到我走进来非常兴奋。"快点过来，"她喊我过去，"手术还没开始之前，让你检查一下她的骨盆腔，这可是个千载难逢的好机会，你可以好好感受一下骨盆腔的解剖构造。"

我环视了手术室，发现所有的人，包括麻醉科医师、护士、妇产科住院医师等，都虎视眈眈地看着我，想知道我什么时候会动手，好让他们赶快进行接下来的工作。我走到患者身旁，开始触摸她的腹部，然后将右手的两根手指头伸入阴道，一边用左手压着腹部，我找到了子宫和卵巢。如果在患者清醒时做这样的检查，腹部肌肉会紧缩而妨碍检查，但是这个患者被打了麻醉，所以我可以畅通无阻地探索，把整个子宫形状摸索出来。在这之后，我又做了几次类似的检查，才终于清楚掌握女性骨盆腔的解剖构造。

这是每个医学院学生必经的过程：利用患者的身体来做训练，直到技术纯熟。这是件重要的事，但还有一件重要程度不下于此，而我没有做到的事。在做这些练习前，我没有事先询问患者我可不可以使用她被麻醉的身体，当然，这位操刀的外科医师也没有事先取得患者的同意。

那么，我们怎么知道这位患者会不会容许我们这么做呢？我在她不知情的状况下，碰触了她最私密的身体部位。我替自己的辩解是，我对我的新工作非常积极，每一次的临床经验对我来说都是磨炼技术的好机会。除此之外，我也想在领导面前有出色表现，拿个好成绩。所以，那天在手术室里，我虽然面对道德上的两难，却想都没想就做了。内心生起的那股微弱的良心谴责早被扭曲的逻辑给压碎。至于那位执刀医师呢？我想，她是个热衷于医学教育的好人，如果她认为我可以检查患者的骨盆腔，那就一定没问题。最后，我说服自己，我是一名医疗专业人员，本来就该这么做，没什么好多想的。

在一项研究中，我问了一些妇女，如果医学院学生没有经过她们的同意，就对她们的骨盆腔进行检查，她们做何感想？大部分的女性都认为这太可怕了，她们会觉得被冒犯。但是，如果我的调查对象是医生，得到的则是极为不同的反应。有医生表示，能事先得到患者的同意固然很好，但是，他们认为这么做会徒增患者不必要的担心，根本行不通。还有一位医生告诉我：“不过是个无伤大雅的骨盆腔检查，何必征求患者的同意，制造不必要的紧张呢？”

20 世纪 90 年代中期，我和阿里·西尔弗·伊森斯塔特（我进行名牌研究时的合作对象）探讨了这个议题，并发现了一项令人困扰的事实。训练时间愈到晚期的医学院学生，愈觉得对患者进行敏感部位的身体检查时，不需要事先征求患者的同意。学生在经过妇产科训练后，对于对麻醉中女性进行骨盆腔检查的态度有了很大改变。大部分学生刚到时，直觉上认为这种做法有违道德，但是看到优秀的前辈都认同这样的事，而自己也半推半就照着做后，一切看起来好像就不那么严重了。心理学家大概会把这种行为归类为“认知失调”（cognitive dissonance）——人们因为想法出现矛盾而感到痛苦时，通常会有意识或无意识想办法消弭这种矛盾的想法。

医学训练过程让医生对很多事情的敏感度降低，他们逐渐失去对患者的同理心，忘了这些他们以为司空见惯的事也曾经非比寻常。

巴伦·莱纳在他所写的《乳腺癌的战争》(*The Breast Cancer Wars*) 一书中，对医生的麻木不仁举了一个非常极端的例子。1963年，一位外科医师和他的患者一起站在医学讲堂中间。这位医生几个星期前帮这名患者做了根治型乳房切除术，他来到这里是为了倡导这种治疗方式。这时，有一位学生举手问道："请问，患者对于失去乳房有什么感受？"医生回答，患者怎么想并不重要，再怎么说，"失去乳房对外观并没有多大影响"。那位乳腺癌患者则静静坐在一旁，没有任何人问到她的感受又是如何。

多么让人震惊的事，我很想说这个医生的行为真是不可原谅。但是，我提这则故事并不是要对这个医生进行道德审判，而是想让大家明白医疗训练如何让医生失去同理心。这个医生把焦点全放在治疗癌症理论上，也就是切除组织愈多，患者痊愈机会就愈大，他从没想到过，或许，患者会有不同想法。我敢说，他第一次拿起手术刀，把患者的皮肉切开时，情绪肯定也很激动。为了达到期待的治疗效果，第一次将患者健康的肌肉也切除时，想必他的内心也感到一阵不安。第一次完成根治型乳房切除术时，他恐怕也不忍心看那位妇人的胸部吧！但是，同样的手术执行过数十次后，他的感受不再像一开始那么深切。当医生解开这位患者的袍子，让她的胸膛暴露出来，他看到的只是一个手术后的样本，并认为她一点儿也不用觉得丢脸。但是，从患者的角度来看，这肯定是何等屈辱，只是，医生早已感受不到她的感觉。

下次你和医生讨论一件让你情绪上极度痛苦的事情时，不妨想想上面提到的这位医生。我敢打赌，你的医生一定比这位医生更具有同理心。虽然我提到很多现代医生无法体认患者情绪的例子，但是，我相信我们一定做得比 1963 年那个把患者当成小白鼠的医生好太多了。如果你是个医生，也请你以这位医生为借鉴提醒自己，尽管有时候我们的用意是好的，却很可能使我们的患者难堪。

尚未做好面对患者情绪的准备

斯科特·麦克勒（Scott Mackler）是我见过的最聪明的医生。他拥有精辟的分析能力、惊人的记忆力，以及对新知无限的吸收力，这些知识全被他放在大脑"硬盘"里建文件归类，让他可以随时全盘掌握信息。我想象他的大脑应该长这样：不同途径分别通往肺炎、心脏衰竭等数据库，这些路径相交的地方则是两个疾病的交互作用（例如心脏衰竭造成的肺炎），另外，还保留了一些空白区域，好随时补充新信息，例如："本周，《美国医学会杂志》（*JAMA*）的精彩内容应该归类在肺炎、抗生素以及随机试验底下。"

所以，当斯科特身上出现让他感到不祥的神经症状时，他的大脑立刻做了一次鉴别诊断（differential diagnosis），列出所有可能具有这些症状的疾病。他认为右手前臂的自发性挛缩是一种肌萎缩侧索硬化（amyotrophic lateral sclerosis），又称洛盖赫里格症（Lou Gehrig's disease）或俗称渐冻人的早期特征。那时他不过 40 岁出头，有两个精力充沛的青少年儿子。斯科特仔细搜索自己的大脑硬盘，希望可以得到不同的答案，总比这个令人闻之丧胆的疾病好。万一真得了这个病，他的身体会在几个月到几年的时间内失去每一分力气，最后只能坐着轮椅，依赖呼吸器过活。

斯科特看了一位神经科医师，希望这位医生可以给他一个不同于渐冻人的答案，结果却令人失望。不过，医生也没有提供任何确切的诊断，事实上，他甚至不愿意承认斯科特的症状与渐冻人一致。

斯科特对于医生这么缺乏沟通感到非常震惊，他不悦地要求医生给个详细说明。但是这位神经科医师不愿意，他认为现在推断尚嫌太早。现在做推断还嫌早？这位医生难道不知道斯科特早已开始做推断了？马都已经冲出栅栏了，斯科特现在只想知道它要往里跑去。他看医生是为了得到更多信息，希望医生可以给他鉴别诊断，进行一些该做的检验。事实上，以斯科特的医学背景来看，这些额外信息都是多余的，他真正需要的是情绪安抚，一个可以认同其处境的人。

我们说过，有很长一段时间，医生不轻易把诊断结果告诉患者，因为他们担心患者承受不起这样的打击。但是斯科特并非遇到这样的情况，医生只是告诉斯科特还需要多一点时间，等进行完各种检验后，才能得到确切诊断。正确地说，这位医生并没有说斯科特得的不是渐冻症，他只不过是什么都不说而已。为什么呢？是希望斯科特不要焦急吗？问题是，斯科特早已心急如焚，而这位神经科专家完全看不到斯科特的情感需求。

很多看诊过程其实都与情绪处理有关。很不幸地，医生往往忽略忧虑的患者倾泻而出的情绪。杜克大学（Duke University）医疗沟通专家詹姆斯·塔尔斯基（James Tulsky）和卡特·波拉克（Kath Pollak）做过几项突破性的研究，探讨了医生在面临可以表现同理心的机会时的反应。

何时是表现同理心的机会呢？塔尔斯基和波拉克对这个机会的定义非常保守，它指的是患者口头上向医生表达负面情绪的时候。这些研究以录音的方式进行，因此并没有将患者眉头深锁或一脸忧郁的神情这些从录音中无法得知的情形列入考虑。但是，叹气、哭泣，以及悲伤的语调等等，都被认为是医生可以表达同理心的机会。以下是一段录音中的对话，里面的人物有医生、癌症患者以及患者的朋友。

这位朋友对于患者的癌症复发感到十分惊讶。"怎么会发生这种事？你们（指患者与患者的丈夫）刚计划要生孩子，我们以为，医生也以为，大家都以为我们已经打败病魔，癌症已经被击退了，怎么又回来了呢？这太突然，太可怕了。"

"难怪我的背会无缘无故地痛起来。"患者说道。

"这消息真让人难以接受，"她的朋友接着说，"你的人生有这么多美好的事物，一切看起来如此顺利，这一次真的比第一次还让人难以接受。"

这时，医生终于加入了谈话："你有没有兄弟姊妹？"

从这里，我们可以非常清楚地发现，这位医生完全没有响应患者的情绪。这位患者和朋友多么希望可以得到医生在情绪上的认同与帮助，但是医生完全没有任何响应。

这种场景在医疗过程中非常普遍。调查结果显示，只有三分之一的医生对患者表现出来的负面情绪给予适时回应（"我知道你现在一定很害怕。"），另外三分之二的医生则对这种情绪表现得充耳不闻（"让我打个岔，我们来看看淋巴结的问题……"）。当患者强烈表达恐惧感时（"我好怕我的孩子会没有妈妈。"），医生显然没办法不注意患者的情绪，但医生还是想尽办法把这些情绪推到一旁："是呀，是很棘手，先别说那些了，你最近的胃口如何？"

医生怎能对患者受到的煎熬这样冷酷无情呢？有一部分原因来自我先前提到的，医疗训练过程造成的情感麻木不仁。或许，医生已经搞不懂患者为什么这样大惊小怪，所以干脆来个避而不谈。我对这样的反应再熟悉不过。有一次，我请一位研究经理帮忙调查大家对我领导的研究中心的评价。和员工面谈后，她向我回报，有好几个人对于我每次都大手一挥回绝掉他们的意见，然后立刻进行下一个议题感到不满。

好痛呀！得知自己像个混蛋并不是一件有趣的事。我停止为自己的举止辩护后发觉，我确实一直认为自己对于研究议题比大家都要清楚，再怎么说，他们当中哪个人进入这个领域的时间比得过我的十五年呢？因此，开会时，这些研究助理提出的往往是我曾经想到过甚至做过的想法，这时，我从没停下来肯定他们，而且真的就大手一挥，要大家再想点新的东西，也难怪他们会觉得被忽视、被不领情。

我知道自己有这个坏习惯后，开始特别留意这样的行为，好随时改正。后来，我甚至发现自己在给患者看病时也有类似的行为。在众多患者中，有很多人为了一些我认为并不需要特别担心的原因来就诊，我发现，这时候我会等不及要跳过这些平淡无奇的问题，期待听到一些不同寻常的事情。但重点不在于我觉得这些事值不值得担心，而在于我的患者现在正处于害怕的状态。一再面对那些"老生常谈"的健康问题，让我失去了同理心，忘了这些问题对我的患者来说既不老，也不常谈，错过了应该向患者表达同理心的时机。

不过，情感麻木并不是医生未能适时表达同理心的唯一原因。有时候，医师确实注意到患者的情绪，也感同身受，却不知道如何处理。我在20世纪80年代中期进入医学院就读，从来没有人教过我如何面对患者的情绪。因此，当患者告诉我身体有哪些不适后，我的反应往往也只有自己的心情随之一沉，一方面可能是我的情感有些麻木了，另一方面则是我其实无所适从，不知道应该怎么应付这种场面，因为从来没人教过我怎么安抚患者的情绪。

曾经有位患者告诉我上次拿的药根本无效，疼痛感不减。我听了不太开心，甚至有被冒犯的感觉，以至于我本来应该对他的感受表示认同（"我知道你一定感到挫折。"），或者表达自己的情绪（"我上次开的药没有帮上忙吗？真抱歉。"），但是我没有这么做，反而急着想从这种带情绪的内容转移到我比较熟悉的领域（"好的，让我看看上次的药物有没有影响到你的肾脏功能……"）。

在这拐弯抹角的过程中，助了我一臂之力的正是患者赋权带来的新医患模式。这种新的医患模式不是强调情感，而是冷冰冰的逻辑。首先是律师在法庭上为患者辩护，接着又与哲学家合作，说服了医学院让患者掌握自己的医疗决定权。没有人比律师和哲学家更重视逻辑。

在这种环境下接受训练的医师不免会过度强调信息的重要性：患者必须振作起来，尽量吸取医疗相关知识，才有能力和医生一起讨论医疗决定，而情绪上的问题就暂且别管了。

这和希波克拉底时代的医患关系完全背道而驰。当时的医生可说是把所有精力用在安抚患者的情绪上，因为除此之外，他们也没有其他东西可以给患者。随着科学革命开始，医生改把重点放在如何治疗患者，甚至无所不用其极地利用患者来增进自己的知识。这种新的医患关系模式下，医生与患者间的沟通增加，医生尽可能把信息传达给患者，虽然过程有些粗暴，有些词不达意，但是至少他们尽力了。不过，在处理患者情绪反应方面还有很大的努力空间。对患者善尽告知的责任反而成为医生的借口，这让他们在面对患者的负面情绪时，可以名正言顺地转移焦点。

事情的优先次序

患者赋权革命在逻辑与理性加持下蓬勃发展。首先，律师在法官与陪审团面前为患者争取自决权力，接着，又有伦理学家不断在医学杂志上歌功颂德，赞扬道德的重要性，硬是在已经满得不能再满的医学课程里塞进医学伦理教育。

只是，如果我们连患者的情绪都无法照顾，明白这些逻辑思考又有什么意义？生物伦理训练过程中，我学到不少有关道德的论点。我读到的文章也不断倡导让患者参与医疗决定是一种美德。但是，我从不记得有人告诉过我认同患者情绪的重要性，也没有人训练我理解患者的情绪，甚至发现自己的情绪。指导教授一再训练我如何看出心电图里蛛丝马迹般的异状，如何从患者的尿液和血液电解质来分析酸碱失衡，但是，没有教授教过我，当患者说他很害怕时，我应该怎么做。

那些为患者争取自决权的人也同样没受过这类教育，没有意识到情绪处理的重要性。我读过几本关于患者赋权的热门书籍，都是极具启发性的大部头，内容教导一般大众如何掌控自己的医疗问题、取得疾病相关信息，并且抵制拒绝患者参与医疗决定的医生等等，但是鲜少有人提及情绪处理问题。

如果你极力争取患者赋权，甚至更进一步，你极力争取我在这本书中谈的医患合作模式，别忘了我们讨论过，医生与患者都不够重视情绪处理。当双方不了解对方的情绪时，要达到有效沟通是很困难的。

第五章

错估想象中的事

　　自从十年前被诊断出患有溃疡性结肠炎（ulcerative colitis）后，爱德华·霍林斯沃思（Edward Hollingsworth）已经不记得上次一觉到天明是什么时候了，每晚他都会被突如其来的大肠蠕动吵醒，让他不得不跑厕所。多年下来，他现在就算闭着眼睛也可以从床上一路飞奔到厕所。白天也没有好过多少，那种疼痛的感觉就像被放在口袋里的小刀刺到一样。

　　专家还不清楚造成溃疡性结肠炎的原因究竟是抗体本身反应过度，还是由某种细菌所引起的。大肠里有大量细菌，迫使免疫系统每天做成千上万个判断，决定哪些抗原必须攻击，哪些则可以放过。姑且不论原因，结果就摆在眼前，霍林斯沃思的免疫系统把自己的大肠内膜当成了入侵的敌人。他的主要症状包括血便性腹泻、严重腹痛，以及医生说的里急后重（tenesmus）——感觉急需大便，却解不出来的现象。他已经借吃药降低免疫反应，也使用栓剂减缓发炎反应。这些药物确实让他不至于出现必须紧急住院的状况，但是不需要住院和做一个健康的人还是有差别的。

　　所以，当他来我的诊所做年度健康检查时，我决定和他谈谈要不要换个方式来控制病情。但是，他应该很不愿意听到我所提的治疗方式。我告诉他："如果你想彻底和结肠炎说再见，或许应该考虑一下我们之前提到过的手术。"

溃疡性结肠炎是个梦魇般的疾病，不过可怕归可怕，至少影响范围不会超出患者的结肠。如果患者愿意以手术的方式切除结肠，让免疫系统没有黏膜细胞可以攻击，也就不会再受这个疾病所困扰，从此，便可以告别类固醇、5- 氨基水杨酸（mesalamine）等具有副作用的药物。但是，没有结肠也表示霍林斯沃思得花一段时间适应结肠造口术，他的大肠会比原来短上 5—6 英尺，无法像以前一样在肚子里蜿蜒来到肛门，因此，必须在腹部造一个口，让肠道排泄物进入相连的肠造口袋。没错，他的腰部上方会有一个洞，让他可以把粪便排出来。

他无法接受。"我不要！我才不要过那么悲惨的生活。"

"你现在不也很悲惨吗？"我这么反问他。他用力摇着头，跟我说他现在的生活并没有那么糟，他绝对不会想在身上搞个那个东西……他宁愿试着和溃疡性结肠炎和平共处。

他这么决定对吗？结肠造口真的会比溃疡性结肠炎带来更多痛苦吗？我们在前面两章谈到自从患者赋权运动以来，医生与患者之间的沟通问题。现代医生都明白患者有权参与医疗决定，也尽其可能把医疗事实向患者解释，但是双方并不知道这些解释是否到位，也不知道这些解释到底让患者更安心，或者反而更紧张。

但是，就算患者已经清楚自己的选项，到头来还是可能做出事后会后悔的选择。学过行为经济学和决定心理学的人便知道，有一些无形力量能左右医生和患者的决定，我将在接下来几章中解释这一点。首先要提的，就是影响霍林斯沃思做决定的这股力量——无法正确判断不熟悉的情况所带来的长期情绪反应。之后，我也会告诉大家如何克服这些问题，以便做出最有利的决定。

决策树

我们在前面提过，患者赋权运动背后的最大推手，是法律和哲学这两项看重逻辑的专业，两者都对医生有一定的影响力。生物伦理学家以过去两千年来的哲学思考为鉴，提倡患者自决的重要性。我想，每个在念书时学过康德哲学的医生都会对医学院里的生物伦理学家心存敬畏。但是相较之下，律师的影响力则更大，毕竟当初说服法院，指出医生有责任告知患者所有医疗选项的便是律师。也就是说，无法认同这个新规范的医生会丢掉饭碗。

但是，并不是所有医生都心服口服。很多医生认为生物伦理学家这一套有点太抽象、太哲学、太不食人间烟火。至于律师讲的⋯⋯算了，医生再怎么样也不能违背白纸黑字的规定，但是做起来并不愉快就是了。医生如果没有善尽告知义务，最无法苟同的医疗事故律师可以把他告进法院。因此，我们必须找个更具说服力的方式，一种更具临床与科学基础的方式，来让医生认同这种新规范的价值。

于是，决策分析这门学问应运而生。决策分析是一门经济学与数学交会而成的学科。决策分析专家可以把一堆复杂选择套入他们称为决策树的统计模式进行分析，当最有利的选择不显而易见时，决策树可以协助决策者做出最好决定。

我举一个简单的例子：你应该拿着现有的 10 美元奖金就走人，还是冒险丢铜板来争取 25 美元呢？如果是人头，你可以得到 25 美元，如果是数字，连现有的 10 美元也会没了。用这些选项画出来的决策树如下：

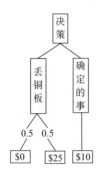

这么简单的决策，其实谈不上什么决策分析，但是，可以借助这个例子来看看决策分析的功效。上头的决策树里有两个选项，可以分别简单计算期望值。我们知道若拿 10 美元走人，我们有 100% 的概率可以得到钱，其期望值计算方式如下（完全确定时概率是 1，完全没有机会时概率是 0）：

$$1 \times \$10.00 = \$10.00$$

如果选择稍微复杂一点，会有两种可能结果，每一种结果的发生概率都是五成（0.5），所以丢铜板这边的期望值可以这样计算：

$$(0.5 \times \$25.00) + (0.5 \times \$0.00) = \$12.50$$

当然，这不代表选择丢铜板的人都可以得到 12.5 美元，这边的期望值指的是平均后的结果，这些人要么拿到 25 美元，要么空手回家。当你进行同样决策的累积次数愈多，结果就会愈接近平均结果的期望值。如果一种治疗方式可以让患者有十年的平均存活率，但是另一项治疗方式的平均存活率可能有十二年半，这些信息就会成为决定标准治疗方式时的重要参考。

现在，让我们举复杂一点的例子。有一项治疗选项牵扯到风险比较高的心脏手术，这项手术有可能治愈患者，但也可能没有效果，手术有些风险，还有非常低的死亡概率。另外，手术后状况有改善的患者，未来还是可能发生其他心脏问题，也有患者出现其他并发症。我们必须把这些概率不同的结果一层层加上去。有些结果很早可以看出来，像是手术并发症，有些结果则要晚一点才会出现，每一个结果都是决策树出现分支的地方。决策分析师会把这些结果画成树形图，同时也把发生时间点考虑进去，让患者对自己的选择更清楚。

　　　　　　　　　　生命的关键决定

每一种治疗方式都有专属决策分析图，例如患者选择不动手术，改用放置支架把狭窄的心脏血管撑开。这时候，决策分析师就会把采取支架放置术可能带来的所有后果绘制成决策树。丢铜板事件的决策树只有三个分支，但是，一个情况复杂的决策树可能会有几十个分支。我们经常可以在医学杂志上见到动辄好几页的决策树，上面以小字写得密密麻麻的，十分科学，令人赞叹不已。这种严谨的逻辑推论让爱挑毛病的医生也不得不甘拜下风。

　　我讲这些和医患关系新模式有什么关联呢？首先，回到丢铜板的例子，你会选择稳赚不赔的 10 美元，还是概率只有 50% 的 25 美元？

　　如果你是非常理性的人，有多次面临这个选择的机会，你可能会选择丢铜板，因为其期望值比较高。但是，如果你只有一次机会，该怎么选择可能就不是那么明确了。假设你打算今晚用这笔钱自己去看一场电影，没有这笔钱计划就泡汤了，那么比较明智的决定当然是拿了这 10 美元就好。如果你计划要请一个朋友一起去看电影，而没有这 25 美元就办不到，那么，稳赚那 10 美元对你就没有太大吸引力，这时不如赌上一把。

　　所以说，正确的选择其实取决于每个结果对你而言的意义，就像这里的 10 美元与 25 美元对不同人可能代表不同的意义。决策分析师称这种个人对特定结果的价值认定为效力（utility），这是一个从经济学借来的术语。如果你很在乎 25 美元，你就会选择丢铜板，相反地，如果你不是那么在乎这 25 美元，你就不会冒什么都拿不到的风险。

　　决策分析师可以将这些个人的偏好或效力量化，来协助决策者做出正确的决定。好，现在我们可以回到医患关系的议题了。就像 10 美元和 25 美元的选择一样，每个人对医疗结果都有不同的偏好。

假设有一个前列腺癌患者正在考虑要选择什么治疗方式，这时，决策分析师可以帮他画一棵决策分析树，树上的每一个分支末端都是一种可能出现的医疗结果，例如"手术伤口发炎"，或者"严重小便失禁"，写在分支上方的数字，是该医疗结果的发生概率，而这通常是从医学杂志得来的数据。写在分支下方的数字，则是每一个结果对这位患者的效力。如果是一位非常介意小便失禁的患者，他在小便失禁这项结果的效力就会比较低，迫使决策树往积极监控的方向进行。很显然地，避免后遗症是这位患者的主要考虑。如果患者无法接受和肿瘤和平相处，该问题的效力就会比较低，这时，决策树会往积极治疗的方向发展。

最后，这些决策分析师会以精湛的数学模型证明患者个人偏好的重要性。所谓"正确"选择，不只是医学上的数字（各种情况的发生概率），还要符合患者个人的价值观才行。很多医生，特别是那些崇尚实证科学的医生，认为这个说法非常具有说服力。热衷于研究、凡事以数据为依据的学者型医生，也觉得决策树比起哲学理论更让人信服。

但是，像我这样接受过行为经济学训练的医生并不认为决策树有特别令人惊艳之处。以逻辑观点来看，决策分析可以提供患者做决定时的一些依据，但是，如果患者的个人偏好，也就是决策树上的效力有瑕疵呢？讲白一点，如果患者对医疗结果并没有充分的了解，不明白诸如小便失禁、结肠造口到底是怎么回事，就无法正确判断自己的个人偏好。患者真的知道自己在做什么选择吗？他们对这些医疗结果的看法，真的可以用来作为医疗决定的根据吗？

不符事实的猜想

患者必须彻底认识各种医疗方式可能出现的后果，才能做出正确的医疗决定。举例来说，一个患局部性前列腺癌的患者必须猜测，自己究竟比较喜欢手术后可能出现的性功能障碍或小便失禁，还是不动手术但身上带着肿瘤坐立难安？一个小腿长期溃疡的患者必须猜测，截肢会不会比继续忍受这种折磨好过呢？他知道自己可以选择，但是截肢听起来真的很可怕，而且一旦那么做，就无法反悔。到底失去小腿是不是真的像他想象的那么糟糕呢？

大家经常对自己不了解的事有错误想象。让我们试试几个和医疗不相关的例子：有个人搬到加州南部，他知道那里生活消费高，但他认为只要拥有宜人气候，一切就值得了。没想到，这种好天气带给人的好感只是暂时的，不到两年，他就失去当初的感动。或者是，一位太太买了一张彩券，她认为只要能中大奖，就可以开心过一辈子。殊不知，中奖时的欣喜若狂没多久便烟消云散，她现在甚至必须面对这笔财富带来的困扰，"老朋友"纷纷来向她借钱，早早退休后不知道怎么过日子，同样是打高尔夫球，却比不上过去忙里偷闲打球更有乐趣。

我也在很多正在申请终身教职的朋友身上看到这种迷思，好像他们将来能否过得快乐完全掌握于评审委员会之手。几乎每一个我碰到的年轻教员都认为，他们要是没有拿到终身教职，这辈子就完蛋了，不只是被拒绝的滋味不好受，或者是接下来这几年找工作会比较辛苦，而且是这一生将从此万劫不复。事实上，这是大错特错的迷思。人其实很有韧性，申请终身教职不成功的教授通常还是会在其他学校找到工作，或许不是学术最顶尖的学校，但是依然可以有一番成就。

当代最优秀的两位社会心理学家丹·吉尔伯特（Dan Gilbert）和蒂姆·威尔逊（Tim Wilson）把这种低估自己情绪适应能力的行为称为"免疫性忽视"（immune neglect）。他们认为人其实拥有一种心理免疫机制，情绪低落时，这套免疫机制便会被启动。吃不到葡萄时，就安慰自己那些葡萄没准很酸；不支持的候选人当选了，就告诉自己或许他不是真的那么糟。

事情不如意时，我们会感到伤心难过，但是过一阵子就会学着振作起来。但在这些不如意的事没有发生以前，光是想象很容易让我们低估自己的心理适应能力。要球迷想象支持的球队在冠军赛被打败的情景，他们会认为自己应该有好长一段时间都开心不起来。但是，等到事情真的发生后，不用几个小时光景，他们的注意力就被分散到其他事情上去了。教员们在想象申请终身教职被拒绝的情形时也是一样，他们认为那将会是人生的奇耻大辱，不仅搬家是一件工程浩大的事情，在次一级的学校授课更让人难以忍受。他们忘了自己其实还是可以保有尊严，也忘了搬家可以令人很兴奋。

这种免疫性忽视的情形在医疗过程中相当常见，并且让霍林斯沃思认为做了结肠造口的生活肯定悲惨不已。我的研究调查中，做了结肠造口的人不管在心情上还是在对生活的满意度上都和一般人没有显著的差异。这样的例子不胜枚举，研究团队连续观测几个洗肾患者的情绪，他们的病情相当严重，年死亡率高达20%，但在观察记录中，他们在多数时候心情都挺好的。事实上，和同样年纪、种族、教育程度及性别的健康人士相比时，并没有发现两者间有差异。这些肾衰竭程度达到晚期的患者，每星期需接受十多个小时的洗肾，只要几根香蕉就足以让他们血液中钾离子浓度过高而毙命；

但是他们的心情显然没有受到影响。

并不是说人们遇到这些事可以无动于衷，或者像不倒翁一般屹立。再有韧性的人也可能被突如其来的灾难击倒，更别说抗压力较差的人。只不过人们经常低估自己的情绪适应能力，有时候这股力量甚至大到连自己都会被吓到。这种力量是有利的，可以让我们重新站起来。当大家错估了想象中的事，就可能因此而做出错误的决定。

俗语说，靠水晶球预言过日子的人，很快就会发现预言不但大多荒谬武断，而且往往与事实相反。

他们知道什么？

当霍林斯沃思拒绝做结肠造口时，我还没对接受结肠造口的患者做过生活质量评估。但是我大概知道，即使过程很辛苦，这些人也都走过来了。我敢说，如果霍林斯沃思愿意接受肠造口袋，他的生活质量一定会比现在好得多。所以，我并没有立刻接受他的选择，而是要他做点功课。

"你下次到肠胃科复诊是什么时候？"我问他。

"下个月。"他回答。

"试试看可不可以找几位做了结肠造口术的人谈谈，请护士帮你引见一下。问问他们的体会。"

几个月后，再见到霍林斯沃思时，我问他有没有按着我说的去做。他说有，那些人告诉他结肠造口术并没有想象中那么糟糕，比起溃疡性结肠炎好多了。但是，"我还是没办法下决定，他们说生活过得很好，这怎么可能？我才不相信呢"。

为什么人们如此难以理解情绪的适应力呢？

在我变老以前

2010 年秋天，我和一个朋友阿马利奥·采伦齐（Amalio Telenti）在阿尔卑斯山进行徒步旅行。当时我 48 岁，阿马利奥比我稍年长一点，那是两位中年医师的一次不服老的旅程。我们都认为当时的健康状况依旧在人生巅峰，体力也绝对不输那些年纪只有我们一半的年轻人。我们的老婆虽然都过了一朵花的年纪，但仍然让人艳羡"君子好逑"——至少我和这位朋友这么认为。一切都这么美好，让我们觉得自己正像站在世界顶端。只是，这个景况可以维持多久呢？

"恐怕不会太久吧！"阿马利奥说道，"再过十年，顶多二十年，我们不服老都不行了。这些美好的岁月，"他叹了口气，"终将成为过去。"

我的人生一直到那个时候，都还在令人振奋的爬坡期，但是曾几何时，我发现自己不再望着白雪皑皑的山头前进，而是开始走下坡路了。花白的头发、逐渐退化的关节，我真的变老了，再也骗不了自己了。

1965 年，英国摇滚乐团谁人（The Who）发表了一首名为《我的世代》（*My Generation*）的单曲。这首歌后来被《滚石杂志》（*Rolling Stone*）评为史上最伟大的摇滚歌曲第十一名，荣登英国金榜亚军。（但在美国竟然只有第七十四名，美国人到底懂不懂得欣赏啊？）罗杰·达尔屈（Roger Daltrey）以他口吃般的特殊唱腔唱着皮特·汤森（Pete Townshend）充满挑衅意味的歌词："我希望可以在变老前死去。"据说，汤森的座驾是一部灵车，这让当时的英国女王伊丽莎白一世觉得相当碍眼，于是下令把汤森的车拖走，汤森因而写这首歌来讥讽英国女王。看着这位染着一头蓝发的老女人，难怪一个20多岁的摇滚乐手可以轻言宁愿自己英年早逝；一个48岁攀爬阿尔卑斯山的医生也不得不感叹人生即将开始走下坡路。

但是，我知道事实并非如此，因为我有铁证如山的数据证明，随着年纪增加，人的快乐感与幸福感其实是有增无减的。数据明白显示，70岁的人要比30岁的人更快乐。

我在这里提到快乐感与老化有两个目的。第一，我想再次强调我刚才所说，对未知的错误假想。当年高喊我宁愿死掉也不要变老的汤森，在我写这本书之时已迈入人生第七十个年头。原来他对年老的假想是错误的。大部分年轻人也都犯了一样的毛病。我调查的30岁族群中，大家都认为随着年龄老化，快乐感也会逐渐降低，并不觉得年老后，还会有值得高兴的事情。但他们不懂，与老化随之而来的是情绪上的智慧，可以让老年人比年轻人更放得下不如意。

斯坦福大学做了一项试验，播放一系列影像来测试人的记忆力。结果发现，老年人记忆正面事件的能力与年轻人相差无几，但是记忆负面事件的能力却差了许多，感觉像是脑袋会自动筛选掉不愉快的经验一样。如果你怀疑这个结果，打开电视看个实境节目（最多十分钟就好！），看看20岁出头的年轻人如何处理生活上的失落、社交等问题，不过是芝麻大小的事，也会让这些年轻人花个几天还走不出来。老年人在这方面就有智慧多了。第一，他们不会把时间浪费在那些无谓的人身上；再者，他们对于各种轻慢或负面的事情都可以很快淡忘。

30岁时，因为不懂伴随年老而来的智慧，便认为七八十岁的人开心不起来，想到年老，就想到皱纹和假牙，大概很少有人会去想到我的偶像，健美先生杰克·拉兰内（Jack LaLanne）吧？他在90多岁的高龄，还可以用手指头撑着地板，做个几十下伏地挺身，并且夸耀说自己"几乎每一天——几乎每个星期一、每个星期二、每个星期三……都在享受性生活"。

这也是我想跟大家谈年老与快乐的第二个原因：老年人对于快乐与老化的了解，其实没有比年轻人高明到哪里去。我刚才提到，30岁的人以为到了70岁将没办法开心起来，让人讶异的是，70岁的人也这么认为。即使拥有与日增长的智慧，他们仍然认为年轻时的自己过得比现在开心。他们错想自己年轻时的光景，只记得灵活的关节、疯狂的恋爱，却忘了年轻时得面对的种种负面情绪，像是对前途、对家庭的不确定感，或者经济上的压力等等。

这种年纪愈大愈不值得开心的错误迷思，让老年人也开始缅怀起年轻时的快乐假象。所以，当你问一个人某个经验对他们的人生有什么影响时，千万别照单全收。这一点，在医疗决定上也很重要。患者在面临困难的医疗决定时，经常会向有相关经验的人请教，希望可以从中得到一些见解，就像我要霍林斯沃思到肠胃科去找人聊聊一样。那些患者会不会在不知情的状况下，给别人错误期许呢？先前提到的那些洗肾患者，我记录了他们一周以来的心情，发现他们的心情和健康人士并没有差别。但是，当我问如果他们的肾脏没有毛病，心情会有什么不同吗？他们说当然会更快乐，但是，那种假想的快乐程度，是健康人士也不能及的。

如果你问一个洗肾患者他的生活状况，他可能会说"我很快乐"或者"我过得还不错"。但是，当你深入一点，问他心情有没有受到肾脏问题影响时，得到的回答大概会是"我现在的生活还可以，但是如果没生这病，我一定可以过得更好"。

肾脏正常的人当然会比肾脏生病的人过得舒适，但是，这些患者的心情绝对不是无时无刻都受到肾脏生病影响。他们没有意识到，自己的心理免疫系统早已启动，好让心情不受到健康情形影响。肾脏失去功能糟糕透顶，但是能影响患者心情的程度有限。

如果连亲身经历过这些病痛的患者说的话，都不见得正确，那何以见得我给的信息比较可信呢？没错，医生的话并没有比较可靠。许多研究指出，医生不比亲身经历过病痛的患者更了解疾病为生活带来的影响。有学者对患乳腺癌的妇女做了生活质量调查，调查项目包括整体生活质量、社交生活等等。另外，他们也请这些患者的至亲回答相同问题，以避免患者有所保留。最后的统计结果发现，患者本身的回答和至亲所观察到的，并没有太大出入。

但是，医生在这方面显然更没有进入状况，几乎所有医生都低估患者的生活质量。可见，他们比患者还不懂情绪上的适应力。

我知道"生活质量"是一个抽象指标，每个人对生活质量的认定不一样。但是，不只对抽象的生活质量认知不同，医生和患者之间对一些具体问题，也存在迥异的看法。当研究人员问患前列腺癌的已婚男士在生活上受到的影响时，他们与配偶的看法大概一致。问到患者是不是还有"性"致时，夫妻两人的答案也相同。最后，两人对患者夜间盗汗频率的回答也差不多。

相反地，医生对患者生活质量的推测相去甚远。他们高估患者的性欲、食欲、夜间盗汗的频率，以及他们感受到的疼痛。另外，他们也低估患者与配偶的亲密度。只有在一件事上，医生与患者配偶的看法相同，但是与患者不同：医生和配偶都高估能不能勃起对患者的重要性。

这个故事要告诉我们的道理十分让人遗憾——假设你得做个重要医疗决定，例如该不该截肢，如果你想知道这个决定会带给你的生活什么影响，别指望医生可以告诉你答案。

那你应该问谁呢？我觉得最好的对象，还是那些有相似经验的患者。不过，你得问对问题。如果你的问题是"截肢对你的生活有什么影响？"，那就错了。因为患者很可能对截肢前的生活存有假想，因此高估截肢对现在生活产生的不便。比较好的做法，是问问他现在的状况，像是"你现在快乐吗？"，就是一个不错的起头。更好的方式是具体一点的问题："你爬楼梯时有问题吗？""晚上会不会因为幻肢疼痛（有些病人在截肢后会感到不存在的手或脚有疼痛的感觉，这种现象被称为幻肢疼痛）而睡不好？""义肢会带来任何不适吗？"大家通常对于当下的情况有比较正确的看法。尽量不要问到将现在和过去进行比较的问题，就可以避免一些不必要的误解。

最后，既然问了这些具体问题，就不要怀疑他们所给的答案。做了结肠造口的患者若说他们过得很好，几乎没有人注意到他们的肠造口袋时，这大概就是最中肯的答案。

大家做医疗决定时，无可厚非的会想象不熟悉的情况，特别是令人不安的情况，例如化疗引起掉发、手术引起小便失禁等等。因为总是想着负面结果，做决定时很自然会避开这些选择，导致最后下了错误决定。就因为对未知产生错误的假想，很可能让你做出对自己不利的选择。

第六章
不只是数字

我告诉患者豪尔赫·埃尔南德斯（Jorge Hernandez），这次开给他的药对血压和心脏都有好处。他点头一副非常认同的模样。但是他接着脸上表情一沉，充满担心地问我："有副作用吗？"我解释说几乎不会有任何问题，只有很少数人刚开始服用时会出现头晕，另外也有一些人会咳嗽，不过只要一停药这些症状就消失了。"那有什么严重的副作用吗？"我告诉他，几乎所有的药物都可能产生严重副作用。但是就这个药物来讲，产生副作用的概率实在是微乎其微。

"什么样的副作用呢？"他继续问道，"比如什么？"

我有一种要虚脱的感觉，相信很多临床医生也遇过这种情形。我已经尽我所能让这位患者了解各种治疗选项，也跟他说明一些常见的副作用，并且尽量不去提那些极为罕见的状况，以免吓到他。不过，我显然要破例了。我用非常冷静的语气告诉他："在非常少数的状况下，使用者可能会出现肾脏问题。"

"很严重吗？"

"大概就是在血液检查时出现轻微异常，可是停药后几乎都会恢复正常。"

"只是几乎？"

我们又继续聊了一会儿，但是结果已经很明显，他一定不愿意吃这种药。

我在上一章提到过，患者赋权运动因为有了决策分析这项利器相挺而更上一层楼。这个新领域使用了一种名叫决策树的方法，它以患者的个人偏好为中心，将各种医疗后果的发生概率和患者效果同时进行比较，以便让患者在面临难以抉择的医疗决定时可以做出最适当的选择。这些决策树展现出极具逻辑的决策过程，每一个步骤都很有条理。在其他条件都相同的状况下，发生概率小的医疗后果理当不如一个发生概率高的医疗后果更重要。

然而，这位患者却执着于几乎不会发生的事而不肯罢休。我在入行的早期曾在某个医疗机构担任人体试验委员会的委员。该委员会的成立目的是确保参与试验者明白所有和这项研究有关的风险与益处。因为有这样的委员会，威洛布鲁克州立学校那些无辜的智障孩童，就不会再被利用来进行肝炎病毒或癌细胞的实验。也因为有医疗试验委员会，医生必须把所有可能发生的风险，不管发生概率再怎么低的风险，都清楚告知参与试验者。我在人体试验委员会的经验告诉我，这些人体试验委员会的委员非常认真地执行这项新规范，他们严格要求，不管有多琐碎、发生的概率有多低，进行试验的医疗人员都必须详尽地告知参与研究者该研究的所有风险，唯有如此才允许患者参与研究。

但是不管是人体试验委员的经验，还是和埃尔南德斯这种患者的对话，都让我对这个新规范有了一些省思。我知道患者有被告知的权利，如此一来，他们才能评估自己是否愿意接受各项治疗所带来的风险。但是，我并不认为将所有的风险都告诉患者是帮助他们做出理性判断的明智之举。我不知道应该向患者透露多少信息，会不会在我提到一些发生概率极低的副作用之后，他们反而对原本应该是最有利的选择避之犹恐不及呢？

有一天，我又为了同样的事情感到头痛不已，于是，我决定用一个假设的情形做个实验。我以在医院餐厅享用午餐的、身体健康没问题的人为调查对象，请他们想象一下，如果他们被诊断出患了大肠癌，然后有两种可能治愈疾病的手术可供选择。

为了让你更了解这个实验，请你也做同样想象。这两种治疗方式如下：

第一种是没有并发症的手术，它的治愈率有80%。但是有20%的概率无法除去所有肿瘤，导致你最后因为这个癌症死去。

第二种是有并发症的手术，它的治愈率比第一种高，但是有可能出现几种罕见的并发症。和第一种手术一样，在没有任何并发症的情形下，它的治愈率可以达到80%，但是你会因为这个癌症死亡的概率只有16%。那么，剩下的4%呢？它们分别是第一个1%，你会被治愈，但是必须一辈子使用肠造口袋；第二个1%，你会被治愈，但是你会有长期腹泻的情况，平均每个星期有一个晚上得起床跑厕所；第三个1%，你会被治愈，但是手术伤口花了一年的时间才愈合；第四个1%，你会被治愈，但是肚子上的伤痕时不时就会疼一下。

我必须先澄清一下，这两种手术是我捏造出来的，实际上并不存在。我只是利用它们来评估大家做选择的方式，特别是看看后面提及那一连串发生概率很低的并发症会不会把患者吓跑，让他们因此放弃其实比较有利的选择。这些并发症听起来虽然有点可怕，但是严重程度绝对比不上死亡。所以，患者实际面对的其实是"并发症与死亡之间的选择"。

当我要求这些人在结肠造口或其他并发症和死亡之间做选择时，几乎所有的人都选了并发症，因为这些并发症再怎么糟，也好过一命呜呼。

这么说，大家选择手术治疗方式时，应该都会为了多出来的那4%存活率，选择可能产生并发症的第二种手术方式。没想到，结果并非如此，大部分的人竟然都选了不会有并发症的第一种手术方式。我们之间的对话大概是这样的：

"做结肠造口或死于大肠癌，你会选择哪一个？"

"做结肠造口。"

"腹泻或死于大肠癌呢？"

"腹泻。"

"伤口感染或死于大肠癌呢？"

"伤口感染。"

没有人选择死亡，因为"这些情况都好过死亡"。

"好的，那么第一种手术和第二种手术，你选择哪一个呢？"

"第一种，没有并发症的那一种。"

这样的反应让我很纳闷，我问道："为什么？你刚刚不是说那些并发症再怎么样也好过因为大肠癌死亡吗？"

"是呀，但是不知道为什么，我就是没办法选第二种手术，总觉得怪怪的。"

这个简单的实验清楚点出这种新世代医疗模式下的隐忧。很多医生都有过这样的经验，就算把做医疗决定时应该要知道的事项都告诉患者，患者还是有可能做出不合理的决定。例如患者已经说过宁愿做结肠造口也不愿意因大肠癌而死去，最后竟然矛盾地选择不会出现结肠造口，但死亡率较高的治疗方式。这中间显然有某种不理性的冲动，让患者放弃了对自己最有利的选择。

大部分的医生都知道，医疗决定并不是单纯的医疗事件。我们已经从律师、伦理学家、决策分析师那得知，医疗决定的正确与否与患者的个人价值观有很大的关系。虽然不是每个医生都具备良好的沟通能力，但是我们也知道，光是良好的沟通能力并不足以让患者做出最好的决定。以这个大肠癌实验为例，患者其实很清楚我所提供的信息，他们自己也说了：结肠造口好过死亡，腹泻好过死亡，伤口感染好过死亡。然而，他们却无法选择最好的决定。

正确做决定不只是了解事实的问题，了解了也不见得可以引导人们做出正确的决定。有时，做决定凭的是感觉，而不是思考。当患者听到与风险有关的信息，比如副作用发生的概率时，真正影响他们的不是这些副作用的严重性，而是心理上的感受。

数字无理

当患者对医疗风险出现令人不解的反应时，专家几乎都会认为，患者对这些风险的了解不够，于是做出了不合理的决定。

确实有很多理由，让医生对患者是否真的了解这些"统计资料"抱有怀疑态度，只要看看前面几章所提到的沟通误会就不难得知，患者对医生的解释常常听了却没有懂。以下面这段录音内容为例，对话中血液专科医师正在跟患者解释白血病治疗的优缺点，他希望患者可以考虑接受化疗：

"如果我们看的是慢性期的完全细胞基因反应率，效果大概有80%，如果是增生期，效果大概是15%。所以说，这种药对进程中的病情效果并不好。如果我们来看基克利的化疗试验结果（IRIS），反应最好的状况，也就是那些出现完全细胞基因反应率的患者，他们在接下来四年，也就是四十八个月左右的时间内，病情加重的概率大概是 8%。"

"听起来还不错。"这位患者回答。

"嗯，现在我们来看费城染色体呈阳性但属于慢性的患者。这些患者中有一半会变成增生型或者急性芽球。如果我们看到的是有完全细胞基因反应率，也就是那些在试验期第六个月出现完全系基因缓解的患者，就和你一样，概率可能低于 5%，所以……"

"四年吗？"

"是的，"医生回答他，"看一下这边的曲线图。很明显地，我们可以看到稳定减缓的情形。变成增生型的概率大概是每年 2%—4%。"

"可以请您再说一次吗？"患者忍不住插话道，"我听不太懂。"

这位患者当然听不懂医生在说什么。在这段不到两分钟的谈话里，不知道出现了多少数字，一下子是 80%、15%，既是四年，又是四十八个月的，任谁听了都会头昏脑涨。而这段对话的实际长度其实超过一个钟头，在接下来的谈话中，患者还会被告知，就算他进入完全缓解期，接下来的四年，他的癌症还是有 5% 的机会会变成增生型，另外，有 4% 的机会（医生并没有清楚提到多久时间内）会出现染色体上的改变。如果有复发情形，他可以考虑做骨髓移植（这个议题又引出了另一段五到十分钟的对话，内容讨论了骨髓移植的存活率，以及宿主对移植物产生排斥的概率："发生概率大概在 40%—50%，如果是没有血缘关系的捐赠者，概率会提高到 70% 左右"），之后出现慢性复发的概率大概是 5%—8%，但是，这得看……够了吧，我有必要继续讲下去吗？

医生是一群对数字很精明的人，自然会把事情数字化。因此，和患者谈话时经常不知不觉搬出一堆数字，而且会把比例（例如3%）和发生概率（每一百个就有三个）互换着说。3% 不也就是一百个中有三个吗？是的，但是很多患者就是这样被搞混的。当记者请纽约扬基队的传奇捕手约吉·贝拉（Yogi Berra）解释棒球的错综复杂时，他回了一句让人满头雾水的名言："棒球有 90% 是心理战，另外一半靠技术。"

很多民众其实无法理解这些基本数学运算。美国达特茅茨学院（Dartmounth）里两位研究风险沟通的医生史蒂文·沃洛辛（Steven Woloshin）和莉萨·施瓦茨（Lisa Schwartz）做过一项调查，他们问一般民众："如果你拿一个硬币丢一千次，大概会出现几次人头呢？"结果有三分之一的人回答错误。掌握决定权的患者做出对自己不利或者让自己后悔的选择，很可能是因为他们实在搞不懂数学。

但是我们不能因此不用数学，况且，患者做抉择时遇到的数学挑战也不仅仅是百分比与频率间的转换。以我稍早提到的大肠癌的例子来看，大部分人都想避开并发症，宁愿选择病死。我对这个现象做了进一步调查，发现不管是数学好或不好的人，都做了同样选择。我再把同样的问题拿去问美国各地的医生，发现也有差不多一半的医生选择了没有并发症的第一种手术治疗。

请相信我，这些医生对这多出来的 4% 存活率绝对有充分的了解，他们也一定知道死去与做结肠造口的差别，我实在无法相信他们竟然宁愿死去，也不愿意忍受腹泻或暂时的伤口感染。所以说，理解与选择之间是有一定落差的，就算是非常有数学头脑的人，做决定时还是无法避免受到数字感受的干扰。

刚才那位血液学专科医师确实犯了我们在第三章提到的错误——排山倒海而来的专业术语让人招架不住。但是除此之外，他还忽略了数字带给人的感受。

俄亥俄州立大学的心理学家艾伦·彼得斯（Ellen Peters）做过一个试验，她在两个罐子里装入彩色软糖，其中一个罐子标示 9%

的彩色软糖是红色（里面放了一百颗彩色软糖，其中有九颗是红色），另一个罐子上标示 10% 的彩色软糖是红色的（里面放了十颗彩色软糖，其中有一颗是红色）。接着，她请参与试验者从罐子里摸出一颗彩色软糖，只要摸出的彩色软糖是红色，就有奖金。这个问题的答案十分直截了当，10% 的概率显然高过 9%，但是很多人却僵持在罐子上写的一颗与九颗上。大家都知道应该选择标有 10% 的那个罐子，但是九颗听起来就是感觉比一颗多。

当然，数学能力愈差的人愈容易选择标有 9% 那个罐子，但是他们的选择并不单纯是理解问题，还牵扯到情绪问题，就算他们知道正确的答案，却依然对自己没有信心，导致对那个红色糖果比较多的罐子更加难以抗拒。医生只要不断丢出数字就足以让患者的心情变糟，失去做决定时该有的判断力。

预防乳腺癌的药丸

朱丽叶·埃文斯（Juliette Evans）一直对母亲在 72 岁患乳腺癌这件事耿耿于怀。她正坐在计算机前回答一连串与医疗记录有关的问题，像是她几岁生下第一胎、初经什么时候来临等等。这些问题是我和同事一起设计的，我们希望可以借此估算她在接下来五年内患乳腺癌的概率。根据她的回答，我们推测她在五年内患乳腺癌的概率大概是 3%。

做这个风险评估的目的，是要帮助和埃文斯有类似情况的妇女决定，要不要服用药物来降低患乳腺癌的机会。我们做了一份决策辅助工具来比较两种乳腺癌预防药物的优缺点。这两种药物分别是雷洛昔芬（raloxifene）和他莫昔芬（tamoxifen），两者都被证实在未来五年内患乳腺癌概率较高的妇女身上，可以达到预防乳腺癌的效果。（我会在这本书的第三部分更详细地介绍这类决策辅助工具，现在你只要先把它当成是一种设计周详的医学教育小册子。）

很多读者可能会认为3%的概率并不算"高"，正在读这本书的你，特别是和埃文斯一样年轻的读者，在接下来五年内患任何重大疾病的概率都不会高过3%。才56岁的埃文斯可不想在这个年纪就受到重大疾病威胁，但她又该拿这3%的概率如何是好呢？

她可以每年做乳房X光摄影，只不过乳房X光摄影只能提早发现病灶，在肿瘤威胁到生命之前先将它处理掉，并不能预防乳腺癌的发生。她也可以每个月自我检查，但是乳房自我检查的效果仍有待证实。她还可以注意饮食、多运动，但是这些效果也都有限。如果真的想降低患乳腺癌的概率，埃文斯有两个选择，一个是采取激烈的手段，做预防性乳房切除术，或者服用预防乳腺癌的药物。

雷洛昔芬和他莫昔芬可以为埃文斯带来什么好处呢？它们可以让她在接下来五年内患乳腺癌的概率减半。当然，事情不会这么简单，这两种药物都有副作用。埃文斯会出现一些更年期的症状，像是潮热、情绪多变、性欲降低等，发生严重血栓的机会是1%，这种情形可能会导致心脏病或中风。另外，虽然发生概率不大，但也不容忽略发生子宫内膜癌的概率有千分之二。医生会对这些可能的副作用进行监控。在子宫内膜癌这方面，几乎所有子宫内膜癌都可以在失去控制前被治愈，不过，能不遇上还是最好的。

我们的决策辅助工具清楚地把这些事项都列出来，不但没有看不懂的医学名词，还请了语言专家检查过，确定用词简洁、所有词意都是初一学生可以明白的程度，编排也不过于拥挤。没有时间压力，埃文斯可以把它带回家慢慢读，有必要时可以和另一半或者医生讨论。

我们的辅助工具奏效了吗？或者是过于强调药物的益处与风

险，却忽略了埃文斯的感受呢？

和谁比呢？

十多位女性围着会议室桌子坐了下来，仔细阅读我们提供的决策辅助工具的草稿。当中的主持人请她们发表意见。

"请问这些风险数字如何得来的？"有人问道。

主持人解释，那些数字是根据每个人的医疗记录和家族病史决定的，这也就是为什么有些人的辅助小册子上写的风险数字是3%，有些人则是2%或4%。

"这种方式很好，"这位女士回答，"但是，你应该给我们一般女性的平均风险值，让我们作为参考，才有意义吧！"其他人纷纷附和。"对呀，3%跟平均风险值比起来，算是高还是低呢？"

主持人点着头，无法给她们答案。她的职责只是观察参与者对这份辅助工具的反应，然后回报。

在这里我们见到一个非常普遍的现象。参与的女性不满于只得知自己患癌症的概率，在乎的也不只是雷洛昔芬和他莫昔芬是否可以降低患癌症的概率，她们还想知道自己患癌症的概率和别人相比较如何。

这听起来像是非常合理的要求，我们只要在辅助小册上做点修正就可以了，但是却让我犹豫不决。我应该让这种风险比较数据影响患者的决定吗？如果一位女性在五年内患乳腺癌的概率有3%，那么她应该考虑的，是要不要承受这些药物可能带来的副作用，好让自己患癌症的概率降低一半。如果她患癌症的概率是3%，但是一般人患癌症的概率是4%或者2%，那又如何呢？其他人患癌症的概率并不会改变这项治疗可能带来的好处或坏处。

我决定，在我还没有完成更进一步试验前，先不把这项信息放在辅助手册上。基于道德考虑，我没有利用这些正在考虑是否要服药的女性进行下一阶段的试验，而是改以所谓"便利抽样"（convenience sample，也称任意抽样）进行试验。我将参与调查的女性分成两组，并请她们想象自己在五年内患乳腺癌的概率是 6%。接着，我告诉其中一组参与者，一般人在五年内患乳腺癌的平均概率是 3%，也就是说，她们患乳腺癌的概率是一般人的两倍。对另一组参与者，我则告诉她们一般人在五年内患乳腺癌的平均概率是 12%，也就是说她们患乳腺癌的概率只有一般人的一半。最后，我问她们，如果有一种药物可以把她们患乳腺癌的概率降到 3%，但是可能出现类似更年期症状的副作用时，她们愿意接受吗？

果然，这些参与者的回答与她们患乳腺癌的概率高于或者低于平均值有很大关系。被分配到患乳腺癌概率高于一般人的参与者，对于服用雷洛昔芬和他莫昔芬的兴趣明显比较高，也更相信这些药物的效果。同样都是 6%，但是当这个数据高于平均值时，会比较让人担心，觉得非采取行动不可。相反地，当这个数据低于平均值时，大家就不怎么在意，不那么积极了。

进行风险比较会影响人的思维，改变风险带给人的感受。我们可以从这个试验明显看出来，同样的数字可能会因为情绪上的差异，带给人不同的感受。

也就是说，医学教育工作者原本的用意是好的，却在不知情的状况下让一群原本对于患乳腺癌有忧患意识的女性转而变得漠然。他们想帮助这些女性了解自己所处的危机和乳房 X 光摄影的好处，就像所有患者赋权运动的拥护者一样，他们认为这些信息有助于患者做出最正确的选择。他们可能会询问这些女性一些问题，像是你知不知道自己这辈子患乳腺癌的概率是多少？很多人都以为是

30%、40%，甚至有人认为可以达到50%。这时，医疗教育人员会告诉他们，错了，正确的答案是13%，大家都高估了。

接着，医疗教育人员开始跟大家分析各种数据，他们很可能还随身带了一些记载各种信息的小册子，可以就每个人的医疗记录和家族病史等，详尽分析每一位女性患乳腺癌的概率。很好，现在大家都知道自己患乳腺癌的概率，听起来就像是既定事实一样，只不过大家也不再做乳房X光摄影了。

想象一下，你原本以为自己这辈子患乳腺癌的概率是40%，但是经过医疗教育人员解释后发现，原来只有13%。这可不是让人觉得放心多了吗？

有人会说这样的做法对这些女性不公平，它误导了女性对自己健康风险的了解。可是也有人说，这样的做法很好，可以让女性思考要不要为了那13%的概率，接受让人痛不欲生的乳房X光摄影。我不想妄自下结论，于是又做了一个实验。我请一群女性猜测这辈子患乳腺癌的概率，得到的答案是平均40%。然后，就像上面的医疗教育课程一样，当我告诉她们正确答案其实是13%时，大家都松了一口气。

但是我的实验并没有就此打住。我找了另一群参与者，这次我没让她们事先猜测自己患乳腺癌的概率，而是直接公布答案，开门见山就告诉她们，一般女性患乳腺癌的概率大约是13%。这时，没有人因为这个数字而宽心，大家都对此忧心不已。实验结束时，两组人都得知一般人患乳腺癌的概率是13%，但是她们的反应却有天壤之别，造成这个差异的唯一原因，只在于是否事先猜测自己患乳腺癌的概率。

患者面对难以抉择的医疗问题时，确实需要清楚自己有哪些选择。做决定最好的依据理应是患者对相关信息的了解，但是得知这些信息的方式却大大影响了患者的感受。6%、一百人中有六人、一千人中有六十人，给人的感觉不一样，当你猜测的风险与实际风险有落差时，感觉也会不一样。

这种强调患者自主权与自决权的新医患模式里，恐怕还得再加入决策心理学的成分才行。患者有权知道自己的医疗信息，但是这些信息应该怎么给，又是另一门学问了。我们也可以告诉患者他们的风险概率是十万人中有六千人，这个数字听起来是不是挺吓人呢？但怎样的数字表达方式才是中立的呢？

看清真相

医疗选择与我们在一般生活中遇到的选择很不一样。我每年都会到百货公司添购衣服两次，用不了多少时间，我便可以挑到符合我的颜色、材质以及价钱要求的衬衫。偶尔，我也会买到那种穿几次就坏了的衣服，但是我一点也不讶异，因为我挑的几乎都是大甩卖的商品。反正，万一缩水不能穿，就给我儿子捡。几年下来，我对买衬衫已经很有经验，很少买到不合适的衣服，就算偶尔买错，也不是什么严重的事。

上百货公司挑衣服和做医疗决定显然不同，买衣服的赌注小，不太牵扯到情绪，也没有过于复杂的数字需要理解，更是人生习以为常的经验，就算做错决定，后果也是短暂的，再说，补救方法多得很。但是，要在保留溃烂不治的脚与截肢之间进行选择，或者刚得知自己患癌症后，必须立刻选择开刀治疗或放疗，就不是这么容易了。

不过，在某些情况下，医疗决定好像也并非那么不同寻常。我是深受修车师傅同情的人，每次他提到我那部十多年的本田雅阁又有毛病时，我就像是一位在和医生对话的患者。因为我不懂车，所以只好寻求修车师傅的建议。医疗决定也有点像购房贷款，让人摸不着头绪的统计数字多得是，例如现在的浮动利率是4%，接下来的三年内有50%的可能性会上升2%以上，到时候，我得缴的房贷就会变成……

面对这些情形复杂而且其中利弊关系让人混淆不清的决定时，大家自然而然会把焦点放在最重要的信息上。然而，什么才是最重要的信息呢？假设你为了做近视激光治疗，上网搜索眼科医师的数据，最后锁定两位候选人。

其中一位医生是哈佛医学院毕业，他使用去年才购入的新一代准分子激光。他在网站上声称他已用这个方法进行八十多次手术，结果非常好。

另一位是艾奥瓦大学毕业的医生，他使用的也是同一种激光，并且有三百多次成功的经验。

这时候你会选哪一位医生呢？当我和我的同事布莱恩·齐克蒙德－费舍尔（Brian Zikmund-Fisher）用这个假设性问题进行试验时，几乎所有人都选择来自艾奥瓦的医生，因为他的经验丰富，使用的技术也先进。（不过，在我去做演讲的学校中，有一所学校的学生一边倒选择了另一位医生，不用我说是哪一所学校了吧？）但是，如果我只提供一位医生的数据，有些人得到的是哈佛医生的数据，有些人得到的是艾奥瓦医生的数据时，哈佛医生获选的概率就高多了。

会出现这种情形，是因为大家对于哈佛医生的八十次经验究竟是多还是少无从比较。因此我们只知道这位医生并不是新手，不知道八十次称不称得上是经验丰富，而哈佛大学学历确实为他镀了一层金。但是在艾奥瓦医生出现后，我们便会觉得哈佛医生的经验并没有让人感到特别惊艳。

患者面临重大的医疗决定时，往往缺少比较各种治疗方法时所需的全盘信息。像是五年内患癌症的概率为3%就很难让人体会。我们很少会去想象自己在某个特定时段内，发生某种不幸的概率是多少。所以，在患者赋权的医患模式下，患者会从医生那里得到许多数据，然后急欲将这些资料纳入自己的考虑中，在做决定时也深受这些数字影响。这么做有好有坏，例如，有了足够数据，便可以判断一个医生的经验是否足够，但是，另一方面，患者也可能受到一些不必要的数字影响，例如他人的风险概率。

患者赋权必须付出代价，患者可能会被各种治疗方法搞得一头雾水，接收了一堆数据，却又缺乏评估它们的能力。数字会影响情绪，而情绪会改变人对风险概率的感觉。

恐惧的力量

假设我在你的手臂上接一个电极，通电后会一阵刺痛，虽然不舒服，但是在安全上没有什么值得担心的。有多不舒服呢？我想，你不会想花1000美元来避免它，不过如果是50美元，或许可以考虑。

让我们来玩一个和概率有关的游戏，这次把重点放在钱上，先别管刚才的电击。假设我给了你1000美元赌轮盘，只要我转动轮盘，就有99%的机会可以把钱拿回来。那么，你愿意花多少钱来阻止我转动轮盘呢？一般人的答案大概是七八百美元。现在，反过来，如果转动轮盘后，我拿回钱的概率只有1%呢？我想，很少有人会愿意付出超过1美元的代价来保住他们的钱。

这个游戏告诉我们什么？首先，大家愿意付的金额在概率0—

1% 时，以及概率 99%—100% 时，会有很大的改变。在稳输或者稳赢的状况下，我 1 美元也不会给。但是每个人都会愿意花 200 美元避掉那 1% 的坏运。专业术语上，我们会说在这个游戏中，概率与人们愿意付的金额间并非线性关系。

电击也是一样。如果遭电击的概率是 100%，大家都愿意花 500 美元来阻止它发生，但是当概率只有 1% 时，还是有人愿意付上 100 美元的代价。当你的情绪专注于那 1% 遭电击的概率时，这 1% 可以发挥很大的作用。回到我们先前提过的大肠癌例子，因为结肠造口、伤口感染等引起的强烈情绪反应，让患者宁愿选择没有并发症的手术。你可以用结肠造口来取代刚才的电击，虽然概率很低，但是引起的反应却不成比例，因为不管它的概率有多小，都让人无法接受。

我们决定做一个简单的试验来看看结肠造口是不是真像电击一样，会扭曲概率带给人的感受。我们给第一组人员的选择非常直截了当，死亡或者结肠造口。大部分的人都选择结肠造口。第二组的选择是 4% 的死亡率与 4% 必须做结肠造口的概率。在这种情况不明的状况下，不少人选择了死亡。结肠造口显然制造出电击般的效果，虽然它的发生概率不高，但是却明显影响了患者的决定。只要让人厌恶，即使发生概率再低，一样具有影响力。

这些虽然都是纸上谈兵的实验，但是贴切地反映出我执业多年以来的观察。许多患者对选项清楚明白，却因为受到了心理因素的影响而做出较为不利的选择。小至针筒、伤口和味道都能影响患者做决定时的心理。我有许多糖尿病患者，就是不愿意每天挨那一针胰岛素，而拒绝治疗糖尿病。不知道多少患者因为并发症造成的情绪影响，而拒绝服用有益的药物。忧心风险而产生的情绪影响在碰到铁证如山的统计数据时，几乎可说百战百胜。

肢体证据

情绪还可以用另一种料想不到的方式影响患者决定。下面这个高明的实验做了很好的诠释。

这个研究场景就像珠宝店的防盗系统一样，里头有纵横复杂的激光，不过，实验时碰触到光束不会启动保全系统，也不会有栅栏放下来。激光束的目的是找个借口指挥这些人的肢体动作，借此研究带有情绪的肢体动作是否会左右我们的情绪。研究人员对参与实验者谎称他们想研究肌肉运动对阅读的影响，接着便要他们依照指示在激光束中上下摆动手臂。

"伸展 A。"研究人员说道，这时参与者必须竖起大拇指，然后上下摆动手臂。"现在，伸展 B。"这时参与者改竖起食指。"换成 C。"现在参与者得竖起中指，上下挥动手臂，就好像要飞离地球一样。

这个试验其实只想诱导参与者做出一些带有情绪的动作，例如竖中指，然后观察肢体动作会不会影响人的思维。这些参与者必须同时阅读一篇文章，文章讲的是一位行为有些偏激的男子唐纳德，他的房东原本答应帮他进行一些公寓修缮，但是却没有履行，于是唐纳德拒缴房租。

结果发现，竖起中指的参与者对唐纳德的看法明显比竖起大拇指的人较差。这些毫不知情的参与者竖起中指的原因和当时情绪完全无关，但仍影响他们对唐纳德的评断。

人的判断行为与决策行为毫无疑问都受到情绪的影响。当你把一支笔放在两眼之间时，眉头便会不由自主地锁起，这时也会连带出现较为负面的论断。皱眉头本身与判断能力原本是不相关的两件事，但是皱眉头这个动作却可以影响一个人的态度。找一群人来做生活满意度的问卷调查，在填写问卷以前，先请他们在房间里玩个找铜板的游戏，第一组在舒适的房里找，第二组在闷热的房里找。结果发现，第二组的生活满意度明显低于第一组，因为身体不适的感受已经影响到他们的评断力。

如果你对于选择一项具有风险的决定感到不舒服，或者光是做决定这件事就足以让你感到不舒服，那么，这种不愉快的感觉将会反映在你对风险的判断上。这种感情的渲染对于一个想好好做决定的人来说，实在是莫大的挑战。再举一个例子，阅读药品包装上那字体细小的说明会让患者有压迫感，让患者把该药品可能带来的危险性放大。读起来轻松的药物名称，会比绕嘴的药品名称更让人感到安心。有时候，光是读出药品名称就足以让人产生反感，也难怪患者比较喜欢有名气的专利药物，而不钟情于叫不出名字来的学名药。

情绪在做决定时扮演的角色

著名爱尔兰作家、诗人兼戏剧家奥斯卡·王尔德（Oscar Wilde）曾说过："情感的唯一好处就是让我们误入歧途。"确实，人生如果没有偶尔被情感冲昏头的时刻，比如与明知道最后会甩掉自己的女孩子交往、在疯狂派对上牺牲色相等等，该有多乏味呢？王尔德为感情冠上带有讽刺意味的冠冕，意思是只要能够驾驭情绪，理性就可以将我们引导到正确的方向。本章似乎再次给了情感不好的名声，但这并不是重点。情感并非总是引我们误入歧途，事实上有很多时候，我们甚至得凭着情感才能做出正确选择。

有些人因为受伤或生病而失去情感，却依然保有理智，但他们却经常做出不可理喻的决定。安东尼奥·达马西奥（António Damásio）在名著《笛卡儿的错误》（*Descartes' Error*）中清楚地阐述了这个观点。达马西奥以大脑额叶受伤的患者做一系列重要实验，这些人依旧保有高度认知能力，可以有条理地分析所做的选择，但是，这些选择往往不合逻辑。他们知道哪个选择是对的，但无法同时用感觉体会那是对的选择，因而无法和自己的推理同步。情感的诞生说到底是有其必要性的。我们经常觉得事情有些不大对劲儿，最后也证实这些事情真的不对劲儿。

很难说做决定时有情感介入是好是坏。有时候情感会让我们误入歧途，但是也经常出现直觉反而正确的情形。不管是好是坏，情感经常在做选择时扮演着举足轻重的角色，只不过十分微妙，让它经常被忽略。

这种对情感的忽略才是我想说的重点，因为由新医患模式架构起来的世界是将情感排除在外的。生物伦理学家和律师所急于雄辩的都是个人权利、患者自主权等，他们认为患者只要了解全盘信息，就能依个人价值观，做出对自己最有利的选择。1990 年，美国政府通过了《患者自决法案》，要求各医疗机构必须善尽患者预先医疗指示的责任，好在患者病情严重到无法做决定时，医疗机关可以事前便知道患者的意愿。除此之外，政府也督促医疗研究中心成立人体试验委员会，其重要职责之一是详细审阅提供给患者的同意书，以确保患者可以完全了解其内容。食品药物管理局也强制要求制药公司必须在药品标示上列出所有可能产生的副作用。这些新措施都以理性作为基础，再次强调完整的医疗信息与患者自主权是患者做出医疗决定的磐石。

大家不断在这些道德、法律等重要议题中打转，对于情感可以说只字不提。大家急于把医疗信息提供给患者，却忽略了这些信息可能带给患者的感受。

面对挑战

在前面四章中，我们看到了医生与患者如何一路跌跌撞撞走到共同决定这个新纪元。有些医生想让患者尽可能了解自己的医疗选择，到头来所用的医疗术语却让患者愈听愈茫然，医生则完全没察觉患者的情绪需求。患者也有类似的无知，虽然没听懂医生的话却自以为听懂了。另外他们也自认够了解做结肠造口的感受。最重要的是，他们丝毫不知自己的理性其实受到了心理因素的深刻影响。

沟通不良、理解不当、错误假想等问题都可在再普通不过的医疗过程中见到，比如高血压患者认为可以感觉到自己的血压是否上升、糖尿病患者认为每天打针是一件不可能的事、医生认为那个不愿意做肠镜检查的患者已经被他成功说服了。

接下来，我要告诉医生与患者，该如何改善这些问题，一起合作做出最好的决定。但我们在还不知道这项挑战的难度究竟有多高、这个新医患模式问题有多大之前，很难找到一个可以完全修正的方法。因此，为了了解我们的处境，我想先带大家看看当事情严重性达到极致，也就是攸关生死的时候，会是什么样的景况。

第七章
徘徊于生死之间

　　道格·史蒂文斯（Doug Stevens）的体重狂掉，脸上的婴儿肥早已消失，连肌肉也逐渐被消耗掉，现在脸上最清晰可见的便是从凹陷的皮肤下隆起的颧骨。虽然他积极地进行化疗，肺癌细胞还是侵犯到脑部，而且继续扩散。这次，他因为感染肺炎，病情危急而回到医院，引起感染的是残留在缺损肺部里的肿瘤细胞。

　　我试着从史蒂文斯的病历中了解他的抗癌经过，得知他的身体对化疗的反应并不理想。一张张 X 光片和断层扫描按着时间排列，显示了他的肿瘤在过去六个月的发展，就像那种记录花朵绽放的快进影片，几个星期的成长过程在几秒钟内播放完毕。我检视了他脆弱的身躯，听了他左边的肺部，他显然已经走到了生命的尽头。我想知道他对自己的病情了解有多少。

　　"你的医生怎么说呢？"我问他。

　　"他们说我的病没办法痊愈，但是会继续治疗。"

　　"你知道那是什么意思吗？"

　　"我不知道，"他答道，"大概是说还有希望吧。"

　　"什么样的希望？"

"或许是他们还有可能让癌细胞停止生长？"

可以治疗，但是无法治愈，我真替史蒂文斯的处境感到难过。在执业的日子里，我不知道有多少次对慢性病患者使用这两个字眼，好让他们知道，他们的疾病不会消失，他们得面对长期抗战，必须有终生接受治疗的准备。我也这么告诉糖尿病患者、高血压患者等，免得他们以为自己的病症像得了支气管炎一样，吃个十天药后，一切便会恢复正常。

但是对一个癌症晚期的患者讲这样的话，又该做何解释呢？

这里的"可以治疗，但是无法治愈"字面上看起来没有问题。我们可以进行放疗，试试看能不能让造成肺炎的肿瘤缩小，也可以改用另一种化疗，看看癌细胞在接下来几个星期的生长速度会不会因此减缓。但是，史蒂文斯的肿瘤自从被发现开始就无法治愈。六个月前他因为视力模糊就诊，医生在他的脑部发现两处癌细胞转移。所有相关医生从一开始便知道史蒂文斯的状况无法治愈，他们阻止不了癌细胞生长与扩散，史蒂文斯要是能再活一年都算是奇迹。

现在，他躺在病床上，紧咬着医生讲的那句"我们会持续帮你治疗"，期待自己的病情终究可以得到控制，让他享受接下来的退休生活。

临终前的决定：通往革命的窗口

革命很少发生在某个特定地点和特定时间，但通常是在一定范围，可以说出某场革命的发生地点与时间。像是美国革命大致可说从北方殖民地开始，由费城大陆议会（Continental Congress）和波士顿茶党发起，开战之处则是莱克星顿（Lexington）和康科德

（Concord）。患者赋权革命也有大概的发生地点，那个地点既不是法庭——律师控告医生在患者不知情的情况下，给患者开降压药；也不是会议室——生物伦理学家讨论如何让上呼吸道感染的患者参与医疗决定；而是发生在临终患者的病床旁。革命的重点围绕着沉重的生命，患者（和他们的家人）与医生对于应该在什么时候关掉机器所起的争执。应该提早结束患者的生命吗？怎样的临终护理算是"徒劳无益"？

生命的结束就是革命起源之际。以卡伦·安·昆兰打头阵，接着引发一连串与临终问题相关的案子等着司法裁决，律师、生物伦理学家和医生都来了，大家无不把焦点放在"该不该拔掉插头"这场重头戏上。患者有权决定要不要服用降胆固醇药物，但是这个问题无法与亲人是否可以决定拔掉患者的喂食管相提并论。烫伤患者在治疗阶段初期的效果虽好，但是滋味让人痛不欲生，那么，他们可以选择不接受那让人痛不欲生的治疗，就这样死去吗？

20 世纪 90 年代早期，我接受医疗伦理训练，其中大部分时间在谈论临终前的决定。当时的对象多是癌症晚期患者或者加护病房里的重症病患，这些患者因为他们的医生想采取更积极的治疗手段而来向我咨询。一些致力于生物伦理的医生朋友也纷纷选择从事安宁疗护工作，但求治标不治本，只希望帮临终患者减缓身体上的不适。

革命领导者花了大量心力改善临终疗养。他们成功游说国会通过《患者自决法案》，要求医疗院所必须询问患者的生存意愿。他们花费数百万美元进行研究，希望可以减少对临死患者进行不必要的心肺复苏术。除此之外，他们还提倡临终关怀与安宁疗护，希望可以平衡现行医疗中以积极治疗为取向的治疗模式。

但是，我们先前讨论过的那些问题，医生给的信息太少、医生给的信息太多、患者听不懂专业术语、思维受到情绪干扰、提供意见与维持中立间的拿捏等等，也在生命即将结束之际变得更为复杂。严重的医疗状况会让医生与患者间各自产生需求与欲望，这使医疗决定更加难以进行。患者在绝望中寻找希望，在有限的沟通中听取希望，最后，连医生的想法、谈话的内容等，也都被这些希望牵着鼻子走了。

如果我们想了解这场革命的现况，并且期待为我们所爱的人寻找帮助，就得更加深入到做出生死决定的世界。如果我们想明白，究竟是什么阻挠了共同决定的进行，就得回到革命开始的地方：已经无路可退、只能放手一搏的患者的床畔。

报死讯还是报佳音？

这个人已经死了吧！这是我看到凯特·鲍尔（Kate Bauer）胸腔 X 光片的第一个想法。她的右肺呈现出一片白色（正常的肺部充满气体，在 X 光片上呈现暗色），肿瘤与发炎组织弥漫了整个肺部。她吸烟吸了三十年，声音就像老牌女演员露西尔·鲍尔（Lucille Ball）一样低沉。她因为过去三个月体重急速往下掉，而且觉得"有点容易感到疲劳"前来就诊。

她当然不是真的死了，我也不觉得死神会立即把她带走。但是我从 X 光片看到她的未来，一个糟糕透顶的前景。我们可以用支气管镜取一下切片，确认侵犯肺部的癌细胞类型，找出治疗肺炎的抗生素。清除了肺炎之后，我们还可以再做些癌症治疗，很有可能是化疗。但是，以她目前的身体状况看来，能再撑六个月就算不错了。

一位同事刚好经过，看了 X 光片后说："这个人没救了吧！"

走回诊疗室的路上，我一面想着该怎么把 X 光检查结果告诉鲍尔小姐，我当然不能这么直接告诉她："你没救了。"这样太残忍，也太无礼了。从她的 X 光片看来，我几乎可以确诊肿瘤一定是恶性，没什么好怀疑的。但是那天我把谈话全围绕在"几乎"这两个字上。我知道是癌症，但我不能确认。就像内科医师最喜欢说的"组织会说话"，做个切片，一切就都明朗了。或者还是有一丝希望是某种罕见疾病，我自己骗自己说，或许是肺结核，或许是某种可以治好的感染。

回到诊疗室后，我首先给她乐观的看法。我告诉她，问题可能是肺部感染造成的。我解释道：右肺有严重感染，如果（我那时候好像是说"只要"）我们把发炎情形控制住，情况就会明显改善。她整个人突然有了精神，接着我宣布了坏消息：

"但是，关键在找出造成感染的原因。我们在 X 光片上发现了阴影，应该是长了什么东西。"应该是？"你的肺部感染有可能是这个东西造成的。"

我实在太拐弯抹角了。但是，她竟然听懂了。"是癌症喽？"她态度坚决地问道，"我得了癌症吗？"

"我们还不知道，"我很快插上话，"有各种可能。"（各种可能？我在瞎掰什么呀？）"也可能是其他原因，我们会想办法让你好起来。"

"于贝尔医师，你别担心。我抽烟抽了一辈子，最终是什么下场，我自己心里有数。"

"没什么最终不最终的，"我反驳道，"我们先处理感染的问题，再看看接下来该怎么办。"她给我一个"我明白了"的眼神，而我看起来就像一个骗妈妈说自己已经练过琴的小孩。

我做错了吗？我并没有说谎，我只不过想一步一步告诉她，让她有个心理准备，才不会一下子承受不住打击。我只是想谨慎一点，不想说得太早，并没存心骗她的意思。然而，我却感到心虚不已。我坐在工作室里看着她的X光片，我早就宣判了她的死刑，却不要她和我下同样的结论。为什么我这么想传递给她乐观的看法呢？

在绝望之处找希望

尼克松总统从没宣布要向癌症宣战。但由于他在20世纪70年代早期对美国国家癌症研究中心投入大笔经费，而被誉为抗癌之战的总指挥。四十年过去了，我们确实有所斩获，但是这场战争仍然没有结束。大部分发生在儿童时期的癌症已经可以被治愈，一些发生在成人的癌症，例如睾丸癌，虽然很容易转移，但也可以被治愈，自行车名将兰斯·阿姆斯特朗（Lance Armstrong）就是睾丸癌的康复者。另外，我们在癌症预防方面也有了很大的进展，成功例子诸如禁烟运动的倡导。

不过，大部分癌症在这么多年后依旧致命。当肺部、肝脏或胰脏发生癌细胞转移时，我们几乎束手无策。手术、化疗或放疗或许可以让病情恶化的速度稍微减缓，但是转移癌细胞的最后反扑往往让人措手不及。再者，这些治疗方式本身的副作用也不容小觑。它们都作用在细胞的生长上，癌细胞之所以会扩散是因为其生长速度比正常细胞要快。只要能干扰癌细胞的生长，便可以让扩散速度放缓。但是癌细胞不是唯一会生长的细胞，我们的头发细胞也在不断地生长，这就是为什么很多接受化疗的患者会掉光头发。另外，消化系统的细胞也会不断复制，所以接受化疗的患者经常出现呕吐和腹泻。

因此，以这样的方式来治疗无法治愈的癌症必须付出很多代价。患者或许可以因此换来几个月生命，但肯定过着极为悲惨的日子。死亡面前，任何不切实际的希望都不是真正的安慰，这种错误的乐观反而会让患者接受徒增痛苦的治疗方式。

然而，我却发现自己经常不顾一切地帮绝望的患者寻找一线生机。我每年固定花一个月到荣军医院照顾住院的患者。那段时间内，我全心全意照顾数十个生命走到尽头的患者。这些病房里的每一个患者都可以预见令人沮丧的未来，疾病正一步一步吞噬着他们的身体。

进医院的第一天，住院医师、实习医师和学生会先陪我巡房一次，进入病房前先在走廊上陈述一下患者的故事。当我1月进来工作时，这些住院医师和实习医师已在这儿待了六个月。几乎每星期都有患者死去，丧钟不断敲响，他们的脸上写满倦意。待在这里还不到一个月的医学院学生看起来倒是不一样，他们脸上的震惊多于倦意，似乎被医院里死气沉沉的气氛给吓到了。

为什么我要告诉你医生的感受，以及他们在工作上遇到的挑战呢？毕竟患者才是真正受到考验的人。原因是医生的感受会影响患者的临终医疗决定。待在医院的这段时间，我发现自己在面对这些重病缠身的患者时，情绪很容易变得低落，这时，我会想办法让自己觉得好过些，像是在较为健康、心情较好的患者床边多停留一会儿，或者因503室那位心脏病患者的病情大有起色而振奋不已，至于506室和511室那两位已接受积极治疗，但病情仍旧迅速恶化的癌症患者，我则带着鸵鸟心态，不愿意去面对。

更糟的是，当我和这样的患者谈话时，很不喜欢听他们提到悲观的看法，像是恐惧、死亡之类的言论，我总是以那句老话响应他们："你不会这么容易就走，我们会想办法让你好起来！"

家庭医生间流传着一则笑话。"为什么棺材必须钉起来？"答案是："肿瘤科医师才进不去。"在家庭医科门诊，我们看到很多听从肿瘤科医师建议去接受挽救性化疗（在早期治疗失败时所采取的补救治疗，仍以肿瘤为治疗目标，积极朝治愈的方向进行）的患者。对于住院的癌症晚期患者，这些治疗不但让他们的身体受损，同时也剥夺了他们与朋友仅有的相处时间。我们这些自认为什么都懂的通才医生往往会批评肿瘤科医师怎么完全不为患者的生活质量着想呢？

但是来到这里不到几个小时，那个棺材的笑话已经变得不好笑了。我发现自己也和肿瘤科医师一样，急需寻找希望，急需寻找下一个可以为情况窘迫的患者进行治疗的方法。我面临一个选择（我当时没意识到这个选择，而是在事后回想起来才意识到它的存在），这个月里，我是要当提供希望的人（提供希望给我的患者、我的医疗团队，最重要的是给我自己），还是当宣布死讯的人？

我的情绪需求影响了我和患者说话的态度。现在，你还奇怪史蒂文斯的医生为什么要说他的癌症还有希望吗？

带来希望的使者

罗莎·科尔（Rosa Cole）几个月前刚动手术拿掉了肿瘤，那位冷静细心的外科医师切除了每一个看得见的癌细胞。现在，她坐在肿瘤科医师的诊疗室里，医生看着刚拿到的 X 光片，却思忖着要如何为这个悲剧说点好话。"你这里有一个肿瘤，应该进行放疗就好，"他有点儿心虚地说着，"不需要动手术，就让它维持在——"

"新的肿瘤？"科尔忍不住插了话。

"'新的肿瘤'，没有新的肿瘤呀？就原来的那个。"他答道，对患者的反应感到有点纳闷。

"可是外科医师不是把它切除了吗？"没想到，几个月前那位外科医师对结果很有把握，到头来并不是那么回事，现在，她开始担心起来。但是肿瘤科医师却不谈为什么经过那些治疗后，肿瘤还会复发，只是强调事情既然已经发生，我们只能治疗它。

"没有，我们可以用放疗来处理。"他解释道。

"良性的吗？"她问。

多么让医生害怕的问题啊！这位肿瘤科医师知道癌症复发就意味着死亡，而科尔竟然还期待肿瘤可能是良性的。大概是怕科尔承受不了事实，他想尽办法让事情听起来正面一点。

"不，不是良性的。但是放疗应该会有不错的效果。"他很快把话题转开，希望科尔来不及发现"不是良性的"其实代表着"它将取走你的性命"。医生接着又说："效果应该会不错，很快你就会好起来，效果应该会不错。"

加油打气是许多医生不经意间常常使用的临床手法，它拥有悠久的历史与高尚的传统，那是我们在一开始就提到的希波克拉底时期就建立起来的传统。这种做法一直到 19 世纪都还大行其道。当时颇具影响力的医学伦理学家托马斯·珀西瓦尔（Thomas Percival）勉励医师同行要做一个"带来希望的使者，成为患者的安慰"，更是提到唯有利用乐观的语言，医生才能"安抚病危患者……与疾病带来的消沉相抗衡"。美国医学会（American Medical Association）在 1847 年发表的伦理准则中，也阐述了这个传统，明文告诫医生要"避免所有可能打击患者士气的事物"。即使到了 20 世纪 60 年代，这样的传统依旧被推崇，为了扮演好希望使者的角色，医生只好对癌症晚期的患者隐瞒生病的事实。

随着革命进程的发展，医生开始对于为患者提供不切实际的希望感到不安。不过，这并非是要将残忍的事实毫无掩饰地告诉患者。我在担任住院医师期间，照顾过一位疑似患了癌症、刚完成切片检查的患者。他还没从麻醉中完全清醒过来，而我正在检查他的基本情况，这时，做切片的医生冲了进来，丢下一句"是癌症！"便离开了。那种互动的方式让人感到既尴尬又粗暴，令我印象非常深刻。毫无掩饰的诚实绝对不是最好的医疗实践方式，我想大部分的医生并非如此，也不愿意这么做。我们还是谨记着珀西瓦尔的教导：就算情况再怎么糟糕，我们还是要帮患者找到一丝希望。

这么做有错吗？许多研究结果不是也说正面思考对健康有益吗？用安慰剂进行的实验可以证明。

顾名思义，安慰剂可以为患者带来安慰效果，我们经常在临床试验中看到安慰剂改善患者健康的情形。举个例子，我们将一群患有经常性头痛的患者随意分成两组，然后给一组患者服用一种新型止痛剂，这时，他们发生头痛的次数减少了一半。为了确认这个效果确实来自新型止痛剂，我们让另一半患者吞了不具疗效的糖丸。如果他们的头痛次数也减少了一半，那么，我们见到的疗效很可能就是安慰剂的作用。

均值回归作用（regression to the mean）有可能是造成安慰剂效应的原因之一。当一个人头痛到考虑参与临床试验时，头痛很有可能会自行趋缓，因为"均值回归"代表事情终究会回到常态。不过，这绝对不是安慰剂效应背后唯一的动力，心理因素才是造成安慰剂效应的主要原因。因为患者相信这颗药丸可以改善头痛，因此他们的头痛就获得改善了。

我们在各式各样的临床试验中见到安慰剂的作用，也在实际临床经验中见识到安慰剂的能耐。我们给的当然不是真正的糖丸（这种东西只会在研究试验中出现），而是语言上的糖丸。例如，我在开新型关节炎药丸给患者时，会在言谈中加点乐观的期待："这次我们试试用萘普生（naproxen），很多膝盖疼痛的患者都觉得效果比布洛芬（ibuprofen）好。"我会对吃了布洛芬后效果不佳的患者这么说，至于吃了萘普生后效果不理想的患者，我就把这句话反过来说。我并不是在骗这些患者，确实有很多患者换另一种药后，告诉我新药的效果比较好。事实上，这些药品的止痛作用基本上相同，但是很可能有了某种安慰剂效应的加持，让其中一种药的疗效感觉比较好。当然，有时候某一种药物的效果比较好，可能是因为患者的个人体质不同，也有可能仅仅是因为患者相信它的效果比较好。就算身为医生，我也无法确定背后原因，只是这都不重要，重要的是我的患者感觉好多了。

乐观语言在医疗谈话中很重要，医生很清楚这些用词能让患者感觉比较好。当神经外科医师告诉史蒂文斯他的癌症可以"治疗"时，目的是要提高史蒂文斯的求生意志，希望在艰难的疗程即将来到之前，先为他加油打气。

我们能说史蒂文斯的医生欺骗他吗？那位告诉科尔她复发的癌症还可以进行放疗的医生呢？他骗人了吗？录下那段对谈的研究人员是埃里克·卡斯尔（Eric Cassell），他并不这么认为。分析这个案例时，他指出这个肿瘤大概还有几年时间才会夺去患者性命，在这段时间内，患者并不会有太多不适，就算是谎言好了，卡斯尔认为有时说谎反而是"最上策"。他甚至奉劝医生："要骗，就要骗得彻底。"

我在这方面不像卡斯尔那么激进。我认为彻头彻尾的谎言和毫无掩饰的真相一样，都是现代医生所不能容许的。患者的预后通常有一定的不确定性，但医生还是可以在不说谎的情形下，把希望传递给患者，像史蒂文斯的癌症、科尔复发的肿瘤确实都可以治疗，大部分医生可以在现实与谎言的中间地带为希望找个立足点。

有一位医生把这种寻求平衡的现象告诉尼古拉斯·克里斯塔斯基(Nicholas Christakis)。克里斯塔斯基是医生，也是社会学家，专门研究医生告知患者预后情形时所扮演的角色。有一位医生说："如果不抱任何希望，患者的病情不可能会好转，但是符合实际也很重要。"另一位医生则告诉克里斯塔斯基："面对一位濒临死亡的患者，我会以笼统的字眼、不带威胁的语气告知病情，虽然我总会留下一线生机，不过误导患者是不允许的。"

医生也常以奇迹般复原的患者，或者比预期多活好几年的患者的故事来支持寻求平衡的说法。多数医生都遇到过莫名其妙存活下来的患者或者听过这样的故事。在临床训练的晦暗日子中，这些谜一般的故事总能大大地激励人心。

我在梅奥医学中心受训时，肿瘤科前辈说过一个故事，讲的是一位多年前诊疗过的患者。这位患者一直逼他给出预后详情，非得知道还有多长的寿命可活。这位肿瘤科医师是个有话直说的人，于是告诉他不会超过六个月。得到令人失望的答案后，这位患者带着怒气转往另一家医院就诊，接受背水一战的化疗，没想到效果出奇的好。六个月后，他不但活得好好的，肿瘤也逐渐缩小。于是，他在梅奥医学中心这位肿瘤科医师的电话留了言："你这个混账东西，我还活得好好的！"

接下来的十年内，这位肿瘤科医师在每年的同一时间都会接到这则口气极差的留言。这位前辈告诉我这个故事的目的是要我别重蹈覆辙。"千万不要向患者宣告死刑，免得自找麻烦。"

克里斯塔斯基在研究中也发现几个情况相似的故事。其中有些患者甚至活得比医生还长，在判了他们死刑的医生坟前跳起舞来（这只是一种比喻）。我的前辈给了患者六个月，这是个很常见的期限，一般来讲，对于无法治愈的癌症，医生通常以六个月当作答案。这类故事对于医生行为影响很大。我们一开始就以帮助患者找出生机为出发点，这些奇人异事的经验让我们更加有所保留，因为完全诚实有时反而会为自己带来麻烦。这位前辈想借此提醒我："不要当打击士气的人，别告诉已经在死亡边缘的患者他就要离世了。那种说法对谁都没有好处。"

除此之外，很多医生认为冷酷的预言实在不是医生职责范围内该说的话。有位医生告诉克里斯塔斯基："这么说话的人显然把自己当成了上帝。"许多医生都认为这件事应该顺其自然。当你告诉患者他即将死去时，等于给了一剂有害的安慰剂。有些医生甚至不喜欢被问这种问题。有一位研究医疗决定的专家告诉我，他曾录下一段对话，对话里头的太太坚持要知道她的先生还有多少日子可活，隐约可以听到这位先生在一旁低声嘀咕着他害怕死去。面对这位太太打破砂锅问到底的态度，医生最后回她一句"你打电话问上帝好了"才结束了这段谈话。

总之，医生延续着过去的道德准则，不管患者的情况再怎么糟，医生还是由衷地希望为患者提供一线希望，只是有时这道希望的光芒太过耀眼，反而让患者看不清楚实际情况。这原本出于医生的好意，希望可以减轻患者的痛苦。他们也不想给患者太过明确的答案，一方面担心残忍的事实对患者来说无异雪上加霜，另一方面也怕万一事情的发展与预估不符，可能会给自己带来麻烦。

那么，当医生非得和患者讨论数字时，会是什么情况呢？

不要再叫我做骨髓切片了

医护人员把威廉·安德鲁斯（William Andrews）髋骨上方的皮肤消了毒，并做了局部麻醉，但这并不代表整个过程将无痛。医生拿起一支粗大的针筒往安德鲁斯的髋骨中央刺进去，穿透覆盖在骨头上方的鞘神经和组织以取得宝贵的骨髓。但是这一扎把一阵痛觉信息向安德鲁斯的大脑传输过去，哇——我的妈呀！这是怎么回事？安德鲁斯要是知道髋骨上有这么多神经的话，就不会答应挨这一针了。除非全身麻醉，否则免提。他活到 50 多岁，还没有经历过这么大的痛楚，而且还不是针抽出来就完事了，他的髋骨足足痛了一个星期。他发誓，他再也不让任何医师抽取他的骨髓做切片。

但是这个发誓完全没有任何效力，他手上并没有免抽骨髓的牌可以出。安德鲁斯原本在拉斯维加斯的赌场担任发牌庄家，不幸患了慢性骨髓癌，与病魔缠斗达十年之久，现在，又发展成急性白血病。为了监控病情，安德鲁斯必须回到医院做进一步的骨髓组织分析，以便让医生了解治疗的效果。

我当时在密歇根大学普通内科，那个阴郁的 2 月天里，安德鲁斯可说是最容易紧张的患者。他的确有很多需要担心的事，医生已快控制不住他的白血病，血液就像化脓似的，满是恶性白细胞。安德鲁斯快 60 岁了，患骨髓癌也已十年，情况并不乐观，恐怕连活过这一年都有困难。

喜剧演员杰里·塞恩菲尔德（Jerry Seinfeld）在一次脱口秀中提到，大部分人都认为死亡是世上最可怕的事情。他说，有些人在列出自己最害怕的事时，会把上台发言排在第一，死亡排在第二，而且还远不如上台发言。"是这样吗？死亡排第二！"塞恩菲尔德大声说道，"这么说，在一场丧礼中，你宁愿是躺在棺材里的死者，也不愿意上台致悼词啰？"但是安德鲁斯确实不怕死，因为他知道与其被病魔折腾，还不如死了一了百了，因为他见识过死神狰狞的面目。

二十年前，他住在拉斯维加斯，和另一位发牌庄家坠入了爱河。拉斯维加斯算是个开放的城市，他可以大方地公开同志恋情。晚上在牌桌上度过，白天和所爱的人在一起，人生恣意快活。查尔斯可说是他这辈子最好的朋友，安德鲁斯含泪告诉我："就算他是女的，没准我也会爱上他。"

但是好景不长，查尔斯生病了，病得非常重。他得了艾滋病，在那个年代，感染艾滋病就像是被判了死刑。安德鲁斯陪在查尔斯身边，一肩扛起查尔斯不断增加的照料需求，看着查尔斯的身体从他眼前逐渐消逝，当时，查尔斯的体重只剩 95 磅。白血病带来的痛苦绝对比不上安德鲁斯在查尔斯病床旁所看到的。查尔斯死去的那一刻，安德鲁斯的快意人生也随之而去，他再也无法去爱了。

受到爱人死去的打击，安德鲁斯决定搬回密歇根州的乡下。那边的人不太能接受安德鲁斯的生活方式，于是，安德鲁斯只好退缩到自己的角落，生命对他而言不再有意义。"别担心，"他告诉我，"我没有自杀的倾向，我不会寻死，我只是不害怕死。"

安德鲁斯害怕的不是死亡，他怕的是再做一次骨髓切片。"你要用什么药物治疗我的癌症都可以，但是，求求你，不要再叫我做骨髓切片了。"

但这不是我可以决定的，也不是新医患模式里"患者可以自决的事"，这必须听听肿瘤科医师的意见。执行第一次骨髓切片的是肿瘤科，他们把切片送去检验，根据分析结果判断目前的治疗方式有没有发挥效果。只有肿瘤科医师才知道什么治疗方式能让安德鲁斯的存活概率最大化，但是这些判断都要依靠骨髓穿刺。然而接受这些治疗（特别是日后的骨髓穿刺）对安德鲁斯的存活概率有多大影响呢？

有一天，我在走廊上遇到安德鲁斯的肿瘤主治医生，我请她告诉我安德鲁斯的情况。"就算是最佳状态，也不会有多乐观。如果肿瘤遗传分析结果是好的，化疗也有不错的效果，那么病情发展有机会暂时缓和下来。但是还得等遗传分析结果出来之后才会知道。"

必须等几天结果才会出来，在这段时间内，安德鲁斯不断回想起做骨髓切片的痛楚，也跟愈来愈多的医疗人员讲起查尔斯受到的艾滋病折磨。我们大家轮流陪伴他，安慰他，尽量减缓他身体的各种不适。医疗团队中有一位医生本身也是同性恋，他不厌其烦地听着那个发生在 20 世纪 80 年代拉斯维加斯的浪漫故事。终于，报告书出炉，肿瘤医疗团队也准备好要和安德鲁斯讨论治疗方式。我请他们通知我，因为我也想在现场。一接到通知，我便带着一位医学院学生和一名实习医师赶到了。

我们和肿瘤医疗团队在走廊上相遇，主治医生告诉我情况不妙。这段谈话的内容很专业，简单地说，安德鲁斯的遗传分析指出他的基因非但不好，简直是糟透了。主治医生说："拥有这种基因形态的患者，只有 5% 会对化疗有反应。"我的肩膀重重地往下沉去。

打开安德鲁斯的房门，肿瘤科医师开始讨论可行的治疗方式，以及每种治疗方式的优缺点。接着她很遗憾地向安德鲁斯宣布坏消息。安德鲁斯的反应出奇的冷静，没有再追问骨髓切片，只问和化疗相关的问题。他想知道得做几次化疗，医生说那得看他对化疗的反应而定。他接着又问，出现好的反应的概率有多高呢？医生回答："很难说，不过在做完第一次化疗后，我们心里就会有个底了。"

安德鲁斯告诉医生说，他知道医生不能预知未来，可是他还是想知道打赢这一仗的概率。医生停顿一下，这种问题很难回答。确切数字是什么呢？刚才在走廊上面对她的同事，5% 这个数字很容易便脱口而出，但是，现在面对患者，这个问题竟变得如此难以回答。她吸了一口气，看着安德鲁斯的眼睛，说道："20%。我们期待把病情控制下来的机会有 20%。"

"那就值得一战，"安德鲁斯说道，眼睛里闪烁着希望，"开始治疗吧！"

期待希望出现

20% ？我不禁愣住了。从走廊到病房，前后不过三分钟时间，安德鲁斯的预后情形竟然提高为四倍。这位热情、细心、深得我敬重的医生，怎么会告诉患者如此荒谬不实的答案呢？

是因为过度紧张吗？理性的左脑以数学计算说这位患者的存活概率只有 5%，但是感性的右脑却不愿意接受，这个患者看起来比实际年龄年轻，又容易紧张，5% 的概率对他来说，未免太残忍，也起不了任何作用吧！我想，她应该是在紧急的状况下重新计算，从而给出新的答案。

1982 年 7 月，哈佛大学著名考古学家斯蒂芬·杰伊·古尔德（Stephen Jay Gould）被诊断出患有腹膜间皮瘤。这是一种罕见的癌症，治愈率非常低，低到当古尔德问医生有没有相关书籍可以参考时，医生告诉他，就算去图书馆也是白跑一趟。古尔德当然没有听从医生劝诫，他还是到了图书馆，而且发现他大概只剩下八个月可以活。

但是古尔德没被这个数字击垮，身为科学家的他知道这个数字不过是平均值，代表有些人会活过八个月，也有人活不到八个月。至于他属于哪一边呢？从他读到的信息来看，他比大部分患者年轻且健康，这让他充满信心：他应该能活超过八个月。除了数学上的推理，他还有许多理由可以说服自己将是个幸运者。他下的结论果然没错，他多活了二十年，而且死因并不是腹膜间皮瘤。

安德鲁斯的医生那天大概感到了来自患者的压力，自行做了古尔德式的重新估算。或许她觉得安德鲁斯看起来比一般白血病患者年轻健康，他的遗传分析结果也不如其他人般容易预期。原来，就算是医生，也会受到各种不切实际的乐观可能性的左右。克里斯塔斯基发现，医生在告知患者预后情形时，通常倾向于报喜不报忧。在一次研究中，他请医生评估濒临死亡疾病的存活时间，结果发现医生经常高估患者的寿命。当医生推测患者还可活四个月，这个患者经常只活两到三个月的时间。

理应最了解患者状况的医生，为什么会出现这样的推测落差呢？可能是因为他们在积极帮患者寻找希望时，自己反而被说服了，以至于相信这些只剩几天日子的患者还可以活几个星期，甚至几个月。这种错误推测会延宕患者进入安宁疗护的时机，使患者只有几天时间可以得到来自安宁疗护特有的安慰。要不是受到希望的羁绊，这些患者本来应该可以得到更妥善的安宁疗护。

然而，发生在安德鲁斯身上的，并不是这位医生有不切实际的希望，因为进入病房前，这位肿瘤科医师显然对安德鲁斯的预后情形很清楚。问题出在她必须和安德鲁斯面对面时，她改变了说法，原本 5% 的存活率一下子提高为 20%。这是医生和即将死去的患者沟通时，经常发生的现象。除了对患者预后过于乐观外，医师和患者沟通时，还会再一次把情况描述得更乐观。当一位医生被同僚问到某个患者还可以活多久时，他会回答一个数字，例如四个月，但如果对象是患者本人时，他却会说六到八个月，而事实上，这位患者的存活时间可能只有二到三个月。我想，医生会这么做是因为真相太残忍了，对患者和医生本身都是如此。看来，在这种新医患模式中，彻头彻尾的说谎行不通，夸大的言辞却可以被接受。

夸大其词的后果

离开病房时，我还没从 20% 这个数字的惊吓中回过神。我觉得他不应该为了不实的信息而接受治疗。于是我和实习医师回到病房，想和他讨论最有利的治疗方法。我拉了一把椅子，面对安德鲁斯坐下来，他弯着身子坐在床边。我问他对肿瘤科医师提的治疗方法有什么想法。

"我觉得自己像个废物一样。"他答道。我问他知不知道接受治疗后，为了追踪治疗效果，他会需要经常做骨髓切片。"我知道，这些我都知道。到时候拜托给我最强的麻醉剂。"我对于他对做骨髓切片的态度改变表示惊奇。

"医生，我想查尔斯一定不希望我放弃。他是个大好人……他自己也是坚持到最后一刻，你不觉得他也想让我坚持下去吗？"他说道。

"我想，他会希望你做让自己开心的事。现在，我想再跟你确定一下，假如这个治疗可以延长你的生命的机会只有 1%，你还愿意吗？"我问道。

"我还是愿意，为了查尔斯，我应该这么做。"

离开病房时，我很高兴知道他并不是为了 20% 的概率才做这个选择。换成是我，我一定不会这么选择，只不过事情只要还没发生，谁都说不准。现在我没有道理劝安德鲁斯改变选择了。

并不是所有的预后沟通问题都可以这样轻松解决。想想我们在本章刚开始时提到的史蒂文斯，医生说他的癌症可以治疗，但是无法痊愈。他来找我就诊时，肺部肿瘤已经做过放疗，还用了强效靶向药物。帮他取出脑部肿瘤的神经外科医师很有把握所有的癌细胞都已经被清除了。尽管接受了这么多治疗，他肺部的癌细胞这几个月来还是在继续生长，引起的严重肺炎只会加速他的死亡。但是"希望"会让速度慢下来。史蒂文斯和他的家人决定在这几天内尽可能接受各种治疗，就算这些治疗会为身体带来更多负担也不要紧。

一开始，我们并不知道史蒂文斯的肺炎并不是单纯的细菌感染引起，所以他服用抗生素后，不但病情没有改善，还造成严重腹泻，害他狂跑厕所。更糟的是，他的身体虚弱，脚程赶不上肠胃蠕动的速度，最后，我们只好让他穿上纸尿裤，同时，开始注意他的骶骨处有没有压迫性溃疡。大便失禁与长期卧床可能给皮肤带来不少伤害。

史蒂文斯临死前的日子应该这样过吗？我很怀疑。我每天都会来到他的病榻前，告诉他这些治疗的目的，也提醒他，他的癌症无法治愈。"这病会致命，医生阻止不了。"他表示他都了解，但是……后面总是接了"但是"。

我们发现其实是真菌造成他的肺部发炎后，改变了治疗方式。只可惜为时已晚，感染已经扩及脑部，脑脊液流动因而受到阻挡。随着累积的脑脊液压力渐增，大脑也受到压迫，史蒂文斯频频出现嗜睡及神志不清的情况。

我们正在失去他。我要求医疗团队尽可能减轻他的痛苦。最后的日子近了，我不希望他再受任何折磨。但是当天下午感染科的人把我找了过去。"为什么你没有帮他安排紧急脊椎穿刺？"他们问我，并告诉我这种感染可以治疗，现在他很可能会在抗真菌药物发挥作用前，便因为颅内压力过高死去，进行脊椎穿刺是当务之急。史蒂文斯的姐姐接获通知后，立刻找到神经外科医师。她一直以来都非常信任这位医师。神经外科医师也来找我，要求我立刻进行脊椎穿刺。

那天晚上，我们做了脊椎穿刺。隔天早上，史蒂文斯的神志也比较清醒了。我和他谈过话，他要我"用尽各种方法来治疗他的真菌感染"。在那之前，他也和他的姐姐谈过了。

几天后史蒂文斯的真菌感染受到控制，但是我们心知肚明肿瘤并没有停止生长。接着他起了严重的疹子，这让他痒得睡不着。他的精神因为缺乏睡眠又开始错乱。于是我们转而治疗疹子。疹子很可能是抗真菌的药物所引起，也有可能是他目前服用的众多药物中的一种所引起。感染与肿瘤两造病因使他的新陈代谢速率不断加快，快到摄取热量根本不足以应付，于是，他开始日渐消瘦。

两个星期后，史蒂文斯走了。他只在最后几天得到一点安慰与安详，其他时间都在嘈杂中度过。医生的本意是要提高患者士气的"希望"，但是过度积极的治疗方式让他多吃了不少苦头。当然，史蒂文斯失去理性的求生意志也难辞其咎。

采取行动的动力

宾夕法尼亚大学决策心理学家乔纳森·巴伦（Jonathan Baron）做过一项研究，试图借此揭露人们在进行抉择时的心理因素。他请参与者想象，镇上现在流行着一种严重的流感，得的人必死无疑，专家预估大约有 10% 的人会染病。很幸运地，有一种疫苗可以预防感染，不过，接种疫苗有 5% 的概率会死于副作用。也就是说，你必须在 10% 感染流感死去，以及 5% 因注射疫苗死去间做选择。这时，你会怎么做呢？

调查结果显示，选择面对流感、不接受疫苗注射的人虽然占少数，但是仍有不少支持者。这些人宁愿承受不采取行动所受的伤害，也不接受因为采取行动而来的伤害。

巴伦的观察在医疗决定的领域很重要，也立刻得到不小的回响。确实有很多人得知疫苗可能带来严重副作用后，拒绝接种疫苗，而事实上，这些副作用发生的概率极低，远不及疫苗可以带来的好处。除此之外，巴伦的研究也揭露了许多人害怕打疫苗的事实。有人认为疫苗可能造成自闭症，但是证据一再推翻这说法。2011 年，米歇尔·巴赫曼（Michele Bachmann）在角逐共和党总统初选候选人时，有一位支持者告诉她，她的女儿打了预防子宫颈癌的人类乳突病毒疫苗后，出现"智力衰弱"情形，巴赫曼竟然相信了。也难怪这么多人一听到疫苗可能带来的问题就退避三舍。

这种将行动污名化的例子只出现在打疫苗中吗？为了了解真相，我把这个流感疫苗的实验修改了一下。在第一个版本的实验中，我要参与者想象得了一种生长速度缓慢的癌症，你可以暂时不理它，先积极追踪，一旦出现蔓延情形再采取治疗，这么做的死亡率是 10%。你也可以选择立刻进行化疗来清除身上的癌细胞，但是化疗本身有 5% 的致死率。也就是说，你必须在什么都不做的 10% 的死亡率和因为采取行动而带来的 5% 的死亡率之间做出选择。

这两项实验的选项很类似，但是换成癌症与化疗之后，几乎没有人选择放弃治疗。现在，选择采取行动的人变多了，也就是说，大家对癌症治疗的并发症比对流感疫苗的并发症的接受度要高。究竟高了多少呢？

我把实验内容再修改了一下。这次，选项为积极监控和手术治疗。积极监控的死亡率为 5%；动手术可以永绝后患，但是手术并发症的死亡率为 10%。这时候，大部分的人都选择了动手术，"把它拿掉吧！打一仗好过坐以待毙"。身上藏着一个没有被处理的肿瘤叫人如此不安，就算采取行动有风险，他们仍旧义无反顾。

这个假设性的实验让人性更加显露无遗，而我在现实状况中也见识过许多验证这个实验的例子。闻癌色变，癌症的牵制力量逼得大家非得采取什么行动不可，我在几十位患局部性前列腺癌的年长患者身上看到了这个现象。对他们来说，开刀并不会改变他们的存活率，但是他们宁愿选择开刀，冒着性无能、小便失禁等并发症的风险，说什么也要打倒病魔。

面对癌症这种严重疾病，理应有艰辛的治疗过程，这种强烈的心理需求告诉他们要有所行动。除此之外，还有另一股心理力量也左右着患者，这股力量让他们相信自己有比其他人更好的机会，就像我们先前提到的古尔德一样。在古尔德的案例中，他的判断确实没有错。他是一名优秀科学家，对统计学有很清楚的认识，事实上，他的乐观有数字根据。但是，许多患者也具有同样的乐观，却缺乏科学的判断能力。如果我没弄错的话，不可能每个人的机会都比平均值高。当医生告诉患者存活时间只剩六个月，或者治愈机会只有 10% 时，大部分患者会立刻帮自己加分，六个月变成九个月、10% 变成了 20%。这种立即反应简直就像脑干反射一样。

有了这些强劲的心理作用，无怪乎医生经常得为了患者想最后一搏而进行各种治疗。这些治疗本身多是有害的，对病情也几乎没有帮助，唯一可以肯定的，是患者必须受到更多折磨。医生方面无意识的过度乐观已经高估患者的存活机会，再加上不忍将实情告诉患者，所以在患者面前夸大存活机会。患者方面又会依着自己的判断，把来自医生的预测再次提高，最后，为了这个被不断提高的存活机会，他们选择应有的行动。一个生存机会只有 10% 的患者，医生看来或许有 20%，等到面对患者时，出于不舍，于是告诉患者有 25%，甚至 35%，听到这个数字的患者充满信心，认为自己的机会应该比一般人更高。就这样，一连串的希望制造出不死精神。

革命现况

引发患者赋权革命的原因是大家对于医生不顾患者的意愿，执意以他们的方式维持患者生命感到不满。这场革命让患者和家属有权力告诉医生什么时候该停止医疗介入，执行得更彻底时，甚至可以立法允许医生为患者进行安乐死，但是这场革命终究无法克服患绝症引起的心理问题。患者与医生都期待希望出现，但是这些为了最后一线希望所采取的行动往往无效。也因此，美国的医疗开销中，其中40%花费在生命的最后六个月。而恐怕很少有专家会同意这些花费和治疗对患者有利。

如果你想了解革命现况，想看看患者是否在共同决定的新模式中得到合理医疗护理，只要看看患者的临终医疗决定就会明白，你可以在这些场合见到目前提到的各种问题。像是医生满口专业术语的问题，除了字义表面上的误会（治疗与治愈间的差异）之外，绝望的患者还会为了心存希望而扭曲医生的意思。医生与患者无法体认对方情感的问题不但存在，而且变本加厉。不管是对患者还是对医生，绝症带来的情绪都是负面的，这样的情绪让医生与患者间的情感交流难上加难。至于医生无意中影响患者决定，在这种情况下也无疑是最明显的问题。

虽然革命发生开始于临危病床旁，但是我们在生命终了之际所做的医疗决定却没有太大进展，距离革命目标也还有很长远的路要走。患者赋权革命的目的是让患者获得最有利的医疗照顾，如果以临终医疗决定来看，我们的革命失败了。这场革命确实改变了医生与患者的互动方式，但是，大家并没有因此做出更好的医疗选择，充其量，只能说是一部新颖亮丽，但是光有外表的车子。你可以坐在这部漂亮的车子里，但它哪里都去不了。

要驱动这部车子向前跑的唯一方法是装上好引擎。我们不该只把各种信息提供给患者，便要他们独自行驶在革命这条路，而是要教他们如何成为医生的好伙伴，患者与医生间开始合作才是这场革命的重心。

第三部分

从被赋权者变成合作伙伴

第八章
寻求好建议

艾萨克·帕尔默（Isaac Palmer）躺在梅奥医学中心的病床上，四处扩散的大肠癌已经使他的代谢系统变得一团糟，他对周遭状况也几乎没有任何意识。我和他的孩子们谈过，让他们知道父亲的癌症无法治愈。帕尔默现在的状况显然无法自行做决定，因此身为帕尔默最亲的人，他们必须帮父亲决定治疗方法。我们花了几分钟谈论帕尔默的状况，过程还算顺利（告诉某人他的父亲即将死去绝对不容易）。接着，我转到另一个更为困难的话题。身为照顾帕尔默的住院医师，我必须知道帕尔默先生是否放弃抢救。

医疗文献上说得很明白，心肺复苏术对转移性肿瘤患者的帮助并不大。这样的患者心跳一旦停止，几乎无法恢复跳动，任凭抢救小组再怎么努力，往往也是回天乏术。就算难得抢救成功，也很少有患者可以活着走出医院的例子，随着癌症病情恶化，丧失心肺功能只是迟早的事情。我和帕尔默的孩子们进行讨论，希望他们能了解急救对父亲而言是枉然的，希望他们可以同意放弃抢救，不要让大家为了抢救白忙一场。

我摆出教学者的姿态描述这种状况。"令尊的癌症没有办法治愈，也没有办法再做化疗，我们会试着解决肾脏问题，但能不能恢复功能很难说。"他们一边听一边难过地点头，我则不断地祭出坏消息。"一旦他的病情恶化到某种程度，他的心和肺会开始丧失功能，我认为心肺复苏术对他应该没有帮助。"

"我们知道了。"帕尔默的儿子回答。他的女儿则是一言不发地用手帕拭泪，同时点头表示认同哥哥的说法。我有把握他们很清楚父亲现在的处境，所以该询问他们的决定了。

"所以，"我继续说道，"如果他的心跳停止，你们希望医生试着恢复他的心跳吗？"

他们的肢体语言突然有所改变。我现在可不是在描述事情状况，而是在征询意见。"这是什么意思？"儿子问道。

"我想知道你们要不要放弃抢救？也就是说万一您父亲的心跳停止，我们是不是就别采用心肺复苏术来试着恢复他的心跳？"

"我不希望爸爸死掉。"女儿立刻回答道，谈话内容到了这步，她更加悲伤不已。

"我知道你当然不想，"我尽可能地发挥同理心，"我只是想知道，万一他真的死了，我的意思是说，万一他的心脏和肺部都失去功能，"——失去对话主导权的我开始紧张起来——"我们可以不要试着让他恢复生命迹象吗？"

"不行，您不可以放弃他。"儿子回答。

我们在上一章提到，患者病情危急时，那种走投无路的心情会让医生、患者，甚至家人的期望变得不切实际。但是期望在这里并不是问题，帕尔默的孩子很清楚父亲活不了多久，也很明白父亲承受不了心肺复苏术的折磨，但他们就是无法签下放弃抢救的同意书，因为他们认为这么做等于加害父亲。

我按着新医患关系模式，很有耐心地向帕尔默的孩子解释他们父亲的状况，但是谈话卡住了，因为他们不愿意做应该做的事。即使知道会给父亲带来更多痛苦，他们就是无法签下放弃抢救同意书。

那已经是 20 世纪 80 年代的晚期，从那时起到现在，我做过无数次放弃抢救会谈。有些家人已经做了准备，很理性地放弃抢救，甚至也放弃其他积极但无效的治疗。但是更多家属把放弃抢救同意书当烫手山芋，拒绝承担它带来的责任。

我不希望帕尔默的孩子因为乱了方寸而做错决定，于是，我改变策略。"所以，如果你的父亲心跳停止，"我郑重地告诉他们，"我们要不断重击他的胸膛，让心脏恢复跳动，然后把一条管子从喉咙伸入肺部，让他恢复呼吸。"除了措辞严厉外，我还一边比手画脚。"接着，我们会进行动脉注射，然后以几千伏的高压电击胸部。以他身体现在虚弱的程度来看，难保他的肋骨不会断几根。就算有幸救活了，他会被送到加护病房，缠绕更多的管子，在机器包围下，度过他生命的最后几天。这就是你们希望见到的吗？"

为了让事情往我期待的方向发展，我这番声色俱厉的言辞确实亏欠了患者自决时应有的道德理想。我并没有隐瞒任何实情，我不过是用实情来恫吓他们罢了。虽然我字字确凿，但是为了让他们照着我的意思做，我选择了用情绪化的方式来表达。

一直到现在，每当想起这件事，我都感到羞愧。一对儿女来到医院，父亲的状况让他们惊慌失措，我却以语言暴力相向。帕尔默的孩子最后终究没有签下父亲的放弃抢救同意书，原因显而易见，一个几分钟前才刚认识的医生竟然想逼他们宣告父亲死亡？

其实我可以选择更好的处理方式，我应该想办法把当时的对立关系转变成合作关系。

了解状况后再给建议

阿莉森·霍尔（Allison Hall）几年前中风，接着又发生几次余震般的小中风。她目前住在养老院，许多身体功能正逐渐丧失。大约一年前，她还略微认得她的大女儿，但是现在，她只能用茫然眼神回应女儿的微笑。

时间是 20 世纪 90 年代中期，而我在宾夕法尼亚大学还算菜鸟教员。霍尔住院那天早上，我的医疗小组和霍尔的三个孩子谈了一下，想判断霍尔的状况是急性或慢性。因为霍尔有泌尿道感染，发烧和伴随而来的代谢障碍会让原本就有认知障碍的大脑更显蹒跚，而原本只有轻微痴呆的人看起来像是严重痴呆。决定她的治疗方式之前，我们必须知道在没有急性症状时，她的生活情形如何。就我们所知，霍尔在泌尿道感染以前就有痴呆情形，不过她过着心情愉快的生活，虽然偶尔把孙女误以为女儿，但大致上很开心。

我是这个案子的资深医生，理论上，跟患者讨论放弃抢救不是我的职责，这种事一般交由住院医师或实习医师来进行。不过，那时候我已经研究出一套应付这种场合的方法，并且在每个月初做一次示范给受训人。医学教学通常照着"先看别人做，自己实际做，教会别人怎么做"的方法进行，所以我有做给别人看的责任。

我不认为霍尔太太会在这次住院期间发生心跳停止的状况，但我认为为了以防万一，还是有必要跟她的家人讨论心肺复苏术。我问他们期待这次住院能达到什么效果。他们一致回答希望母亲能够康复，回到养老院，但是，并非不惜代价，他们也认为母亲开心才是最重要的。

"这我们可以做得到，"我回答，"我们先看看能不能把感染压下来，如果不行，也会确保她好过一点，尽量不带给她不舒服的情形。"他们说，这正是他们想要的。

我把如何提高霍尔太太生活质量的做法罗列出来。我告诉他们，我会要求护士若没必要就不在夜间进行抽血和基本身体状况检查，让霍尔太太可以睡得好一点——睡觉受到干扰会让痴呆症患者情绪躁动、精神错乱。我也告诉他们，我会使用抗生素治疗感染，用退烧药暂时解决发烧问题。最后，我们会随时注意她有没有疼痛或者不舒服，并且针对症状进行治疗。

接着，我把谈话内容从我们会做的事项转移到可能不做的事项，也就是是否放弃抢救。这一次，我没有开门见山把问题丢出（"你们打算放弃抢救吗？"），也没有绘声绘色地恫吓他们。我把议题放在目标中来谈："就像我们刚才谈论到的，我们决定尽可能让你们的母亲好过一点，希望抗生素等药物可以改善她的不适，让她的健康状况恢复到可以回养老院的程度。但是，万一她发生心跳停止或者呼吸衰竭，也就是说她没办法自己呼吸时，我想，我们是不是别进行心肺复苏也不把她转到加护病房插管呢？以她现在的身体状况，恐怕禁不起那样的折磨。再加上她的头脑不清楚，只能忍受这些痛苦，不会明白我们在做什么。所以，万一情况恶化成那种程度，我建议不要采取这些积极的手段。你们认为呢？"

在梅奥医学中心的恫吓之后不久，我逐渐学会了行为经济学，这门学问让我学会用更好的方式把医疗选项呈现在患者与家属面前。在刚才的例子中，我把较好的方式当成一种建议告诉患者家属，而且，在了解他们的目标后才提出。那时，我已经采用过这种模式几次，成功概率很高，当然，成功的定义不在于患者或家属是否接受我的提议。事实上，仍然有患者家属拒绝我，但我已经不再以针筒、重击胸膛这样的字眼来回应。把即将死去的患者救回来，并不是一名医生做过最糟的事，让患者家属做出后悔的决定才更加糟糕。所幸，在绝大部分会谈中，我的提议不再让家属抗拒，而是让他们得到慰藉。他们不希望所爱的人承受痛苦，也明白心肺复苏术只会为患者带来更多的折磨。但是，他们不愿当做这种决定的人，这时候，医生来提出建议就可以适时地分担责任。

长久以来，提出建议就是医生工作的一部分。但自从患者自决权兴起后，医生对于什么时候该提供建议，或者是否该提供建议就不再那么有把握了。有些医生会像万圣节发糖果一样，毫无顾忌地提供建议。有些医生则为了尊重患者的自决权，认为不应该提供任何建议，甚至在患者开口要求时，照旧不给任何建议。我曾经多次见到这种情形，患者询问医生的建议，但是医生却冷冷回答："我没办法替你做决定。"就像在朗诵凛然不可侵犯的道德格言一样。

医生对于是否提供建议出现这样两极化的看法是可以理解的。患者和家属一方面需要医生的建议，但是另一方面，医生的建议很容易具有强制性。"你需要动手术"和"我建议你动手术"间的差别在患者看来可能微乎其微。

和医生一样，患者对于医生是否该提供建议也抱有不同的看法。有些患者表现出一副不需要医生提供任何建议的态度，因为他们来看诊前早就查好各种资料，也帮自己做好诊断和医疗决定。要是有执业证书的话，他们大概会帮自己把诊断书也写好。有些人则完全不想做任何决定，希望医生能全权处理，帮他们在困境中找到一条出路。当然，也有些人视情况而定，希望医生帮忙决定吃哪一种高血压药好，但是膝盖痛时却坚持看骨科医师，而不看物理治疗师。

我要说的是，医生的建议在做医疗决定时所扮演的角色很复杂。然而，深入了解这个问题是我们从患者赋权阶段进入医患合作阶段最好的办法。如果处理得好，接受从医生而来的建议可以成为共同决定时的模式。但是万一处理不好，建议就像是披着羊皮的狼，在伪善的父权作风下出现。

了解医生的建议，或者说得更明确一点，了解医生提供建议、患者接受建议时的心理因素，可以让我们更明白，如何让充分掌握信息与权力的患者，以及准备好要和患者建立合作关系的医生，在一个适当的环境相遇。

感受责任

特蕾西·马洛伊（Tracy Malloy）到妇科进行年度检查时，觉得自己也有点要感冒了。没过多久，她的状况变得更糟，两天后，她打电话给妇科医师，没多久就躺在妇幼医院病床上了。发烧让她非常不舒服，但是和她这辈子最严重的头痛比起来，根本不算什么。医生帮她安排检查，给她一般的止痛药。但是，我们的住院医师告诉我："你相信吗？医生竟然没有给她紧急状况用的抗生素。"

马洛伊的情况不断恶化，因此从妇幼医院（主要处理妇产科方面问题）被转到我当时服务的教学医院。我是一名资深医师，住院医师正在跟我报告马洛伊的病历。"这位患者，"他以一种不可思议的语气说道，"脖子有明显僵硬现象，但是妇幼医院竟然让她枯坐在那儿等检查报告……一个小时都过去了，他们连脊椎穿刺也没做！"这位住院医师对于妇幼医院没有实时诊断出患者患了细菌性脑膜炎感到非常讶异。

内科医师把细菌性脑膜炎视为紧急状况，患者的状况有时看起来像是一般上呼吸道感染，但是一旦细菌入侵神经组织，很快便会威胁生命。以脑膜炎双球菌为例，它们平常可以存在人体内，与我们相安无事，但是不知道什么原因，这些友善的细菌可在几天之内翻脸不认人，攻击宿主。患者会头痛、发烧、脖子僵硬，看起来就像严重感冒，但是这些就是脑膜炎双球菌进入脑膜的第一个征兆。脑膜是包覆大脑与脊髓的柔软组织，脑膜炎双球菌会在这里快速复制，引发致命危险。患者出现脖子僵硬现象时，我们第一个就是担心脑膜炎感染，这时会立刻实行"先治疗，后诊断"的专业做法，先提供强效抗生素，事后才以脊椎穿刺确诊。

很不幸地，妇幼医院这方面的警惕性没有我们高。那位医生没有先给予抗生素，而是等候患者的检验结果，殊不知病菌在这段时间已有如大军来袭，攻陷了患者的身体。紧急转到我们的医院时，马洛伊的听觉已经永久丧失。医疗小组里每一个人都对这位医生的疏失感到震惊不已。大家都认为应该有个相关单位出面对这样的医生祭出惩罚。"这个患者应该赶快找个律师帮忙。"一位实习医师说道。"医师执照委员会也必须介入处理才行。"住院医师补充说道。

他们热切的反应让我忍不住问了几个问题，想看看他们的信念究竟有多深。"你们打算告诉患者这些吗？"我问道。这时，他们立刻成了缩头乌龟。"告诉患者又不是我们的责任。"住院医师回答。"那医疗委员会呢？你会告诉他们吗？你打算告诉妇幼医院的主管吗？"我又问。当我把责任放到他们的肩上时，他们原有的自信立刻消失得无影无踪。"我们当时又不在场，弄不好她在妇幼医院时症状不是那么明显。"另一位实习医师接着说起他也曾经遇到过一个感染脑膜炎，但是症状并不明显的患者。

我问这些问题是想了解医疗小组成员遇到类似情形时的道德立场，并借助探讨医生职责来规范我们的职业。但是，我在探讨道德问题时，发现一切总会牵扯心理学。表面上看起来这个心理学很简单，而且和道德伦理扯不上关系。年轻医生心理上对"状告同侪"

有抗拒感，幼儿园里学到的社会心理学胜过道德感。但是几个月前还是住院医师，最近才刚当上主治医生的我则发现了另一层面的心理力量。我从自身经验发现，当你是那个做最后决定责无旁贷的人，一切都会变得不一样。

一年前，我还是个住院医师，有一回得负责照顾一名有生命危险的患者，因为当时还没找到对他有利的治疗方法。这时，他的主治医生决定采取一种未经证实而且价格昂贵的治疗方式。我激动地跳出来指出这个方法有危险性，甚至还提醒他这个方法所费不赀。这场暴跳让我在下一次轮职时被降级。同一个月，我还照顾一名肺炎患者，他的治疗效果呈现好转的迹象。我告诉他的主治医生，我认为他差不多可以出院了，没想到竟被驳回："再观察一个晚上，确定白细胞数量恢复正常了再说。"我认为这个决定很差劲，不但过于小心，还会让医疗费用因此往上攀。我心里充满愤怒，那时的我发誓，等我当上主治医生，我一定不会这么孬种。

当然，我顺利当上了主治医生，也顺理成章变成对话中的反方。"他的复原状况很好，应该可以出院了。"住院医师这么告诉我。这时，一阵焦虑突然涌上来。他的病情还是有可能转坏，我心里想，白细胞的数目虽然正往下降，但是并没有完全恢复正常。我现在再也无法豪迈地挥挥手让患者出院了。

责任的担当翻转了一切。在当上主治医生、成为决策者不久后，我终于明白，为什么我过去进行临终医疗谈话时，事情进行得那么不顺利。当我和这些患者或其家属谈话时，我总认为没有什么比得上预后情形、心肺复苏术的优缺点等医学事实来得重要。之前和主治医生争论患者应采取的照料方式时，我也是抱着相同的态度。我认为那些主治医生不同意我的看法，是因为他们太执着于文献，看不清事实。但是现在我发现这些和我"咨商"临终医疗的人，以及那些被我"说教"的主治医生之所以做了和我不同的决定，不是因为我们看到的事实不一样，而是因为他们必须为这些决定负责。

一直到我完成应受的训练，也变成最终决策者后，才惊觉扛着这些责任对于做决策者有多大影响。这样庞大的责任，让患者家属无法接受最有利的决定，无法放弃抢救他们所爱的人。

担当责任

新泽西州最高法院让乔·昆兰决定女儿的命运时，乔先是为赢得这场官司高兴了一会儿，随之而来的却是一种更强烈的情绪：责任重担。现在，做决定的重担降临到他的肩上。他告诉一位报道卡伦故事的记者："决定权现在在我的手上，作为最后决定者所背负的责任重担让人承受不住。"于是，他去寻求可以帮他卸下这副重担的人。"我知道自己非常需要找汤姆神父谈一谈。"

他把焦虑释放了出来。"我终于掌握最后的决定权，"他告诉汤姆神父，"但是这个决定让我非常困扰。我是在扮演上帝的角色吗？"

"不要因为你决定结束卡伦的生命而忧虑，"汤姆神父回答，"上帝已经决定好卡伦的岁数，你不过是点头答应而已。"

汤姆神父的回答充分展现出了智慧，他让上帝成为乔的伙伴，巧妙地让乔与自己的决定和平相处。乔不再觉得自己是唯一一个决定卡伦命运的人，也不再怀疑自己是否在扮演上帝的角色。上帝扮演了上帝的角色，乔不过是接受上帝的安排罢了。

汤姆神父采取的策略，对医生应该如何帮助患者或家属卸下责任的重担做出很好的示范。医生向患者提供建议之后，患者就不再

　　　　　　生命的关键决定

扮演上帝的角色。当我建议霍尔的家人放弃对母亲的抢救时，我可以帮他们卸下做决定的重担。亲爱的家人死去后，很多人会有几个月的时间活在忏悔中，认为亲人生命的结束是自己的错。专家访问身陷创伤后压力综合征的人，有人告诉研究人员："我最爱的人死在我的手里，这件事让我懊恼不已。"

医生可以借助为患者或其家属提供建议而帮他们卸下责任重担，这时候，患者和家属不再独自做决定，也不再扮演上帝，他们现在只需要决定是否听从医生的建议。

学习汤姆神父的做法当然也有风险，万一医生把自己的意思扭解成上帝的意思，扮演起上帝的角色又该怎么办呢？所以说，医生提供建议时必须抱着谦逊的态度，要能接受不同的声音。接下来我会告诉你，医生应该如何提供建议，因为医生的建议不只会给患者带来重大影响，医生提供患者建议时所采用的方式也会不知不觉改变患者对各选项利弊的看法。

提供他人建议

在一家拥挤的酒吧里，一位长相迷人的陌生人从另一头盯着你看，你们两个人的目光对上了。现在，你要不要上前自我介绍呢？你的心情肯定七上八下的。（该怎么开头呢？姿态高一点，或者自然就好呢？）这么做对你没有多大损失，顶多碰个钉子。但是，如果一切顺利，你会交到一位新朋友，甚至开始一段改变人生的浪漫情事！理性思考利弊之后，你很明白，能谈一场恋爱的机会是值得冒着被拒绝的风险的。不过，你终究没办法下决心，只好继续一边喝酒一边和朋友聊天。

现在，想象一下稍微不同的场景。同样的酒吧与朋友，另一头同样坐着一位迷人的陌生人，但是，这位陌生人现在盯着看的不是你，而是你朋友。你朋友也以眼神回应，思忖着该不该过去和那位陌生人搭讪。这时，朋友靠过来问你的意见："你觉得我要过去打招呼吗？"这时你会有任何迟疑吗？你是不是会叫朋友就放胆去吧，结果再怎么糟，两杯啤酒下肚不也就都忘了吗？

提供建议者的身份会改变人对问题的看法，而且，有时候反而可以让人做出更好的决定。像这种酒吧里的情况，提供建议的人总是更不会把被拒绝的短暂打击放在心里。这种短期恐惧很容易让人放弃长期的快乐。

当研究人员问大家曾经做过哪些后悔的决定时，大部分人想到的并不是那些最后失败的行动，而是为了没有采取行动感到惋惜不已。决策心理学专家劳拉·克赖（Laura Kray）和里奇·冈萨雷斯（Rich Gonzalez）曾经做过一个试验，他们请一群大学生想象他们刚从大学毕业，手上握有两份工作机会，第一份工作很可能让你名利双收但意义不大，第二份工作待遇普通，但是较充实，而且对人类有贡献。克赖和冈萨雷斯发现，学生们可以毫不犹豫建议朋友选择第二份工作，但是当择业者换成自己，做决定就不是那么容易了。

人们在做医疗决定时也是如此。回想一下第六章提到的大肠癌的例子，参与实验的人必须在死亡与伤口发炎、结肠造口等并发症之间做出选择。当我拿这个假设性问题去问全国各地的家庭医生时，竟有40%的医生宁愿死，也不要这些并发症，就算是暂时性并发症也一样。不过，我那次的实验并没有就此打住。我还问了另一群医生，如果这种情形发生在他们的患者身上，他们会建议患者怎么做呢？一模一样的问题，只不过医生从当事人变成提供建议者。当医生不是当事人，便建议患者选择存活率较高的治疗，只要能活着，并发症又有什么关系呢？就算是见惯了身体病痛，医生和一般人的本质还是所差无几，他们在为自己做决定时，还是很容易受到情绪的影响。换成站在给他人提供建议的位置时，当时的情绪就很容易被忽略。

当医生从决策者变成提供建议者时，他们的想法也跟着改变，只不过大部分医生对这种改变浑然不觉。当我问这些医生，为患者做的决定会不会有别于为自己做的决定，几乎所有医生都表示不会。他们没有注意这两个问题——"你会怎么做？"和"你的建议呢？"——的不同架构其实左右着他们的想法。

当你问"医生，我应该怎么做呢？"和"医生，如果是你，你会怎么做呢？"，得到的答案可能不一样。当你问"医生，你觉得怎么做对我的母亲最好呢？"和"医生，如果是你的母亲，你会怎么做呢？"，得到的答案也很可能不一样。弄清楚了吗？

警告：建议的影响力大得可怕！

这一章讲到目前为止，我好像都在为医生的建议背书。我提到医生的建议可以帮助患者或家属分摊独自做决定的压力，也用实验说明，从提供建议者的角度看事情，更不容易受到心理因素的影响，因此可以帮助患者做出较不偏颇的决定。但是事实上，提供建议也有其不利的影响。首先，建议会让患者选择他们原本不愿意做的事。譬如说，假设你在考虑要不要施打新流感疫苗，也假设这支疫苗的坏处其实多于好处。一般情况下，你不会施打这支疫苗……除非我告诉你，医生都很推荐施打。

我用上述情形做了试验。首先，我用非常浅显的字眼让大家明白这支疫苗的好处和风险，并确定大家都认为施打这支疫苗不是个好主意。但是我还告诉其中一组人一些额外信息。首先，我说医生建议施打，不过，这是一支新的疫苗，医生对这支疫苗的了解不见得比你更多。即便我都这么说了，患者还是认为医生知道的一定更多。最后，我请他们自己判断要不要施打，然后再次强调医生对这支疫苗真的没有更多的了解。结果出炉，他们最后还是决定听从医生的建议。

建议的力量不只出现在研究实验里，也存在于实际生活中。回想一下我稍早提过的，对患者来说，90%的存活率听起来要比10%的死亡率更具优势。医疗沟通专家劳拉·斯米诺夫（Laura Siminoff）进行过一个试验，想证明框架效应（framing effects）对乳腺癌患者决定是否接受化疗来预防癌症复发的影响。斯米诺夫原本以为，负面的字眼（"肿瘤复发的可能性有15%"）比起正面的字眼（"肿瘤痊愈的机会有85%"）更容易让患者采取积极的辅助性治疗。

没想到框架效应虽然贵为决定心理学与行为经济学上最重要的发现之一，在这时竟然没有发挥影响力。不管医生如何呈现选项给患者，正面也好，负面也好，患者都不受问题的框架效应影响，真正起作用的却是医生提供的建议。

提供建议的方式可以有各种不同层次。医生可以把建议给得很温柔——"我也知道你不想再多吞一颗药丸，但我认为他莫昔芬是我们最好的选择"。也可以给得很坚决——"如果你问我，我会建议你服用他莫昔芬"。这两种建议方式在道德上是有区别的。给建议时采取的态度很重要，如果用独断语气，就算只是建议，听起来无异于过去的父权式权威。在医生与患者的互动关系上，医生的作风也很关键。

就算是温和的建议，也可能对患者的决定造成重大影响，毕竟患者非常看重医生的建议。大部分患者都相信正确的医疗决定取决于医疗事实（事实上患者的个人偏好更重要），而很多人误以为医生提供的建议，是在指引患者的不容置疑的医疗事实。事实上这两者有时相去甚远。

所见为是

让我们来看看录音机录下的一段泌尿科医师与患者之间的谈话。这位医生正跟患者解释前列腺癌其实是一种生长缓慢且可治疗的癌症。他说可以用放射线杀死前列腺的癌细胞，这种治疗方式不需动手术。很快地，他把重点放在下一个治疗方式上。"如果你想再进一步了解放疗的细节，我可以帮你预约放射科医师的门诊。现在，我要谈的是手术治疗。我对这方面比对放疗更清楚，因为我本身是外科医师。我也必须承认因为这样，所以我比较倾向于选择手术治疗。好了，先不管那个，总之，在手术治疗时，我们会开一个差不多这么长的切口……"

当医生告诉你他倾向于手术治疗时，你会有什么反应呢？

我们在听取医生建议时，很难把医生的个人偏见排除在外。大部分人提到医生偏见时会想到经济上的利益冲突，这种冲突与医疗执业间的关系错综复杂，也玷污了医生的名声。美国医生的收费方式根据服务内容决定，提供的服务项目愈多，收取费用也愈高。当外科医师说"我认为你必须把前列腺切除"时，精明一点的患者会联想到医生是不是想借此捞一笔，没准这笔钱是要给他的孩子缴学费。多数专家认为美国医疗费用的涨幅不但持续超过通货膨胀，而且是大幅领先，问题在于付费机制助长了医生做过多的检验与治疗。

比这更令人忧心的是世界各地的医生与药厂、仪器设备商之间都有利益勾结，这诱使医生推荐费用较高的药物或器材给患者。2011 年，《纽约时报》（*New York Times*）就报道了一家名为百多力（Biotronik）的公司花钱雇用几个心脏科医师，请他们做一些可有可无的临床试验，希望这些医生拿了钱后，可以多推荐他们生产的心律调整器给患者。就连平常不会使用到心律调整器的心脏科医师也受到百多力的蛊惑。有一位心脏科医师每个月从百多力领取数千美元，他很明白告诉专门装置心律调整器的同事，除非他们答应采用百多力的器材，否则就不介绍患者过来。当医生的手段这么下流时，叫人如何相信他们所给的建议呢？

但是，相比起来，我认为医生的个人偏见比起这种金钱上的诱惑要更加诡诈。刚才提到的那位承认自己更倾向于动手术的泌尿科医师，领的其实是荣军医疗系统的薪水，多执行一次手术并不会为他带来任何额外的财富，而且身为荣军医院医生，他与医疗设备公司等单位的金钱关系其实受到严密的监视。因此，当他表示自己倾向于动手术时，并不是在承认动手术对自己有利害关系，只是表达了他倾向于选择比较了解的领域，而他对手术的了解胜过于对放射线的了解。事实上调查结果显示，外科医师通常认为手术是治疗局部性前列腺癌最好的方式，而肿瘤放射科医师则认为放疗才是最佳策略。

当初，骨外科不认为物理治疗对我背部的伤有帮助，大概也可以用这种"所见为是"的偏见来解释。他所根据的理由是，他的患者都因为接受物理治疗后，状况并没有改善，于是来找他开刀。但是，他或许没想到，那些接受物理治疗后痊愈的患者，大概根本不会去找他。毕竟身为骨外科医师，他不会见到所有患者。

作为主治医生，我也会陷入这种偏见中。我有很多接受积极治疗后情况不见好转的癌症患者，因此我得经常提供生命临终前的照料。因为这样的经验，我对癌症治疗的看法无法像一般肿瘤科医师那么正面，因为他们照顾的大多是前来进行化疗、情况还没有糟糕到必须住院的癌症患者。

除了"所见为是"之外，医生和患者讨论治疗方式时，也大多把焦点放在他们所熟知的领域。在我录下的这段泌尿科医师与患者的谈话中，医生花在解释手术治疗上的时间是放疗的两倍。除了时间分配不平均之外，他解释手术治疗的优缺点时，也不公平地提供优点多于缺点。

这会让患者怎么想呢？当他们以为可以从掌握更多信息的专业人士那获得协助时，得到的却是金钱利益冲突下的意见，或者从医生自身经验而来的偏见。由于这些医生提供建议而带来的问题，我想，患者最好的响应或许是对医生所给的建议一概置之不理吧！倒不是因为所有医生提供的建议都有偏见，而是患者根本没有能力判断哪些建议可以采信。然而医师提供的建议倒也不是这么一无是处，或许患者的反弹可以不必这么大，而是用平常心来看待。首先，因为沟通问题经常在于医生不够了解患者，以至无法提供有帮助的建议，所以患者可以判断一下这位医生是否够了解他的需求与愿望。

了解你的对象

托马斯·波勒（Thomas Pohler）一如我在这项研究观察到的多数患者，看诊过程中几乎保持着缄默。从泌尿科医师宣布他患前列腺癌开始，他就没说几句话。医生在分析各项治疗方法的优缺点时，他的话依旧不多。现在，到了决定选择治疗方式的一刻，他至少该让医生知道他比较偏好哪一种治疗方式，但是波勒先生实在下不了决定。于是，他开口寻求医生的建议。

"依您看……怎么做最好呢？"

医生并没有上钩："我们通常会告诉患者必须自己做决定。"

"我知道了。"波勒先生回答，听起来一点也没有因为"成为被赋权的决策者"而感到开心。

医生大概感觉到他的迟疑，马上接着说："但是，这只是我个人的偏见，因为我是外科医师，我们通常倾向于建议年纪较大、身体较弱的患者选择化疗，因为一般来讲他们的手术复原状况比较差。"

"好的。"波勒回应道，听起来稍微松了一口气。

"至于年轻又健康的患者，就像你这样，还是很适合用手术治疗。所以，依你的情况，我会倾向于动手术。"借着临床事实，这位泌尿科医师终究把持不住底线，还是给了建议。不过他不想太过直接："但我必须再三强调，这个决定必须由你来做。"接着，这位泌尿科医师问了一个有点无厘头的问题："你的肺病现在情况怎么样？"

"我的什么？"

"病历上写的，这上面提到你的肺部有些问题，你有肺气肿？"

这位医生建议波勒先生动手术的原因是波勒先生还年轻，而且身体健康，但是他连波勒先生有没有肺气肿都不知道。肺气肿是严重的肺部问题，会增加手术的风险。好的建议必须建立在良好认识的基础上。提供建议者如果对接受建议者了解不足，就没有资格提建议。

这段谈话中最让我惊讶的，是这位医生竟然在还没有了解患者的身体情况之前就提供建议。就算在医者如父的古老年代，我都不认为这种事情应该发生。那时的医生有个错误的医疗观念，认为医疗决定就纯粹是医疗决定，而临床事实是做决定的唯一依据。但也因此，他们认为自己有责任把所有真相厘清后，再告知患者应该怎么处理。反观今天，在新医患关系的规范下，医生被告知临床事实不是正确决定的唯一凭据，患者的个人意见也一样重要。然而，在这个案例中，这位医生不但没有询问患者的个人意愿，更没有先把所有真相弄清楚，就贸然提供建议。他没有先问波勒先生小便失禁和性功能障碍会不会让他感到困扰，也没有问如果暂时不处理，而采用积极监控的方式，会不会让他感到不安。在还没有评估过患者的牵挂与忧虑之前，这位医生提出的建议有任何参考价值吗？

有些医生不去查问患者的意愿，是因为他们自认为懂得患者想要什么。卫斯理大学（Wesleyan University）的休·费希尔（Sue Fisher）曾针对妇科医师与患者间的谈话做过研究，她的主要对象是子宫抹片检查结果异常的女性，这种症状多半是子宫颈癌的前兆。遇到这种情形的女性有几项具有不同程度的侵入性或带来不同并发症的治疗方式可以选择，而最好的选择（我想你已经知道我要说什么了！）还要取决于患者的个人意愿。但是费希尔的研究发现，医生不太询问患者的个人意愿，而只用过去经验与现有资料来推论。例如，妇科医师经常问患者生过几个孩子，接着便会做起逻辑推演。假设这位妇女说她已经有七个孩子，医生就会自行推论她应该不想再生孩子，因此建议她把子宫切除以杜绝后患。如果患者还没有孩子，那么为保留怀孕生子的机会，医生会建议实行侵入性较低的治疗方式。在大多数情况，医生并不会试着询问每位患者对这些治疗方式的感受，而是直接提出建议。

有位患者即将进行子宫切除术，她向医生表达了她对手术还是感到犹豫不决。"我非常怕动手术。"她说道。医生听了有点震惊，但试着保持镇定，回答道："噢，这样吗？没关系……我们当然可以选择其他的治疗方式。要不，我们现在就用冷冻处理的方式来进行治疗，成功概率通常在 90% 左右。"这位医生在患者即将动手术前，总算对患者的治疗方式做了及时修正。

患者欣然接受了侵入性较低的治疗。想象一下，要是她没有主动表示顾虑，就不会接受这个治疗方式了。很不幸地，费希尔调查中的大部分女性患者都不是这么直率。

好建议的关键

好的医疗决定取决于良好沟通，而沟通应该双向进行。光靠医生用患者可以理解的词汇，针对医疗相关信息与患者进行沟通并不够，医生还必须了解患者的想法。稍后，我会讨论如何改变医生的态度，让他们愿意更了解患者。但是，患者本身也应该调整自己的态度才行。患者不应该只满足于接收和明白医生提供的医疗信息，还应确认医生也明白你的立场，以及你是如何看待各种治疗方式优缺点的。如果有一个理财专员连你计划几岁退休都不知道，他提供你的理财计划就不值得参考。你会让一个不清楚你个人投资风险意愿的理财专员来帮你操控资金吗？如果你的答案是否定的，就不要听从一个不知道你在想什么的医生所给的建议。总而言之，如果医生在问诊过程中没有谈及患者个人意愿，就不可能提出任何好的建议。

那么患者应该怎么做呢？首先，要知道自己有哪些选项，或者更明确一点，清楚自己的意愿在决策过程中所扮演的角色。患者需要伴随知识而来的力量。

　　　　　　　生命的关键决定

第九章

伴随信息而来的患者赋权

　　玛丽·史密斯（Mary Smith）观看着由达特茅斯－希区考克医学中心（Dartmouth-Hitchcock Medical Center）人员提供的一段影片，这实在不是件容易的事。史密斯被诊断出乳腺癌，得做几个重要决定。就像影片所说，手术是治疗初期乳腺癌的惯用方法，可分成两种形式，一是乳房切除术，一是肿瘤切除术。肿瘤切除术的侵入性较低，在采用肿瘤切除术时，医生会尽可能保留患者乳房，只切除有病灶的区块（所以称为肿瘤切除术）。但是肿瘤切除术有几项缺点。首先，手术结束后，患者连续六周必须每天回医院进行一小时的放射性治疗，如此可能会造成皮肤发炎，在乳房上留下疤痕。另外，肿瘤复发概率也稍高，这点实在让人难以安心。

　　乳房切除术最大的优点是可以降低癌症的复发概率，同时也省去放疗带来的困扰。但若选择乳房切除术，就等于永远告别乳房了。

　　这部影片之所以不容易看下去，并不是因为制作不良，相反地，这部影片不但像素清晰，而且浅显易懂。之所以让人看不下去，是因为史密斯被强迫面对患乳腺癌的残酷事实。影片中叙述乳房切除的过程，就算用字再怎么优雅，也让人无法停止去想，再过不久躺在手术台上的将是自己的身体，被割除的将是自己的乳房。更何况，除了这部影片引发的负面情绪外，史密斯同时还得应付另一件心烦的事，有一个难以抉择的决定等着她：究竟该选择乳房切除术，还是肿瘤切除术呢？

无疑，很多患者遭遇相同的情况时，会把乳房切除术与肿瘤切除术之间的选择看成反正都是输的局面。然而，事情总要有个了断。史密斯看完影片，也和肿瘤外科医师讨论过，最后决定选择乳房切除术。

接下来，史密斯见了这里的一位整形医生戴尔·柯林斯·维达尔（Dale Collins Vidal）。很凑巧，维达尔曾经参与这部乳腺癌影片的前测工作，并对于史密斯的决定不敢苟同，因为她的决定与她的意愿并不一致。看完影片不久后，史密斯填了一份问卷，以确定她对不同治疗方式优缺点的看法。维达尔看过许多乳腺癌患者，这些患者的问卷结果和她们选择的治疗方式通常一致，例如担心癌症复发的患者多半会选择乳房切除术。维达尔发现史密斯的状况并非如此，于是她请史密斯再看一次影片，确定她真的想做乳房切除术。

几天过后，史密斯改变心意。她告诉维达尔，她原本是听从肿瘤外科医师的建议而选择乳房切除术。但是再看过一次影片后，她重新考虑，发现肿瘤切除术才是她想要的选择。这本来就应该由她来选择，而不是由外科医师来选择。

如果是以前，史密斯肯定会听从外科医师的建议做乳房切除术。但史密斯并没有落得那样的结果。原因有二，一是她遇到像维达尔这样乐于和患者共同做决定的医生。我会在下一章谈到这类医生的重要性。但是，现在我要把焦点放在第二个原因：史密斯有机会使用交互式决策辅助工具，借着这部医疗教育影片，她成为被赋

　　　　　　　生命的关键决定

权参与决定的患者。

史密斯在 2008 年被诊断出乳腺癌，在此前已经有成千上万的美国人借助决策辅助工具协助他们做各种医疗决定，这些问题可以小至要不要服用降胆固醇药物，大至选择乳腺癌的治疗方式。这几年来，辅助工具使用更是日益频繁，俨然成为促进共同决定的利器之一。

另一方面，使用决策辅助工具的人数虽然持续增长，但是还有许多患者没有机会接触到决策辅助工具，当他们面临重大医疗决定时，只能独自面对或者接受医生建议。根据美国癌症研究中心统计，美国每年被诊断出患乳腺癌的约有二十万人，加上患大肠癌的十五万人、肺癌的二十万人，以及将近二十五万的前列腺癌患者，光是美国，每年就有至少一百万名可以受惠于决策辅助工具的癌症患者。如果再加上其他难以做决定的医疗问题，像是该不该服用降胆固醇药物、要不要换髋关节等，决策辅助工具每年可以帮助数百万名患者，而目前的人数却只有几十万。大部分医生还没把决策辅助工具纳入诊疗工具，大部分患者也没听过这个东西。

打破旧俗，大力提倡决策辅助工具的医生杰克·温伯格（Jack Wennberg）在达特茅斯学院的医院服务。因为在达特茅斯医院就诊，史密斯才有机会接触到决策辅助工具。温伯格在什么机缘下构想出决策辅助工具呢？这并不是他自诊疗乳腺癌患者或高胆固醇患者得来的感想，也不是因为他受过生物伦理或医疗法律的训练，而是一次无关紧要的医院数据研究。

小城镇，大不同

当美国正走出大萧条，温伯格出生于佛蒙特州（Vermont）的贝洛斯福尔斯（Bellow Falls），父亲是造纸厂经理。温伯格的年轻岁月几乎在滑雪、踏雪健行以及读挪威剧作家易卜生（Ibsen）的著作中度过，就好像在父亲的故乡挪威成长一样。他是一个聪明的孩子，成绩优异，最后以名列前茅的表现从医学院毕业，接着便在享誉国际的约翰·霍普金斯医学中心担任住院医师。

温伯格不惜挑战医学权威的个性在约翰·霍普金斯医学中心显现出来。有一回，他负责照顾一名原因不明的肾衰竭患者，但是他无法按照患者的症状开药完事，而是始终对这名患者的病因耿耿于怀。他进行各种血液检验，照X光，依然没有任何斩获。这让温伯格不禁怀疑这名患者的肾脏问题会不会起因于正在服用的一种新型药物。当时尚未有人提出药物服用与肾脏疾病间的关系，但是温伯格没有就此放弃。他利用担任住院医师的闲暇做了一个实验，给两只猫注射药物，其中一只剂量是5毫克，另一只剂量是10毫克。最后两只猫因为肾衰竭死去，温伯格因此找到了罪魁祸首。他立刻去找约翰·霍普金斯医学中心的高层，希望他们可以告知食品暨药物管理局这项药品的危险性。但是医学中心里竟然没有人愿意做这件事。

有虎偏向虎山行，温伯格决定写信给这家药厂，当然，没有得到回应。于是，他直接写信给食品暨药物管理局，希望当局可出面让这项药品下架。然而他的告诫再一次石沉大海，但是温伯格也再一次振作，他非得阻止这项药物继续危害人体不可。

最后他写信给休伯特·汉弗莱（Hubert Humphrey）参议员。汉弗莱是当时以精力充沛著称的明尼苏达州参议员，后来还当上美国副总统。汉弗莱显然非常认同这封信的重要性，他将信带到白宫，启动一连串动作，最后这家药厂主动收回这项产品。温伯格的努力得到回报，数以千计的患者也因为这位医生永不妥协的作为而不致发生肾衰竭。

这样的毅力跟随温伯格一生。在他试着找出医生进行扁桃腺切除手术背后的真正原因时，这样的决心起了重要作用。

一位名叫约翰尼·唐西尔斯（Johnny Tonsils）的 4 岁男孩出现了喉咙痛的症状，这已经是六个月以来的第四次了。约翰尼的脖子因为淋巴结肿大而肿胀，他的喉咙也因为发炎而发红。医生再往他的嘴巴里一看，发现扁桃腺胀得像是在发怒。

接下来应该怎么做呢？这位医生会在约翰尼每次出现发炎状况时使用抗生素治疗，或者将约翰尼转诊到外科医师直接切除扁桃腺。光是参考医疗事实得不到最好的答案，扁桃腺的切除有利有弊。切除扁桃腺后，约翰尼将不会再出现扁桃腺发炎症状。不过约翰尼还是会因为咽喉其他部位感染或中耳炎等问题感到不适。除此之外，手术还会带来疼痛、伤口感染，或者一些发生概率不高的严重并发症。况且，以约翰尼的年纪来看，他的免疫能力已经渐趋成熟，扁桃腺发炎的次数应该会逐渐减少。

理想的情况下，医生应该先和约翰尼的父母讨论切除扁桃腺的优缺点，然后共同做出最好的决定。然而温伯格发现事情并不是这样进行的。时间来到 20 世纪 60 年代晚期，温伯格回到佛蒙特州，并主持该州的区域医学计划。这是林登·约翰逊（Lyndon Johnson）总统的伟大社会（Great Society）改革计划的内容之一，目的是让每一位美国国民都可以享有最先进、最好的医疗护理。佛蒙特州当时人口还不到五十万，大部分人是奶牛工人或矿工（当然也都是易卜生迷），乡村气息浓厚。在佛蒙特州，大部分急症都由社区医院处理，州民不管是患了肺炎或类风湿性关节炎，都会被送到最近的一家医院，而切除子宫和切除扁桃腺，也是在同一家进行。这些医院规模不大，资金也不特别充裕，但是在一位早期曾在佛蒙特大学服务的研究员领导之下，其医疗数据可以说整理得非常完善。温伯格便从这套数据系统发现，医生治疗儿童喉咙痛症状时所做的决定有些怪异。

于是，他与约翰·霍普金斯医学中心的统计学家艾伦·吉托森（Alan Gittelsohn）开展了一项合作，开始调查不同医院采用的治疗方式。首先，他先确定佛蒙特人可以利用的医疗新技术是否比较少，得到的结果令人相当震惊。佛蒙特州的居民相似性其实很高，几乎都是白人，但大家接受的治疗方式的差异性却异常大。例如，在某一个地区，每一万个妇女中有二十个人做子宫切除，但是在另一个地区的比例却高了三倍。更夸张的，某个地区的孩童有 7% 做了扁桃腺切除，但是另一个地区竟有 70% 的孩童做了扁桃腺切除，像是要把扁桃腺赶尽杀绝。在佛蒙特州，这种因地区性造成的医疗差异不胜枚举。某个特区的医生忙着切除胆囊，另一个地区的医生则几乎不理会胆囊。

温伯格想知道究竟是什么原因造成这么大的差异，难道是某个区域的患者病情总是比较严重吗？除非某个区域爆发链球菌的大规模感染，才需要在一个特定区域为大批患者进行扁桃腺紧急切除，但是，温伯格并没有听说过任何链球菌大爆发的消息，更不知道比其他区域高出三倍的子宫切除病例又该如何解释。再怎么说，肌瘤和子宫癌都不是传染疾病啊？他只好不得已把矛头指向医生的决策。

两则关于脑震荡的故事

球落在乔丹（Jordan）的右脚旁，他全速冲刺，希望这一脚可以让他上到二垒。12 月的密歇根州天寒地冻，但也阻止不了我五年级的儿子玩垒球（kickball，一种类似棒球的儿童运动，但用踢球代替以棒击球）。他跑过一垒，眼见就要抵达二垒，这时，"咻"的一声！他滑倒在冰上。这是连美国特种部队也闻之色变的黑冰（black ice）——雪融化在黑色柏油路上所形成的一层黑亮透明、不易察觉的薄冰。滑出去的速度之快，让年轻敏捷的乔丹应付不及，头部硬生生撞到球场水泥地上，发出巨大的声响。场上的老师立刻冲了过来，将一脸错愕的10岁男孩送到了医务室。

学校护士在电话里告诉我，乔丹的状况不太对劲，我在二十分钟后赶到学校。这时，乔丹已经不记得发生了什么事，他的所有症状，包括头痛、注意力无法集中、丧失短暂记忆等，都指向脑震荡。他甚至不记得上个星期去看了密歇根大学对杜克大学的篮球赛，当密歇根赢球时，他和球场上的其他观众有多么开心。

"爸爸，我是怎么撞到头的？"

"你在玩垒球。"

"噢，所以我就被带到医务室了？"我们聊了些不相关的事，十五秒过后，他又问了一次"爸爸，我是怎么撞到头的？"

"你在玩垒球。"

"噢，所以我就……"

同样的对话一再重复，我收拾好他的东西并告诉导师，我必须带他到医院急诊室。（我当时的头脑还算冷静，知道只有傻瓜才会自己给自己的孩子看病。）

检查过后，急诊室医生告诉我乔丹的脑震荡情形并不严重。不过在让乔丹回家之前，他想确认一下有没有颅内出血的情形。做完断层扫描后，医生确定没有判断错，并未出血。乔丹可以回家了，只要注意接下来这一阵子别玩得太过火就行了。

四个星期后，乔丹再度生龙活虎，和三年级的弟弟泰勒（Taylor）在客厅里扭打成一团，当时我正在弹钢琴——绝不是那种会让两兄弟打得更激烈的曲子。两兄弟愈打愈凶，连他们自己都知道有点过头了。我停了一下，要他们收敛一点。这时，泰勒没把我的话当一回事，给哥哥来了个出其不意的最后一击，脸上绽开胜利的笑容。但是哥哥乔丹也不是省油的灯，一把推开弟弟。泰勒的头就这么往地上撞去，撞击声隔着两层地毯依旧响亮。泰勒哭了起来，我急忙到他身边，测试他的视觉和听觉，也问了一些问题。他的头脑还很清楚，所以我要他休息一下。于是，他进入卧房看书去了。

三十分钟后，乔丹气急败坏地来告诉我，他要被弟弟烦死了。"爸，你可不可以叫弟弟不要一直问我同样的问题？"看来，脑震荡又找上门了。

我开车带泰勒来到了同一个急诊室，他和哥哥几个星期前的状况一模一样。轻微的头痛？是的。记忆丧失？是的。注意力无法集中？是的。全都没错，和哥哥一样也是轻微的脑震荡，没有恶心呕吐或者头晕，等自己复原就好，不需要任何治疗。除此之外，医生告诉我没必要做进一步检查："断层扫描只会让他暴露于对身体可能有害的辐射。"

这是怎么回事？我两度拜访这间急诊室，带着两个症状一模一样的孩子，两位医生竟然对于需不需要做这项既昂贵，又可能对身体带来害处的断层扫描有着截然不同的看法。距离温伯格在佛蒙特做的研究已经过了四十年，但似乎一切都没有改变。

怪罪患者

温伯格发现佛蒙特州的地区性医疗差异时，没有任何医学杂志愿意发表他的研究，不管是审稿者还是编辑都认为这些差异性背后肯定有合理的医疗解释，或许是患者的年纪、种族、身体状况不同等。2008 年，我的两个孩子都发生脑震荡，症状一模一样，我亲身经历到了因为医生不同，做出的决定也不同的情况。温伯格无处发表他的发现，因为没有人认为是医生造成这样的医疗差异。

这时，温伯格不屈不挠的精神又来了。当审稿者对他的统计分析有疑虑时，他一点儿也不气馁，反而进一步分析数据，寻求其他解释。当某个杂志编辑认为他的研究缺少某些元素，所以没有发表价值时，温伯格把数据全翻出来，把编辑认为缺少的部分补上后，重新送审。但是编辑似乎总可以在温伯格修改过的文章中挑出新毛病："很抱歉，你的文章并未达到《美国医学会杂志》的发表标准。"或者是《新英格兰医学杂志》的发表标准。没有任何统计方法可以改变这种既定认知，大家都认为是疾病本身造成了温伯格所提出来的医疗差异。

但是温伯格始终固守自己的想法，他认为同样的症状遇到不同医生，就可能产生不同的治疗方式。就像我那两个症状相同的脑震荡儿子，即使到了同一个急诊室，还是因为医生不同而做了不同的处理。温伯格相信，不同医生对特定医疗处理有不同的标准，有些医生可能因为患者的胆囊有些微发炎就将之切除，但是类似情况，另一个医生可能认为还不到需要做手术的标准。总之，温伯格认为这些区域性的差异不是患者造成的，而是医生的脑袋造成的。

温伯格的说法显然无法博得同侪认可。他前往各地参加医学会议阐述自己的看法，但无一例外地遭到听众的抨击。他们的反弹其实可以理解，因为温伯格等于在公开指控他们对患者的诊疗是随意的，甚至可以说是没有科学依据的。就连温伯格的领导也无法认同他，他们认为温伯格的坚持让整个佛蒙特州蒙羞，因此砍掉了温伯格的研究经费，把他降级到一间略小的办公室。而温伯格自始至终找不到愿意帮他发表研究的医学杂志。

1973 年，温伯格决定改投非医学杂志，准备姑且一试。没想到皇天不负苦心人，终于有杂志愿意发表他的研究，这份杂志正是全世界最具威信、学术地位毋庸置疑的《科学》(*Science*)。后来，温伯格的这篇研究文章成为医疗政策史上被引用次数最多的文献之一。

温伯格并没有就此罢手。他念念不忘那些对他的看法大加批评的审查人员，以及他们口口声声提到的患者因素。虽然他的分析结果明显不符合这些审查人员的说法，但是部分资料确实没办法将患者因素排除在外，于是温伯格决定，他得搜集更多的数据才行。

《科学》发表他的第一份研究时，温伯格已经从佛蒙特州搬到达特茅斯医院，因为就住在新罕布什尔州，所以他尽量把握和附近医学城市波士顿研究人员的合作机会。就这样，他认识了马萨诸塞大学的调查专家杰克·福勒 (Jack Fowler)。温伯格对自己的发现非常有信心，福勒也被他说动一起进行调查，想找出造成医生采取不同治疗方式的原因，真的是因为患者之间的差异或者患者的意愿不同吗？

温伯格与福勒的调查结果证明这些人错了，他们调查的族群本质都一样。当然不是指这些患者完全相同，有些患者的健康情况较糟，有些较好；有些人较愿意寻求医生协助，有些人则打死也不看医生。但是不同区域的整体人口组成差异并不大。温伯格发现部分地区之间的医疗差异可以差个三倍或五倍，但是人口组成的差异却远不如医疗差异。再也没有人可以反驳他们的结论：女性切除子宫不是因为需要或者选择，而是因为她们凑巧住在医生惯于采用这种治疗方式的地区。

温伯格的研究结果为什么这么令人震惊呢？别忘了，他可是处在 20 世纪 70 年代，那是医生还握有生杀大权、懂得比任何人都多的时期。所以，那些杂志编审人员看到温伯格的研究发现时，其实很清楚这些诡异的医疗差异并不能归咎于患者，只不过形势所迫，他们只能选择睁眼说瞎话。

这项研究之所以令人震惊，并非因为医生没有询问患者意见就擅自做决定，而是医生的决定与患者的病情竟然不相关。一个女人听从医生的建议，"决定"切除子宫不叫人讶异；事后才发现这些建议依据的不是"事实观点"，而纯粹只有"观点"，才叫人讶异！

随着温伯格把研究范围从佛蒙特州延伸到东北各州，进而到整个美国，这种区域性差异也就愈明确，医生的个人态度在区域性差异上扮演的角色也愈无法辩解。以其中一份研究为例，温伯格发现，在某些区域，患初期乳腺癌的女性接受肿瘤切除与乳房切除的比例相当，但是在某些地区，接受乳房切除的比例竟高达98%。一名追查这项发现的记者特地前往乳房切除术当道的南达科他州拉皮德城（Rapid City）访问当地的外科医师。这群外科医师很有自信地表示他们知道怎么做对患者最好。"就我所知，"其中一名医师告诉这位记者，"乳房切除才是最高准则。"这些医生的态度大概与多年后要史密斯切除乳房的肿瘤科医师差不多。但是多亏有了决策辅助工具，史密斯有机会向医生的建议说不。

海边的争执

兰德公司（RAND）总部坐落在距离太平洋不远处，它与美国政治中心的距离可以说远得不能再远。然而，兰德公司的重要性并没有受限于地理位置与规模，它一直以来都是美国最具影响力的智库之一，对美国政府的政策有着举足轻重的影响。

兰德公司最为一般大众所知的，是在军事策略方面，早年为避免苏联攻击的策略"相互保证毁灭"（mutually assured destruction，简称 MAD）——万一苏联攻击美国，美国将以牙还牙，同归于尽——就是兰德公司的杰作。但是医学界工作人员注意到的大多是兰德公司对医疗政策的贡献。每次出现可能对政府医疗决策造成影响的研究时，兰德公司就会安排专人针对该主题进行研究。

可想而知，当温伯格继佛蒙特州的研究后，又把研究范围拓展到整个美国时，就被兰德公司盯上了。温伯格的调查显示，美国各地都出现了区域性医疗方式，想知道心脏病是否需要开刀、血压多高要吃药、喉咙痛该不该吃药等问题的答案，恐怕还得看你是住在迈阿密还是克里夫兰而定；因为这些问题的解决方式与当地的医疗发展史息息相关。慢慢地，温伯格的研究论文开始出现在主流杂志，每得到一次发表机会，温伯格的分析就精进一层。最后，几乎没有专家能对温伯格的观点提出异议，没有人还敢说这些医疗差异纯粹是患者的健康状况或者个人意愿造成的。

终于，兰德公司认为时机成熟，大家应该想办法减少这些没有必要的医疗差异了。1988 年，他们把温伯格和其同僚请到圣莫尼卡（Santa Monica），希望双方可以共同合作，商量出解决之道。

兰德团队的领导人是鲍伯·布鲁克（Bob Brook），一位研究医疗政策的佼佼者。他对医疗保险了解透彻，曾经研究没有医疗保险的患者处境，除此之外也熟知各种评估医疗护理质量的方法，包括医生技术、地区医院具备的能力等。在会议开始后不久，布鲁克便很清楚地告诉温伯格，减少医疗差异最好的方法是教育医生，让他们具备为患者做决定的能力。他建议成立医生召集小组，由他们来制订一套临床实践指南，例如什么样的背痛应该动手术，什么样的背痛只需要做物理治疗。

但温伯格并不认为这是好方法。他认为临床实践指南会剥夺患者做决定的权力，导致一项关键性的元素——患者的意愿——在日后的医疗决定中缺席。患者的价值观才是医疗决定最重要的依据，因此，温伯格坚持所有治疗方式都必须以患者为中心来考虑。

这次的会谈最终以失败收场。两位优秀的领导者各持己见，布鲁克认为标准指南是解决之道，温伯格却觉得一切都应该以患者为重。两个人的自信都与才智相当，没有一方愿意让步。

兰德公司的坚持让温伯格心灰意冷，于是，他与同事一同到海边散心。当时在场的还有福勒和来自哈佛大学的医生阿尔·马利（Al Mulley）。马利医生具有临床敏锐度和丰富的研究经验，并且能言善道。温伯格解决不了多年前在佛蒙特州就发现的问题，他几乎要抓狂了。"怎么做才能改变现状呢？"他问身旁的好友。马利一直以来便主张要为患者提供足够的信息，他甚至自创一句口号，要患者别忘了："自己的意见也是意见。"（Let the second opinion be your own.）就马利的看法，这个戏非常不公平，医生因为拥有知识，所以掌有所有权力，除非患者也有足够的认知，可以判断哪些是不必要的手术，否则患者就无法加以拒绝。

把知识带给患者

就在温伯格和同伴在圣莫尼卡的沙滩上散步时，他们想出了决策辅助工具这个点子。但是再好的点子如果不能付诸实行也是枉然。

坐而言不如起而行，温伯格团队立刻展开为患者增补知识的行动。很快地，他们设计了第一份决策辅助工具，一份帮助患者决定前列腺肥大要不要开刀的交互式计算机光盘。前列腺肥大是一种前列腺增生疾病，变大的腺体会影响患者的排尿功能。

之所以选择前列腺肥大有几个原因。首先，温伯格团队已经知道，前列腺肥大是否需要开刀有很大的区域性差异。这正是他们想设计决策辅助工具的初衷，理当找个医疗差异显著的医疗状况来进行试验。除此之外，他们还将进行决策分析，证明前列腺肥大的"正确"治疗方式取决于患者的意愿。设计决策辅助工具的最终目的，正是为了让患者做医疗决定时可以纳入自己的意愿。他们找到一群乐意让患者使用这份决策辅助工具的泌尿科医师。温伯格、福勒和马利都是务实的理想主义者，他们知道唯有争取更多人的帮助，才有改变世界的能力。

有了努力的方向，也找到一群愿意配合的医生，接着得想想怎么设计这份辅助工具。他们可以做一份列有各种详细数据的折页，但是患者可能懒得读它。折页的另一个缺点是内容固定，因此只适合一般患者使用，无法顾及不同患者的特殊需求。最后，他们想到交互式光盘。在这里先提醒大家，因特网在20世纪80年代尚未普及，那时没办法像现在一样随时上网找数据或看YouTube影片。交互式光盘可以让患者利用家里的计算机观看，其实就像一个小型因特网一样。此外，这张光盘还可依患者的不同情况，为每个患者量身定做适用的内容。在患者输入年龄、病征等数据后，计算机会自动呈现最符合患者情况的决策辅助工具内容。

决定好工具形式后，下一个问题是要在辅助工具中放些什么内容呢？他们告诉自己不可漫无目的的为患者提供资料，而是必须为患者提供在做决定时可以真正派上用场的数据。因此，他们开门见山地告诉患者，个人的价值观是做医疗决定的重点："你和医生得做个决定。这个决定必须依手术的优缺点或者积极监控带给你的感受而定。"做完心理建设后，辅助工具才开始提及各种治疗选项，并且用彩色圆饼图标示每一种治疗方式的优缺点。

有鉴于枯燥乏味的统计数字可能会有催眠作用，他们在影片中放入两位患者的见证，其中一位选择手术治疗，另一位选择积极监控。这些见证让患者能更深切地体会做这项决定时的感受，也更能够想象两种治疗方式的利弊。例如，选择积极监控的患者和大家分享选择不采用开刀治疗后，如何调适生活。例如买音乐会门票时，"我会买靠走廊的位置，万一尿急，可以立刻去上厕所"。选择开刀的患者也分享他的经验，包括手术后一些不便和好处，甚至还放了一段手术后复诊的影片，他当时开心唱着乔治·格什温（George Gershwin）的名曲《夏日时光》（Summertime）来和医生打招呼："夏日，解小便就是这么容易。"当然，他把"生活"改为具体化的"小便"。

医生对这份决策辅助工具的评价不一。泌尿科医师并不喜欢，因为使用它之后，选择开刀的患者变少了。理论上，向患者解释有哪些治疗方式可以选择并不是一件坏事，但这份决策辅助工具却像掀了他们的底。另一方面，一直在为患者赋权而努力的医生则为此感到欣慰。卡伦·昆兰事件已经过了十五年，许多原本热衷于患者赋权的医生以为革命早已停摆，决策辅助工具的诞生又让大家觉得这场革命总算有了圆满的解决办法。

此后，决策辅助工具有如雨后春笋般出现，研究也显示这些辅助工具确实对患者的决策过程有显著的影响。患者的知识因着这些辅助工具而增加，所做的医疗决定也较符合患者的心意。有时也会出现患者和医生因为使用决策辅助工具，而改变决定的情形。另外，有几项调查也发现使用辅助工具后，患者选择侵入性高的治疗方式的比例变低了。

不过，决策辅助工具的作用绝对还没完全发挥出来。就像我在本章一开始时所说的，有许多可以受惠于决策辅助工具的患者甚至还不知道有这个工具，目前关于决策辅助工具的设计与实施经费也不多。虽然情况已经开始改变，但是比起提供患者有效的决策辅助工具，医疗体系花在执行不需要的医疗措施上的费用，还是明显比较多。当然，这一部分也在改变。在华盛顿州，温伯格团队成功地说服政府，建议医院必须对与患者意愿有关的医疗决定提供决策辅助工具，不过尚未强制执行。2009 年，他们甚至让联邦医疗改革法令的立法人员点头认同共同决定的重要性，首肯了几项没有资金补助的法案。

这一切让我不禁想说，患者赋权革命成功在望，只要法律与资金能来个临门一脚，决策辅助工具就可以成为医疗决定时的标准做法，这么一来，患者不但被赋权，也对自己的疾病处理方式有足够认识，可以在医疗决定上发挥应有的影响力。然而，这群提倡决策辅助工具的人并不打算把医疗决定权交给患者，相反地，他们要的是共同决定，辅助工具只是让医生与患者的医疗讨论过程能够更加顺利。这样的发展一点儿也不让人感到意外，因为那天晚上一起走在圣莫尼卡海滩上的有四个人，其中三个是医生。他们都支持患者赋权、相信患者对疾病处理应有足够认识，但是，他们并不认为医生应该退居为只是厘清信息的角色，而是应该持续担任医疗决定过程中的决策者。使用决策辅助工具是为了让患者拥有足够信息，让他们的个人意愿可以在医疗决定的谈话中发声。

我非常支持决策辅助工具，但是以目前的形势，就算再普及，也无法符合我们的需求。目前的决策辅助工具多由聪明理性的人士所设计，这些人往往是决策分析领域专家，深信信息是共同决定的关键。但是，辅助工具的作用不能只是徒增患者的知识，毕竟，光有信息无法转变成行动。患者还得愿意改变行为才行，接下来，我们必须了解患者在得知自己的医疗选择后，会怎样进行决定。

第十章

信息与行为的结合

可怜的老哈里得做个决定，你可以帮帮他吗？（以下的症状名称都是我捏造的，别太认真计较。）哈里患了急性热巧克力炎，迫切想恢复健康，但就是找不到一个"完美的"治疗方法。他有两个选择，"巧克威"或者"热不再"。这两种治疗方式各有利弊，都可以治好他的病，但是分别有些副作用。两种药物都会造成脾脏抽筋，服用巧克威发生脾脏抽筋的概率是20%，服用热不再则是30%。两种药物也都会造成甲状腺复仇，服用巧克威发生甲状腺复仇的概率是40%，服用热不再则是20%。

对哈里来说，决定的关键在于他如何看待这两种副作用。首先，他得认识两种副作用，并且考虑发生的概率。现在，是你可以帮助他的时候了。你必须帮哈里设计一个决策辅助工具，也就是说，你本身也得做些决定。

让我们从数字开始。你想如何向哈里呈现这些统计数字呢？别忘了，就像大多数人一样，哈里其实搞不太懂什么是概率与百分比。他在中学时数学就不好，连记账都是件困难差事。你要怎么跟他解释如果用了巧克威，发生脾脏抽筋的概率有20%？需不需要用个图表来说明？如果要的话，是圆饼图好，还是柱状图好？先提哪一种副作用？脾脏抽筋还是甲状腺复仇？哈里会不会还没有了解这两种副作用就做出选择？

就像第二部分所说，接收信息的方式会影响患者对风险的感受。90%的存活率听起来就是好过10%的死亡率。1000人中有320人出现副作用听起来要比100人中有32人来得严重。这显然不是一件容易的事，你必须传递信息，但是又不左右他的决定。除了告诉哈里这两种副作用的风险概率外，你还必须告诉他随之而来的影响。如何跟哈里说明甲状腺复仇会对生活造成什么不便呢？讲得太深入或太浅都怕患者没办法明白。或者，你是否应该不用文字解释而改用影片呢？比如访问经历过这两种副作用的患者。受访者需要特别挑选吗？必须是和哈里年纪相仿的男性吗？还是应该安排各个年龄、性别、种族的受访者，好让任何人看这段影片时，都可以找到与自己的条件相当的代表人物？

太多决定得做了，而且每一个你做的决定都可能影响到哈里最后的决定。这比想象中困难多了吧？原本你只想帮哈里选个最适合的治疗方式，现在你却得为了怎么让他明白这些选项而烦恼。光是如何安排信息的先后顺序，就可能对患者的决策过程造成不当的影响。

我们知道这些提倡决策辅助工具的领导者非常看重信息的提供，应该帮助患者了解治疗选项。不管我们先告诉哈里哪一种药物的副作用，最后他总会对两种药物的副作用都有认识，这比起什么都不知道好多了。但是我们不能因此忽略辅助工具的设计。现在，一些行为科学家也开始参与研究。行为科学家注重非理性的选择，或许他们的加入可以协助确认辅助工具的内容没有偏颇。接下来，便要来看行为科学家如何利用专业技能，让我们更接近共同决定的目标。

澄清逸事

我不是一个很强势的医生，但我认为弗洛伊德如果想避免心脏病再次复发，一定得服用降胆固醇药物。这个药物并不贵，而且只要一天吃一粒就可以了。没错，他很可能得一辈子服药，而且可能在适应期间有些肝脏问题，不过，一旦发生问题，暂时停药便没事了。可是弗洛伊德担心的不是肝脏问题，而是肌肉与肾脏。他最好的朋友也服用过这种降胆固醇药物，很不幸地，他出现了极为罕见的不良反应。他的肌肉因为服用这种药物而溶解，从被破坏的组织里释出来的蛋白质进入血液，随着血液循环来到肾脏，造成肾小管阻塞，使肾脏受到无法修复的损伤。

我试着向他分析。"我对你朋友发生的事感到很遗憾。他真的是运气不好，那种状况非常罕见。这个药我开过几百次了，从来没有发生过问题。"我的说法并没有让他信服。我告诉他，我们可以针对这种情形做些防备。"我们可以随时做检查，一旦血液里出现肌肉溶解酶，或者你有任何肌肉不舒服的情形，就立刻停药，然后看要不要换另一种药。"

弗洛伊德仍然不为所动。"我不喜欢看到我的朋友变成这样，我也不希望同样的事情发生在我身上。"我想，他的意思是——想都别想。

我想，每个医生都遇过类似问题。患者提及一位朋友、某个亲戚也做过同样的治疗，结果发生罕见的不良反应。对于这样的患者，医生想说服他们相信同样的事不会发生在他们身上，恐怕比登天还难。医生可能出于好意，搬出各种铁证如山的事实："发生那种情形的概率只有1%。"但是统计数字哪竟争得过这些逸事呢？

人类的历史是故事，不是数字。在还没有发明书写文字，没有数学，没有统计以前，我们的祖先就是靠着故事把知识一代又一代地往下传承。一直到现在，人类经验的重心还是故事。当今最有才华的记者和政治家大概也都认识到这个事实，所以不会用数字来吸引群众，他们靠的是故事。

有一个经典的例子可以用来说明逸事的影响力。两位社会心理学的巨擘理查德·尼斯比特（Richard Nisbett）与李·罗斯（Lee Ross）提供了一些信息给正在考虑下学期要修什么课的学生，除了提供修过这门课的学生的评价数据外，还请学生做了经验分享。尼斯比特和罗斯发现，这些故事对学生选课的影响远远凌驾于统计数字之上。

试想一下，这种现象对决策辅助工具设计会带来什么冲击呢？许多决策辅助工具邀请有过同样经历的人做见证，这些过来人可能会被安排描述手术后的恢复情形、吃药的副作用等。辅助工具里通常会把这些见证分享和统计数字穿插安排。你认为这些统计数据和栩栩如生的故事比起来，还会有影响力吗？

为了找到答案，我请一群人想象他们得了心脏病，胸口出现剧烈疼痛。我告诉他们现在有两种治疗方式可以选择，心脏绕道手术和气球血管扩张术。心脏绕道手术的难度较高，必须住院几天，手术后可能得花上几个月才能复原，但是，好处是就此摆脱心脏问题的概率高达75%（这个问题是假设性的，统计数字当然也是我编造的）。至于手术难度比较低的气球血管扩张术，只需要从腿部动脉做一个细小的切口、置入导管即可，患者在手术后必须留院观察一天，接着再休养一两天便可以复原，不过，病灶根治的概率只有50%。所以，条件很简单，难度高的手术治愈率是75%，难度低的手术治愈率则只有50%。患者可以依个人意愿做决定。但这些并不是我的重点，我真正的目的是看看他们的意愿会不会在我告诉他们一些故事之后而改变。我打算每叙述完一种治疗方式，便安排他们听一些患者经历的故事。

例如，57岁的比尔："我胸痛大概已有一年，痛起来时，连走路都有问题。但是做了心脏绕道手术后，我现在每个星期天都走路去教会。感谢主！"或者61岁的沙莉："发生心绞痛以前，我一直是个活动量大的人。原本希望心脏绕道手术可以解决问题，让我重新拾起网球拍。现在看来，心绞痛显然是这场比赛的胜利者。"

我做了各种防范措施来避免患者受到这些故事的小细节影响，例如打网球的人可能对沙莉的故事比较有反应之类的。我也把沙莉的故事变成成功案例。所以说，有一半人得知的沙莉是成功案例，另一半人得知的沙莉则是失败案例。有时候，我还把沙莉的治疗方式改成气球血管扩张术。我对其他故事也做了同样处理。

只有一件事不变。我给每一种治疗方式都引用一个成功案例和一个失败案例。这样，每个患者都会听到关于心脏绕道手术的成功与失败案例，以及关于气球血管扩张术的成功与失败案例。听完所有信息后，竟然只有20%的人选择心脏绕道手术，其余的人都选择气球血管扩张术。

这就是正确决定吗？我没办法给予评论。但我的目标不是要知道患者对心脏绕道手术和气球血管扩张术的看法。我的重点是要看他人的见证会不会影响患者做选择。我想在这次调查中得知，当治疗经验的成败分享很平均时，影响还是会大于实际统计数据吗？所以，我特意让两种治疗的经验分享成功率与失败率都各占50%，而实际数据则显示心脏绕道手术的成功概率有75%，但是，最后大部分人却选择气球血管扩张术。我必须知道大家的选择是不是受了这些经验分享的影响。

于是，我又进行另一个实验。这次，我找了两组人，其中一组依旧提供一半的成功案例、一半的失败案例，但是另一组，我给的案例与统计数据相符，例如，四位接受心脏绕道手术的患者中，有三名成功案例，一名失败案例。这一回，选择心脏绕道手术的人增加一倍，很明显地，证实案例确实对患者的决定有很大影响。

值得一提的是，我在实验中引述的案例都是完全不提供信息的，换句话说，这项实验的参与者只是知道某位患者采用哪种治疗方式、有没有治好而已。参与者并没有得到实际统计数字之外的新信息。另外，当我介绍治疗方式时，只提到心绞痛可能让他们无法走路到教会、打网球等，仅此而已，没有提供任何其他信息。我口头陈述这些案例的方式远不及决策辅助工具上的影片来得生动，但是案例的影响力依旧远超统计数字。到底要怎么做才能让这些重要数字赢得患者的青睐呢？

一张统计图胜过千万个数字

温伯格团队在设计前列腺肥大患者的决策辅助工具时就已经注意到，他们提供给患者的数字如果不画成图表，很难留下深刻印象，所以他们画了圆饼图。干净利落的圆饼图特别适合表示项目不多的数据，因此很适合表达前列腺肥大的情况。举个例子，"治愈率75%"可以用右边这个简单的圆饼图表示。

大家都很喜欢圆饼图，因为看起来简单又容易理解。但是圆饼图其实有个缺点，有时候我们很难直接从圆饼图看出各种风险的正确比例。例如，当团队用圆饼图比较两种药物副作用的发生概率时，我们发现有不少受试者无法把药物与副作用做正确配对。

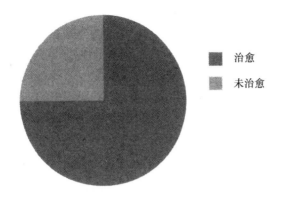

治愈

未治愈

　　幸好，我们还有更容易使用和了解的图表，例如，象形图（pictograph）。它可以更清楚地表现出选项和数量的关系。以下是象形图范例：

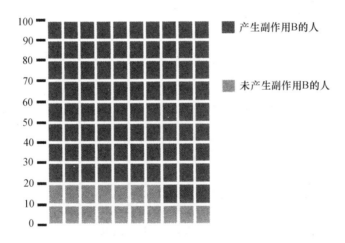

产生副作用B的人

未产生副作用B的人

　　大部分人一眼便可以看出，服用药物 A 的人中，每 100 人就有 17 人产生副作用 B。这种图示还有一个优点，当我用文字告诉你有 17% 的人出现副作用 B 时，你可能会忘记另外 83% 的人没有出现副作用 B，而这个图表也很清楚地把这 83% 的人点了出来。也就是说，这样的图示解决了框架效应（90% 的存活率听起来好过于 10% 的死亡率），因为大家看到这个图表时，不但看到死亡率也看到了存活率。

这正是行为科学家加入研究的目的，我们想知道如何用最好的方式将与治疗方式相关的信息呈现给患者。如果我们希望患者参与医疗决定，最困难之处绝对是如何把治疗选项的细节告知患者。我和安吉·法格林的合作研究发现，象形图可以避免逸事造成的影响。当我们用象形图表示两种治疗方式的结果，一个图是心脏绕道手术 75% 的治愈率，另一个图是气球血管扩张术 50% 的治愈率，这时患者的决定便不再受到他人经历影响。终于我们找到可以让统计数字和逸事相抗衡的方式，这些象形图改变了大家对风险的感受。患者可以清楚权衡各种风险的意义，不再让打不打网球的故事影响决定。如果想让患者和医生成为做决定的伙伴，就必须明白告诉患者有哪些选项，而且在描述这些治疗方式时，必须不左右患者的决定才行。借助上述的经验，我知道可以通过科学研究让决策辅助工具更趋理想。

彩色软糖的梦魇

基于我的行为经济学与决策心理学的背景，当我见识到温伯格的决策辅助工具时，我的心情可以说是忧喜参半。我担心这些决策辅助工具的设计可能会左右患者的想法。辅助工具原本的用意是协助患者按自己的意愿做决定，但是，我怕它们在不知不觉中扭曲了患者的意愿。以刚才的象形图为例，它确实已经比温伯格的圆饼图高明许多。但是再看这个图时，我不只看到 100 人中那 17 个治疗状况良好的患者，我还看到了彩色软糖。还记得第六章提过的彩色软糖吗？大家都觉得要从一百颗彩色软糖里有九颗红色软糖的罐子里挑出一颗红色软糖的概率，会高过于从十颗彩色软糖里有一颗红色软糖的罐子里挑出一颗红色软糖的概率。我在想，不知道这个象形图会不会出现和彩色软糖一样的误导？

假设有一群患者长年服用降压药物，其中16%在服药五年内得了胃溃疡。这概率听起来还蛮高的。现在再假设这些患者中，有9%就算没有服用降压药，一样会在这段时间内得到胃溃疡。这很像上数学课，但请忍耐一下，我再讲一分钟就好。没准将来你也会面临同样重大的医疗决定，得算一大堆数学。我现在要告诉你，行为科学家如何把事情变得简单一点。

决策辅助工具通常会如此描述：患者患胃溃疡的概率在服用降压药后，会从一般人的9%提高到16%，并且用两个象形图来代表。其中一个图是没有服用降压药时的9%，另一个图是服药后的16%。

但这两个图很容易让人有彩色软糖的错觉。100人中有16人患了胃溃疡的象形图看起来不比1000人中有160人患了胃溃疡的象形图看起来震撼人心。在一般人的直觉里，1000人中有160人听起来就是比100人中有16人可怕。

这种彩色糖果的错觉也是患者在面临重大医疗决定时必须克服的困难之一。他们的选择很可能受到一些抽象的事物影响，像是我刚才举的例子，分母是1000或100是有差别的。糟糕的是，我们并不确定到底该用1000或100来当分母。讲到一些罕见状况时，我们会用大一点的数字当分母。但如果把同样的数字拿来作为常见状况的分母时，会让事情看起来挺可怕的。最后，我们之所以把两张象形图并列在一起，是为了让患者可以看出那16位胃溃疡患者中，有几个是因为服用降压药造成。答案并不难：16减9等于7。可是我发现许多人看了这两张图表后，并不明白其中道理。那些算出来的人，也是费了一番工夫才得到答案。这种情形让他们更容易受到彩色软糖的误导。

布莱恩·齐克蒙德 - 费舍尔也注意到彩色软糖现象。绝顶聪明的布莱恩是和我关系非常密切的同事，他是致力于改善医疗决定的决策科学家。20 世纪 90 年代晚期，布莱恩还在卡内基·梅隆大学（Carnegie Mellon University）念研究生，学习经济与财政决策，就在那时他出现了一种罕见而且可能致命的骨髓病变。他暂时放下学业，接受骨髓移植，并且幸运地存活下来。布莱恩在接受治疗的这段时期需要做许多决定，身体恢复后，他决定把科学才识用在帮助患者做决定上。

有一天，布莱恩来找我谈解决彩色软糖迷思的方法。他认为那两张摆在一起的象形图会让大家看不清背后的数学含义，因此很容易出现彩色软糖的错觉，但是他想出可以避免这种迷思的替代方案。首先，他给我看计算机屏幕上的象形图，图中一百个格子里有九个是深蓝色，其余则是灰色。接着，他按了键盘上的下一页，这时象形图上有七个格子由灰色转成淡蓝色，一旁的图说解释这些淡蓝色的格子是在服用降压药后才出现的胃溃疡。布莱恩利用简单的修改完成一项重大任务，他帮大家算好了数学题目。

我们很快用这个新图示方法做试验。我们找来两组人，给其中一组看旧式的两个象形图，也就是没有把背后的数学计算出来的那种。这时我们看到明显的彩色软糖效应。象形图上有 1000 个格子明显比只有 100 个格子的图表更令人担心副作用的发生。因为 160‰的风险概率感觉起来比 16% 要来得高。

另一组则是看布莱恩设计的改良式象形图，也就是将图示背后的数学计算用不同颜色格子标示的象形图。这一次，彩色软糖效应不再那么明显，100 个格子和 1000 个格子带给患者的感觉差异并不明显。再一次，我们证明行为科学可以有助于减少决策辅助工具上的偏差。

随着决策辅助工具的日益发展，我相信大家可以见识到更多行为科学家在这方面的贡献。万一哪天你生病了，必须借着决策辅助工具的协助做决定时，你可以放心挑出最适合自己的选项，不必太担心你的决定是否受到这份辅助工具的设计方式的影响。

再次假想无法想象的事

布莱恩·约翰逊（Brian Johnson）是一位外表清瘦、看似健康的年轻人。他看着摄影机镜头，从容地告诉大家，他接下来要为各位示范如何更换肠造口袋。约翰逊患克罗恩病（Crohn's disease）已经好几个月了，这是一种肠道慢性发炎的反应，患者的大肠组织会受到严重破坏。由于约翰逊的病情严重，医生切除了整段大肠和一大段小肠。

约翰逊以困难重重来形容他的肠造口袋。"一开始非常艰辛，但是时间一久，也就慢慢适应了。"我们可以说他差不多完全适应现在的状况："肠造口袋已经成为我的一部分了。"

约翰逊不想顾影自怜，他选择走出来帮助别人，也帮助自己适应目前的情况。他希望其他也做了结肠造口的患者知道"他们并不孤单"。正是这样，约翰逊把一段影片上载到网络。镜头接着对准他的腹部，他拿下肠造口袋，清理起皮肤（粉红色的结肠造口于是在镜头下公之于世），然后换上一个新的肠造口袋。约翰逊为了让大家知道做了结肠造口后的生活方式，也为了让刚做结肠造口的患者知道如何有效率地更换肠造口袋，拍了这段影片（影片网址：http://vimeo.com/36910721）。

他的目的值得肯定。但是这段影片真的有助于大家了解做了结肠造口后的生活方式吗？马萨诸塞州综合医院（Massachusetts General Hospital）的医学研究员安杰洛·瓦兰德斯（Angelo Volandes）发现，患者拍摄的影片可以帮助大家想象原本无法想象的疾病。在临床训练期间，瓦兰德斯会询问患者，万一他们的病情严重到无法参与医疗决定讨论时，想要怎样的治疗方式。例如，询问出现阿尔茨海默病（Alzheimer's disease）早期病灶的患者，如果失忆状况严重到失去沟通能力时，他们会要求积极治疗吗？这时，很多患者都信誓旦旦地说愿意接受"任何治疗"，抗生素、呼吸机、心肺复苏术，什么都好。瓦兰德斯提醒这些患者，到了晚期，他们不会认得自己的孩子，无法自己进食、穿衣，甚至都没有办法好好看电视剧。但是，这些患者坚持要医生采取全场紧盯的方式施予治疗。这一点让瓦兰德斯颇感挫折，这些患者根本无法想象严重的痴呆会对生活有什么影响。于是，他决定拍一部电影。

这部电影的主角是一位年迈的老太太，在专业术语上我们称她是"和颜悦色的痴呆者"。许多痴呆者因为困惑而烦躁，但是她从来没有。她只是眼神空洞地凝视前方，对自己的病情、周遭的环境一无所知。影片中的一幕，她就像个小婴儿，女儿正拿着汤匙喂她吃午餐。她不但认不得自己的女儿，对这件事也不自知。她穿戴整齐，身体也得到很好的照顾，又住在一家舒适的养老院。从各方面看来，她的情形可以说是痴呆症晚期患者的最佳状况。

但是再怎么安然舒适，她的处境依旧让许多人感到害怕。这部影片不过是把阿尔茨海默病晚期患者的实际景象以单纯而优雅的方式告知观众。（读者可上网搜索 Volanders + dementia 观看这部影片。）瓦兰德斯把这部影片播放给患者看，并发现看过这段影片后，选择在阿尔茨海默病晚期接受积极治疗的人明显变少。短短几分钟的影片便让他们确定了想法，决定不用心肺复苏术、抗生素，也不住院。万一出现威胁到性命的疾病，他们只想尽量减少痛楚，安然离世。

瓦兰德斯用影片帮助患者了解阿尔茨海默病的实际状况，做出更好的决定。但是约翰逊的结肠造口影片是不是也有同样效果呢？阿尔茨海默病患者的处境难以想象，实际看到后更是情何以堪。大部分人都低估了阿尔茨海默病患者生活中受到的折磨，因此借助这部影片，大家可以了解阿尔茨海默病的实际状况，为自己做出更好的判断。相反地，大家对结肠造口的想象往往比实际更严重，然而约翰逊用他一派轻松的模样，以及他健康的形象为结肠造口去污名化，让患者了解，结肠造口没什么大不了的。不过，这段影片虽然拍得清新脱俗，还是得和患者的情绪一较高下。我把约翰逊的影片播放给患者看时，大部分人一开始都出现震惊的反应。有些人把头别到一旁去，有些人显然被吓呆了。约翰逊的影片会不会让人更觉得恶心，无意中对结肠造口的印象更糟了呢？

你应该知道我如何寻找答案了，没错，我和安德烈娅·安格特（Andrea Angott）合作进行了一项试验。我们先对一组人描述做了结肠造口后的生活方式，包括巨细靡遗地解释如何更换肠造口袋，并请他们想象一下那样的生活，很明显地，没有人期待那种生活方式。至于另一组人，除了进行同样的描述之外，还请他们观看了约翰逊拍摄的影片。结果显示，第二组人中认为自己可以接受带着肠造口袋生活的人数比第一组要多。约翰逊的影片显然降低了大家对结肠造口术的恐惧。

这项研究的重点并不在于制作影片是否绝对有助于患者了解不熟悉的健康状态，而是设计决策辅助工具的人必须通过试验，才能知道怎样才是最好的决策辅助工具。光靠一番善意设计出来的决策辅助工具，并没有办法引导患者做出最好的决定。设计人员必须测试决策辅助工具中的每一项元素，确认每一项元素为患者的信念与判断所带来的可能影响。

至于患者，这项研究的结论就没这么直截了当了。如果你正面临着某种难以抉择的医疗难题，千万别鲁莽地找影片来看。我不觉得看完一段开心手术的影片后还会选择动心脏手术。但是不可否认，大部分患者看了具体的影片后，往往对医疗决定的几种选项有了更好的判断。听听这些"过来人"怎么说是不错的开始。你可以期待在未来的决策辅助工具中，见到愈来愈多的这类具体影片。

改变行为是迈向共同决定的重点

患者赋权革命初期，重点在于如何从一手包办的医生手中取回患者应有的决定权。法庭和医学杂志成了这场争权之役的战场，医生在这场战争中节节败退。但是，当这场革命离开法庭与医学杂志重新回到诊疗现场时，我们才发现这种新的权力分配并没有大家期待中的那样理想。主要原因是患者没有足够的医学知识。如果知识都掌握在医生手上，患者就不可能拥有完全的权力。

后来决策辅助工具的出现，让患者可以获得做医疗决定时应该具备的知识。加上行为科学家的助阵，这些信息的提供方式也有了严格把关。没有决策辅助工具的协助，光是要患者自行在各种医疗选项中挣扎，对于做决定只能说是帮倒忙。我们期待这样的决策辅助工具可以在不远的未来成为临床诊疗的标准措施。

然而，光是大力推广决策辅助工具依旧没有办法达成革命目标。具备知识的患者当然比不具备知识的患者更适合作为医生的决策伙伴，但是光凭知识的力量还不够，我们还必须建立起患者和医生间的良好互动才行，而这又是另一项挑战。

第十一章
训练患者成为医生的伙伴

　　1992 年，美国高血压预防、检测、评估及治疗联合委员会发表第五次报告，内容可想而知，是预防、检测、评估和治疗高血压的最高准则，这份被简称为 JNC5 的报告针对如何治疗无并发症高血压提出了强烈建议，立刻在医学界获得极大回响。所谓无并发症高血压指的是患者的血压偏高，但是没有其他重大疾病。这份治疗准则发表时，我正在匹兹堡大学进行生物伦理学研究，我对于委员会舍弃一些新型药物，大力鼓吹不具专利的廉价学名药感到十分震惊，这个决定令许多内科医师措手不及。因为当时的医生开给患者地尔硫䓬（cardizem）、硝苯地平（procardia）之类的钙离子拮抗剂可以说开到手软。唯一让开药速度稍微慢下来的原因，是有时候我们还想开一种更新型的药物给患者。这种新药叫血管紧张素转换酶抑制剂（angiotensin-converting-enzyme inhibitor，简称 ACE 抑制剂），品名包括赖诺普利（prinivil）、依那普利（vasotec）等。我们的诊疗室里随处可见这些药厂推销员送的漂亮的（总是很漂亮！）便利贴、签字笔等，像是在不断提醒我们这类药物的神奇功效。但是，你绝对看不到任何推销学名药的迹象。没有推销员前来跟我们推销一颗要不了几美元的氢氯噻嗪（hydrochlorothiazide）利尿剂或阿替洛尔（atenolol）之类的 β 受体阻滞剂，因为这些药没有赚头，不值得他们大费周章宣传。

少了这些宣传攻势，我们不难理解为什么在 JNC5 发表之前，这些利尿剂和 β 受体阻滞剂学名药的业绩会每况愈下。为挽回颓势，JNC5 在这些学名药上大做文章，也为它们歌功颂德，例如提到临床上已经有确凿证据证明利尿剂、β 受体阻滞剂等药物可有效降低心脏病和中风的发生概率。反观那些钙离子拮抗剂、ACE 抑制剂等新型药物则没有这样的优势。总结这些结论后，JNC5 做了清楚的建议：针对无并发症高血压的患者应优先给予利尿剂和 β 受体阻滞剂，暂不考虑钙离子拮抗剂和 ACE 抑制剂等新型药物。

然而，统计数据显示医生并没有改变开药行为。有些医生不晓得这个治疗准则，也有医生开惯新型药物，懒得更换药物。因为一旦要更换药物，就得跟患者解释，况且患者的血压很可能因为更换药物而失去控制。因此许多医生无视建议，决定被这些新型药物牵着鼻子走。

我对医生的固执与惰性感到相当担忧。我害怕这种行为会平添患心脏病与中风发生的概率。此外，我也对于他们不愿意避免这些无谓的开销感到颇为不满。不具专利的学名药不但具有一样的疗效，而且价钱便宜，一天花不了几美元。反观钙离子拮抗剂和 ACE 抑制剂动辄数十美元，而且没有国家医疗保险承担，得由患者自掏腰包。

患者现在得在便宜、安全、经过医学证实的药物和昂贵、尚未医学证实的药物间择一而从。这个选择题的答案很明显，问题在于患者完全没有选择的机会。许多患者服用钙离子拮抗剂或 ACE 抑制剂的原因很简单，医生开什么药，他们就吃什么药。

身为研究生物伦理的专业医生，我知道患者应该参与这样的医疗决定。我从决策辅助工具的推行运动得到灵感，决定做一本医疗教育手册，鼓励患者和他们的医生讨论降压药的花费。

我的计划很简单。我找到一家保险公司，愿意把我介绍给服用昂贵新药的患者。我希望可以录下他们下次看诊时的谈话内容。并且，我会随机挑选其中一部分患者，让他们带着我准备的手册去看医生。

设计这个实验时，我去见了我的主任韦西瓦·卡普尔（Wishwa Kapoor）。他是一名杰出的医生，同时也是一位很有智慧的研究员。他认为我的野心太大了："你没有对计划进行过先导测试，也没有对患者和医生做任何焦点团体法（即先找六到十二位参与者，由中介者针对某特定主题进行互动式深入讨论，以搜集到真实的意见与看法）的研究，从而找出探讨降压药物花费时的沟通障碍。"接着，他又指出我的计划没有任何行为改变的理论基础，更没有想好要如何分析复杂的调查结果，包括患者的用药记录、调查问卷、录音内容等等。"这听起来比较像一个得做五年、花费 200 万美元的联邦计划，而你从来没有发表过任何文章。先别急，把脚步放慢点。"

但是我决定勇往直前，脚步一点儿也没慢下来过。我联络了几个患者，他们全都愿意参与我的研究。我在候诊室把我制作的医疗教育手册拿给他们，在他们进入诊疗室前把录音机打开。结束后，我把录音带带回家，准备仔细聆听。

没想到结果让我大吃一惊，竟没有半个患者向医生提及昂贵的降压药。我给的手册上清清楚楚地说，只要改服学名药，每年可以省下上万美元医药费。也明白地说，这些药物可以改善身体状况，但是竟然没有半个患者跟医生提议想更换成其他药品。我天真地以为，这些患者之所以不服用这些物美价廉的学名药，是因为他们缺乏相关知识，一旦知道真相，便可以依自己的意思做出正确选择。但是，我忘了这些患者和他们的医生已经建立起长久的信任关系；他们相信新的药、贵的药一定比较好；还有，他们很可能不好意思提起这个话题，免得被误以为在质疑医生的判断能力。

我仍坚信患者必须知道他们拥有的选项，包括费用差异等，才能得到真正合意的医疗护理。但是，我已经不确定光提供信息是否足够。

我们之前提到借助提供信息来赋予患者权力，听起来很让人信服。毕竟我们生活在一个充斥各种信息的社会，我们学会怎么将影像、声音、想法等信息用 0 与 1 表示，再借助电流、无线电波、基站等将信息送到计算机或手机里。所到之处信息唾手可得；经济体系顺信息者昌，逆信息者亡；掌控信息者兴盛，无力驾驭信息者衰败。在这样的时代背景下，任何人都认为拥有信息是患者赋权的关键。如果说身在高位者与出卖劳力者受到的待遇不同，是因为处理信息的能力不同所造成的，如果说第一世界与第三世界国家的差异，在于经济体系是否以信息为重点，那么，那道让患者宁可听信医生建议也不顾自己意愿的鸿沟，也非以信息弥补不可。总而言之，给患者提供信息，也等于造就了被赋权的决策者。至少理论上是如此。

但理论终归是理论。

我们提到决策辅助工具如果要达到功效，还得借助行为科学家的协助才不至于左右患者的决定。现在这个失败的降压药实验又引出另一个问题：如果患者依旧是保持缄默的一方，他们的心意也就无法被表达出来。热衷信息者还得与他们周旋，才能使之发挥决策辅助工具应有的作用。

静静担心

看到这里，我想你对局部性前列腺癌的了解应该比一般人多了不少。当泌尿科医生告诉患者"十二个粗针切片中，有三个含有癌细胞"时，你知道这是局部性前列腺癌，一般来讲不会致死。你大概也知道患者有三个选择，积极监控、放疗或手术切除。

但是我们之前提到的那些患者呢？那些静静听着医生对牛弹琴的患者呢？其实你知道的或许不比他们多很多，因为在与医生会谈前，他们手上都有一份决策辅助工具，让他们对疾病也有一定认识，他们知道自己有三种治疗方式可以选，也知道分别的风险。他们明白局部性前列腺癌的生长速度缓慢，但还不知道一些特定状况，例如自己的癌症目前在哪个阶段？过去的病史会不会改变这些治疗方式的风险呢？与医生会谈正是把不知道或者担心的问题提出来请教的机会。但是，大部分患者的话都不多，会主动提问的更是少之又少。一次又一次，我在录下的谈话中发现，患者总是静静地听着医生唱独角戏。

为了不再重蹈上次降压药事件的覆辙，这回，我对研究计划做了先导测试，也申请到上次没放在眼里的五年计划的资助。我们的目标之一是研究患者在这种情形下的主动性与被动性。另外，我也希望能找出办法让患者在决策过程中更加主动。

稍后我会仔细介绍，现在则请你先假设自己是一名患者，对前列腺癌已多少有一些认识，但进诊室前并不知道自己患有前列腺癌。另外在此之前，你也知道局部性前列腺癌的患者死亡率并不高，但是万万没想到听到医生的诊断后，心跳速度加快一倍，当医生用艰深的字眼来解释格利森分级时，你完全听不进去，医生用的术语相较于决策辅助工具上浅显的文字，实在难懂。你没想到要提出问题，但好不容易话到嘴边就发现已错失机会，因为医生早进入下一个议题，然后你也忘了想问的问题。你没想到，连打断医生请他厘清疑虑都让你有十足的罪恶感。

决策辅助工具可以让患者对患的疾病有基本了解，但很少教导患者如何在与医生的会谈中扮演主动的角色。态度积极一点会为患者带来好处吗？还是这样的要求反而让他们承受更大的压力？在找寻这些答案以前，让我们先到赡养院拜访一下。

想法的诞生

20世纪70年代早期，圣波那养老院（这里是化名）是美国康涅狄格州数一数二的高级养老院，不但护士对老人的比例高，设备也很新。但是，老人们并没有因此而过得更好。他们如同风中残烛，身体健康日益衰退。随着肌肉功能的丧失，他们渐渐没办法看电影、玩牌，从此变得不爱出房门，经常在房间里一待就是几个月甚至几年。最后卧病在床，过着生不如死的生活。

朱迪丝·罗丁（Judith Rodin）和艾伦·兰格（Ellen Langer）认为这些老人的衰退速度不应该这么快。社会心理学的训练让他们认为，如果这些老人对自己的生活能有更多的主导权，老化速度就会慢一点。于是，他们说服圣波那养老院让他们进行一项简单的试验，这项试验的结果将重塑这些老人在养老院的经验，使他们变得乐于主宰生活。

实验很简单。他们随机挑选养老院里的半数老人，并请职员告诉这些老人一些生活上的注意事项，再把重点特别放在职工可以协助完成的事情上。例如，想重新摆设房间里的家具？只要告诉我们，我们就会帮你完成。（"我们希望你的房间可以让你感到舒适。"）想看一场电影？没问题。事实上，星期四和星期五晚上是电影播放时间，有一半人会被安排在星期五看电影，另一半人则是星期四。（"待会我会宣布大家被安排看电影的时间是哪一天。"）最后，养老院职员送给每个人一株盆栽，并告诉他们每天都会有人去浇水。

至于另一半的老人，养老院职员一样告知他们房间里的家具可以移动，但强调老人如果需要帮忙请主动告知。（"你可以决定你的房间要做什么摆设，可以维持现在的模样，也可以请我们把家具移动成你想要的样子。"）另外，养老院在星期四和星期五晚上都会播放电影，你可以自己决定要看哪一场电影。（"你可以决定要不要看电影，或者看哪一场电影。"）最后他们也得到一株盆栽，职员提醒老人们照顾这些植物是他们的责任，希望他们记得每天浇水。

令人惊奇的结果让这个实验在社会心理学历史上占有一席之地。第二组老人因被赋予责任而活力充沛。养老院安排团体活动时，出席率比起第一组老人高出五到十倍，电影之夜也成例行活动。反观被规定哪天看电影的第一组老人，反而经常待在房间里。最重要的，第二组老人明显比第一组老人开心。因为被赋予责任，他们在情感上反而变得强韧。最让人无法置信的，是罗丁和兰格在十八个月后重返养老院时，发现第二组老人的死亡率比第一组减少了50%。是的，这个实验改变了死亡率！只不过在生活小事上被赋予责任，就让他们的生命强韧度大大增加。

温伯格发现患者切除子宫的概率出现地域差异时，便认为该把权力交给患者了。当罗丁和兰格发现养老院里的老人身体状况急速衰退时，他们决定试试看赋权给这些老人会不会改善他们的生活质量。看来，赋权的确是当今的重点。20世纪60年代末期到70年代初期，欧美各地人民都在争取更多权力，希望对自己的生命有更多的主宰权。因此，不难想象为什么温伯格、罗丁和兰格不约而同地认为一般大众需要被赋予更多的权力。

至于要怎样让患者得到权力呢？为了找到答案，兰德公司的两位研究人员开始对医疗护理的质量做调查。

掌控自己的生活

谢尔登·格林菲尔茨（Sheldon Greenfield）同时服务于兰德公司和加州大学洛杉矶分校。谢里·卡普兰（Sherrie Kaplan）则是加州大学洛杉矶分校公共卫生系的研究生。他们在1973年因为兰德公司的一项研究计划相识。兰德公司认为这项计划将促使美国联邦政府重新整顿美国的医疗系统。

当时在位的尼克松总统有意为全民提供医疗保险。"去年初，"他在对国会发表特别谈话时说，"我指示卫生教育福利部部长提出一个完整的改良医疗保险计划。"（各种迹象显示尼克松是个社会主义者！）兰德公司的研究人员可以说急得像是热锅上的蚂蚁，紧急完成资料，希望帮助政府拟出圆满的草案。格林菲尔茨和卡普兰的职责则在于确认由政府运作的医疗系统所提供的医疗质量是否达到标准。

研究团队想出一套数学系统，让临床编码员便于评估医疗质量。举例来说，当患者出现 X 症状时，医生理应采取 Y 或 Z 行动，当医生没有做到 Y 或 Z 时，就会被临床编码员标上不当医疗。由于这些临床编码员都不具备医生的身份，因此格林菲尔茨和卡普兰想尽办法让他们的工作简单一点，好能正确判断医生提供的医疗质量。

这样的数学系统能否贴切表现医疗护理的复杂性仍具有争议，但是使用起来确实简单明了，护士甚至可以在鸡尾酒派对上轻松自如地跟朋友介绍这套系统。一般人和护士谈到这个问题时，也非常兴奋："噢，原来医生得这么做。太好了。那如果……"

卡普兰得知护士对这个系统的接受度如此高时，她灵机一动："如果这个系统真的这么好用，为什么不直接把它介绍给患者呢？"

格林菲尔茨和卡普兰决定找糖尿病患者做初期研究对象，教他们使用这套数学系统。糖尿病之类的慢性病患者得借助不断尝试来找出最适合自己的治疗方式，因此，总有做不完的决定。所幸，要做的决定虽然多，却大多是事后可以更改的决定。例如，他们如果不确定自己可不可以接受胰岛素注射，可以先试几个星期。如果不知道有没有办法接受严格饮食控制，也可以先看看血糖下降的幅度，再来讨论值不值得饿肚子。

能够多方尝试对于患者赋权绝对有正面效果，因为如此一来，患者可以亲身体验治疗方式，而不是光听医生的看法。如果患者对医生建议的降血糖药没有好感，可以决定不采纳医生的建议。医生可以"规定"患者一天测量三次血糖，不准吃甜食，每个星期运动五次，但是最后的决定权还是掌握在患者手中。就算他不去健身房，而是去买甜甜圈，医生也没有权力阻止他。与糖尿病多年的相处经验，让大部分患者成了糖尿病专家——可以眼睛眨都不眨地往手指一扎，读取血糖数值。他们也知道对热量摄取锱铢必较的重要性，因为他们比谁都明白若不计算热量摄取，就会给血糖浓度带来影响。最重要的，他们知道自己才是主宰疾病的人。

然而，很少有糖尿病患者认识到他们的权力，甚至很少有人会静下来思考控制血糖的好处与坏处。虽然每天一早起来得决定要不要吃药，但他们一来到医生面前，却变得再被动不过。

格林菲尔茨和卡普兰知道事情不一定要这样发展。他们知道，只要糖尿病患者拥有正确的知识，更重要的，再加上有人指导他们如何在医疗过程中积极主动，病情的控制其实会进行得更加顺利。于是格林菲尔茨和卡普兰安排患者在与医生会谈前先和一位研究助理见面。助理会协助患者在就诊前做好医疗选择，例如要吃哪一种药，要不要改变饮食习惯等。助理还会花十分钟时间简单地告诉患者要如何和医生商讨治疗方式。最后也会教导患者遇到困难时应有的反应。

　　整个过程费时约二十分钟，这和看医生时花的数小时比起来根本不算什么，却对患者有极大的影响。见到医生时，患者发问的情形踊跃多了，不再让医生主导谈话内容。除了就诊时扮演更积极主动的角色，当这些患者几个月后复诊时，血糖浓度也明显降低，降低幅度甚至可以和药效最强的药物相提并论。

　　格林菲尔茨和卡普兰的做法不只是增加患者对糖尿病的认识，与养老院的例子一样，他们赋权给患者让其主宰生命。在没施行这项措施以前，大部分患者都感到拿糖尿病没辙，只能默默地任由医生摆布，医生开什么药就吃什么药。疾病就像是养老院里那株交由他人照顾的植物。但是，格林菲尔茨和卡普兰的方法介入后，他们开始觉得自己应该主动，不再被医生或血糖指数搞得团团转，制伏糖尿病的责任在于自己！

　　过去几十年来，行为科学家试过几种不同的方法，来让患者更积极地参与疾病治疗。结果发现，知道如何和医生互动的患者，通常也比较积极参与治疗。光是告诉患者"你必须自己做决定"，是无法让患者清楚知道应该如何积极参与治疗的。稍微害羞的患者不会因为一句"尽量多问问题"，就可以在医生面前侃侃而谈。卡普兰曾说："当你赤身裸体时，大概很难带着自信说话吧！"所以最好的方法是给患者一个如何与医生谈话的范例，可能的话，提供事前练习的机会。

正是这个原因，安吉·法格林和我在听完那些前列腺癌患者与医生的谈话录音带后，发现我们应该在决策辅助工具里加入对患者的临场指导。我们制作一段患者和医生会谈的实际场景的影片，希望患者在就诊前先看这段影片，那么，万一检查结果真的是前列腺癌时，就会知道如何与医生讨论各种治疗可能了。影片一开始，医生告知患者患了前列腺癌，接着，旁白解释影片中的人物都是演员，分别饰演医生和前列腺癌患者。整段影片由演员饰演的就诊片段和旁白者的解释穿插进行。例如，其中一个桥段，医生正跟患者解释格利森分级，内容又臭又长，而且艰深难懂，患者只是沉默听着。这时旁白解释当时的状况，并提出改善这种情形的建议。接着影片播出患者接受旁白建议后的结果。医生告知患者患前列腺癌的消息后，有一段患者访谈，饰演患者的演员说："当医生说我得了前列腺癌，我的脑袋在接下来的几分钟完全空白。"患者可以借此预知自己可能出现的反应。接着，旁白补充说："这时候，你可能会完全听不进医生讲的任何数字。"然后建议患者可以用什么方式让医生把速度放慢。旁白解释完后，影片再次回到就诊现场。这时患者试着用旁白建议的方法，更有效率地和医生沟通。一开始患者还不停点着头，一副听懂的样子，但没多久，便毫不掩饰地皱起眉头。或者患者无助地试着把大量信息一股脑儿吸收进去，但实在听不懂时，礼貌地打断医生，陪同患者就诊的太太也会适时请医生讲慢一点，好让她及时做笔记。

除了让患者预知和医生见面时的情景、教导患者如何礼貌地提出问题外，这部影片甚至帮助患者更了解医生。医生告知患者患癌症后，旁白对观众说："想象一下这位医生现在的感受。向人宣布坏消息并不是一件容易的事。或许正是如此，很多医生宣布了坏消息后，便巴不得立刻把焦点转向又臭又长的技术讨论。"借着揭露医生也有弱点、有情绪等人性化的一面，我们希望患者与医生的关系更加贴近，如此一来，沟通也会顺畅无阻。

制作这部影片的目的，是利用行为科学帮助患者做好与医生会谈的准备。在影片中表现出一般人的想法和情绪，同时也让患者客观地预想与医生会谈的情境。最后借助旁白提出建议，让患者在会谈中更具影响力。这部影片可说是患者的沟通培训师。

不过，这当中仍有美中不足的地方——在诊室发生的事并非千篇一律、容易推测的，我们不可能帮每种疾病拍摄一部专属影片。幸好，现在有个解决办法。在一些世界顶尖的医院里，出现了决策辅导员。

做决定时不再孤单

勒妮·博蒙特（Renee Beaumont）证明了 52 岁也可以过得像 32 岁，每想到这里，博蒙特就不由得开心起来。博蒙特是一位在高中教科学的中年妇女，下班后，还能精力充沛地到舞蹈教室跳上三四个小时。她跳的可不是一般的舞蹈，而是得踮着脚尖的芭蕾舞。不知道的人绝对看不出她已经 50 多岁了，她的身体没有一丝更年期的迹象，是个十足的驻颜美人。

然而，事情急转直下，早在六年前就该做的乳房 X 光摄影将她重重地摔回现实世界。她的右边乳房出现一个 5 厘米大小的硬块，跟一颗成熟的李子一样大。她的家庭医生安排她去见一位乳房外科医师。博蒙特把当天的状况描述给我听："医生走进诊室，看了乳房 X 光摄影结果，然后以机器人般的语调告诉我'是癌症'。

我吓呆了，我以为只是个囊肿，我以前也曾经有过乳房囊肿。医生就这样滔滔不绝讲下去，没有停下来过，等我回过神时，只知道她要我立刻做乳房切片。"

博蒙特的乳房切片结果确认了医生的诊断。很快，博蒙特再度就诊，这次医生要谈紧急状况的处理。"我们得帮你做乳房切除手术。最好下周就做，因为再下周我已经安排了假期，所以下周没做成的话，就得再等两周，我不希望拖那么久。"

博蒙特的内心充满震惊与害怕，不敢相信一直引以为傲的身体竟然背叛了她，而且病情恶化的速度竟然这么快，连几个星期都等不得，让她不由担心起自己有没有办法活到 53 岁生日。但是，即使情绪受到这么大的冲击，她仍然拒绝医师的提议。她不打算立刻动手术，她告诉医生："我还需要些时间考虑。"

博蒙特确实花了几天时间考虑，当然也流了不少眼泪，得到不少朋友与家人的慰藉。不过最重要的是，博蒙特开始研究起治疗方案来。医生从切片结果判断她患了乳腺导管内原位癌（ductal carcinoma in situ，简称为 DCIS）。博蒙特在资料中发现，乳腺导管内原位癌可说是最初期的乳腺癌，虽然有可能发展成侵入性高的肿瘤，但是生长速度缓慢，几乎不可能转移到远处的器官。甚至有专家提出乳腺导管内原位癌不需要过度积极的治疗，也就是说，并没有证据支持医生建议的紧急乳房切除。

然而，每年有大约五千名美国妇女被诊断出患乳腺导管内原位癌，而大部分患者接受了手术。显然大家都在没有足够证据证明积极治疗的必要性前，就挨了这一刀。博蒙特不想这么做，至少，她现在知道自己有时间去询问其他医生的看法。

经过一番讨价还价后，博蒙特投保的保险公司终于答应她到原本不在保险范围的加州大学旧金山分校见一位外科医师，但条件是只能接受医生的建议，不能在那边进行手术。也就是说，如果那位医生认为应该动手术，博蒙特必须找原来的医生动刀。

博蒙特告诉我那位旧金山的医生还不错，就是姿态有点高。她仔细地回答了博蒙特提出的每个问题，并让博蒙特有充分发问机会。博蒙特说道："会谈过程中，我不止一次告诉她：'我还有最后一个问题想请教。'她风趣地回答我：'这句话你已经讲过很多次了！'"

谈完后，那位旧金山的医生还是认为博蒙特必须接受手术治疗。"你必须做乳房切除。"她说道。"不能切除肿瘤就好了吗？"博蒙特问道。"恐怕不行，我切进去的角度可以宽一点，把你右边的乳房尽量保留下来，但是形状会变得很怪。"博蒙特实在没办法让身体受到这样的摧残。绝望到底后，她问了一个对医生颇为不敬的问题："好，那我什么都不做，可以吧？"没想到，医生竟然露出笑容，说道："我想，是可以的，那也是选项之一。"

接着，医生告诉博蒙特，如果她真的不打算动手术，可以试试一个临床试验。确定要参加的话，博蒙特得先服用他莫昔芬几个月。博蒙特一口答应，什么都比动手术好。

很明显地，博蒙特完全不需要决策辅助工具或影片数据来协助她在医疗抉择过程中采取主动。她的个性和科学背景让她有自信挑战两位医生。当然，强烈避免切除乳房的意图也帮上了忙。但是，接下来的故事就让她极度需要做出抉择的协助了。

博蒙特很尽责地服用三个月的他莫昔芬，效果相当不错。检查结果显示肿瘤并没有继续长大，这让博蒙特非常开心。但是那位旧金山的医生并不满意，因为肿瘤还是像乒乓球一样大，没有缩小的迹象。"我们必须把它拿掉才行。"她认为博蒙特还是需要切除乳房，再一次地，博蒙特与医生的想法又有了冲突，她心灰意冷，不知道该如何是好。这时，她接到一位决策辅导员打来的电话。

这位决策辅导员是一位加州大学旧金山分校的医学院预科学生，在学校的决策服务计划中担任义工，该计划由学校的系统工程师杰夫·贝尔科拉（Jeff Belkora）于2003年设立。贝尔科拉的团队训练了一批医学系、护理系、社工系等医疗相关院系的学生，为他们培养了协助患者与医生进行沟通的能力。与患者完成配对后，这些辅导员便在可行的医疗方案中协助患者抽丝剥茧，做出最适当的决定。

博蒙特第一次和决策辅导员的交谈是在电话中。辅导员听完博蒙特叙述后，问她还有没有问题想让医生解答。博蒙特提出几个疑虑，但是辅导员觉得这些问题太过模棱两可。博蒙特重新解释几次后，辅导员才表示明白她的重点。"所以，你想多了解一点积极监控，是吗？"她问道。博蒙特顿时恍然大悟，原来，她和医生间的沟通问题，出在不知道怎么把疑虑用医生听得懂的话表达出来。多亏这位决策辅导，帮她把问题翻译成医学用的语言。

博蒙特的故事里有许多充满讽刺的地方。我们一直认为，是医生忘了用患者听得懂的语言来和患者说话，而博蒙特的例子告诉我们，这个问题其实是双向的。决策服务可以教导患者特定医学用语，好让患者与医生的沟通变得更有效率。他们实行的方法，是让患者不断地重组句子，直到想表达的意思非常明确为止。"患者一开始提出的问题可能很笼统，例如，担心有副作用，"贝尔科拉这么告诉我，"而受过训练的辅导员可以协助患者，将问题讲得更具体一点。辅导员可能会问：'你担心什么副作用呢？你得知的信息怎么说呢？'假设患者的答案是'我怕这种治疗方式会引发其他癌症'，那么辅导员会和患者一起把问题写下来，让他可以拿去问医生。"

当辅导员陪同博蒙特回到医院与医生会谈时，能提供的协助更加明显。"我不必自己做笔记，"博蒙特很兴奋地告诉我，"只需要专心听医生说话就可以了。"辅导员帮博蒙特记录下每次和医生的谈话，把她与医生的谈话重点都清楚地列出来，这些笔记对博蒙特来说非常重要。博蒙特也发现辅导员有助于更了解自己的病情。最重要的是，有辅导员在场陪伴，博蒙特比较敢在医生面前发表自己的意见。医生在谈话中，几次提到大家对于治疗乳腺导管内原位癌的看法还有争议，但是，最后总是又回到动手术上，她所持的理由是"宁可错杀，绝不错放"。但是博蒙特始终不知道怎么告诉医生，她什么都不怕，只是不想平白无故地切除乳房。现在，辅导员已经让她更了解自己的病情，也让她有机会练习表达自己的意思，所以，她可以很有自信地把想法告诉医生。

多亏这样的决策服务计划，博蒙特有机会说服医生把讨论重点放在积极监控，而不是花时间争执该不该切除乳房上。2009年，医生发现博蒙特的肿瘤出现钙化现象，这意味着肿瘤很可能更具侵入性。因为这个缘故，医生再次建议博蒙特进行乳房切除手术，但是，在决策辅导员的协助下，博蒙特再度回绝了医生的建议。"可不可以只切除侵入性比较高的部位呢？"她问医生。医生从没听过有人只切除肿瘤中比较有侵入性的部位，而把剩下的肿瘤留下的例子。但是，她不能完全排除有这种可能性。"我不能说这样做不会有帮助。"她告诉博蒙特。翻译成白话，就是它"或许行得通"！

两年半过去了，博蒙特的乳腺导管肿瘤还是只局限于右边的乳房。她继续实行积极监控，也继续跳舞。

患者赋权的关键

关于患者赋权，我们讨论了各种为患者提供信息、让患者更了解医疗选项的工具，也提到如何让患者在与医生沟通时，可以更清楚表达自己的意见。我们提到决策辅助工具，比如利用医疗教育影片等方式，让患者更深入地认识自己的疾病和治疗选项。你可以在渥太华大学的网站（decisionaid.ohri.ca）上找到护理研究员安妮特·奥康纳（Annette O'Connor）整理的各种最新决策辅助工具。另外，你也可参考由杰克·温伯格发起的医疗决策咨询基金会（Informed Medical Decisions Foundation，简称 IMDF，网址为 www.informedmedicaldecisions.org）。

行为科学家也在这方面贡献所学，避免决策辅助工具因为设计问题而在无意间造成偏差。世界各地都有专家团队在为此努力，希望把行为科学的发现应用到决策辅助工具上。上述两个网站已整理出目前最好的决策辅助工具，如果你有重大的医疗决定要做，不妨参考一下上述两个网站。

最后，我们也谈到贝尔科拉创立的决策辅导系统。我多么希望告诉大家，这种服务已经到处可见，可惜这本书已经逐渐接近尾声，而就我所知，提供这种服务的单位仍是寥寥无几。不过你可以参考一下贝尔科拉的做法，自己稍微变通一下。如果你去的是教学医院，找个医学院学生或护理系学生，请教他们问题。下次就诊时，带个人帮你做笔记，或者带支录音笔。

这些发展对每个人来说都是好消息。每个人终究会有面临医疗抉择的时刻，可能是该不该吃抗生素来治疗喉咙发炎、该不该做开心手术来修补受损的动脉瓣等。因着这些共同决定措施的兴起，患者不再像过去一样，在做决定时没有表明心声，或者对各种医疗选项的优缺点一无所知。

这些新措施纵然满载着希望，患者还有最后一关需要挑战——医疗系统与医师恐怕还没准备好迎接做好准备的患者。一个具备知识同时也清楚自己想法的患者，碰上还没准备好把决定重担分享出去的医生时，会有什么后果呢?

生命的关键决定

第四部分

学习分享

第十二章
患者赋权受到的限制

2011 年春天，葆拉·格里诺（Paula Greeno）全身被麻醉，躺在手术台上，左边乳房被划开，医生从里面取出了一个小肿瘤。这时，外科医师通常忙着把伤口缝合，结束手术，或者把手术切口再开大一点，取出腋下的淋巴结。但是，这位外科医师并没有这么做，事实上，他甚至不在手术室里，而是在外头和葆拉的丈夫谈话，他们有个重大的决定得做。

"我必须很遗憾地告诉你，我们从葆拉腋下取出的两个淋巴结中，有一个是癌症转移。从冷冻切片看起来，大约是 1 厘米大小的肿瘤。"

"这样吗？"突如其来的噩耗让葆拉的丈夫像是被重重打了一拳。

"我们必须决定要不要取出更多的淋巴结，"医生接着说道，"我们可以现在就做，但是，如果不确定患者想不想这么做，也可以先把手术结束，等她醒来后再一起商讨，或许下星期再来处理那些淋巴结。"

"再动一次手术？"

"是的。"

"但是……"

"你觉得葆拉希望怎么做呢？"

葆拉的丈夫静静坐着，完全不知道该如何反应。他不懂为什么这么重要的事，竟然没有在手术前、葆拉还醒着的时候先进行讨论，至少那时候葆拉还可以发表意见。为什么他们没有在手术前就考虑切除淋巴结的好处与坏处呢？葆拉的丈夫内心充满愤怒、疑惑和紧张（他的太太还躺在手术台上，等着他做决定！），庞大的责任压得他喘不过气来，他开始考虑每个选项。他从没想过也有扮演福特总统的一天，但他不认为自己有权力为躺在手术台上不省人事的太太决定怎么处理乳腺癌。毕竟这是 2011 年，不再是 1975 年了。手术前，夫妻俩很认真地研读乳腺癌的各种治疗方法，也看了决策辅助影片，他甚至认为自己可以说是医疗决定的专家。所有能做的事，他和葆拉都已经做了，他们共同做出决定，这个决定也得到医生认同。但是现在他却被逼着要做任何身为人夫者都不愿意做的决定。

你能够想象他当时的心情吗？我可以，因为，我就是那位先生。

我想，很少有患者或家属会比我和葆拉掌握更多患者应有的权力。从葆拉被诊断出癌症开始，我们就非常积极参与各项医疗决定。我们研读最新的医疗方法，甚至向认识的乳腺癌专家寻求意见。我们认为，在与医生会谈时已经把所有的医疗细节都讨论清楚了。

显然我们错了。现在我只能独自和医生商量，被赋权做出葆拉无法参与的决定。我竭尽所能陪伴葆拉抵抗病魔，到头来却发现患者赋权原来是有极限的。

以我的才识、自信和对医疗决定的专业研究，怎么会走到这个地步？一切都得从被我误以为没有必要的例行乳房 X 光摄影开始。

"死亡专家组"的争辩和筛检争议

立法者与白宫工作人员正马不停蹄地撰写一项即将公布的国内法令，这项法令有望成为奥巴马的代表作。就在此时，美国预防服务工作小组（United States Preventive Services Task Force，简称 USPSTF）提议，将妇女首次做乳房 X 光摄影的时间后延至 50 岁。当时是 2009 年的秋天，奥巴马政府已经花了整个夏天在为医疗改革进行辩护。由奥巴马领导的新政府一上任立刻展开医疗改革，但是，新政府的医疗改革工作小组却被 2008 年担任共和党副总统候选人的萨拉·佩林（Sarah Palin）在脸书上指为"死亡委员会"。"这不是我挚爱的美国。我挚爱的美国不会让我的父母，或者我患有唐氏综合征的孩子站在奥巴马的'死亡专家组'（death panel）前，交由他的官僚来主观判断我的家人是否具有足够的'社会生产力'、是否有资格享受医疗护理。"佩林这么说道。

"死亡专家组"与乳房 X 光摄影的争议爆发时，我紧密追踪了事态的进展。2010 年冬天，大约是一年半后，因为要为本科生准备有关医疗护理政策的课程，我阅读了有关两场争议的更多材料。为了让课程更加有趣一些，我增加了一些有关保险改革的热门话题让学生们从伦理学和政治学的角度进行辩论，还播放了一些视频片段，比如选民和民主党议员在市政厅激烈交锋，选民们对危险的、让人更容易死亡的医疗护理法令抱怨不已。我提醒自己，当市政厅的交锋爆发时，我最年轻的学生也已经是中学三年级学生了，也许不再粘着音乐播放器了。因此，我设计了一堂关于乳房 X 光摄影和政治策略的课程，介绍 40 岁女性做乳房 X 光摄影的优缺点，好让学生初步了解预防服务工作小组的立场。我提到乳房 X 光摄影的好处是可以检查出病灶，让患者有机会及早接受治疗。接着，我提出缺点，乳房 X 光摄影会让妇女暴露于辐射下，在乳房 X 光摄影中发现可疑阴影部位的妇女还必须接受更痛苦、本身也同时具有风险的进一步检查，像是切片等，也经常发现乳房 X 光摄影中看到的可疑阴影其实是伪阳性，却让接受检查的妇女承受了不少不必要的担心与害怕。

就在同一个冬天的晚些时候，葆拉告诉我她已经安排好要做乳房 X 光摄影。当时，预防服务工作小组的建议还清晰地烙印在我的大脑里，我告诉她："你才 44 岁，去年的乳房 X 光摄影结果也属于正常。你的医生未免太心急，别自找麻烦了。"我当时并不知道医生曾经在葆拉的左乳中发现了一个硬块，而且说服葆拉那应该只是个囊肿，因为上次做乳房 X 光摄影时，在差不多同样的地方也有一个囊肿。葆拉只是想确认一下，并不希望我过度紧张。于是，她说她知道我的看法，但还是决定去做乳房 X 光摄影。

几天后，葆拉把乳房 X 光摄影的结果转寄到我的电子邮箱中。我有个会议要开，没有立刻打开来看。回到家后，她问我看过报告没，而且一副非要我回答看了不可的样子，我立刻拿出 iPad，打开她寄给我的邮件附件，葆拉则在一旁等着我的反应。在一段无关紧要的开场白后，报告切入了正题："在左乳大约 6 点钟位置的地方，有一个大小约 1.7 厘米的不规则硬块。"

一阵惊慌感钻入我的身体。我知道大部分乳房硬块不是癌症，但是我也知道大部分的乳房硬块不会有"针状边缘"。所谓针状边缘是指硬块边缘突出且界线不明显，它们看起来冲动、愤怒，缺少良性囊肿温和的圆形外观。我很快把报告看完，然后，我的目光落在放射科医师那句简短的结论上："硬块极有可能是恶性肿瘤。"

该死！

以逐渐凝重的神情读完报告后，我和葆拉交换了一个"这真是糟糕"的眼神。两个孩子正在一旁的沙发上看书，所以我们得留意说话的内容。我低声告诉她，大部分的乳房切片都是良性的，而且就算是恶性的，也一定是初期的、可以治疗的。或许——我这么告诉自己——只是像乳腺导管内原位癌之类，虚有其表，但不会真正危害健康或者缩短生命。因为我还不知道最后的结果，心里也强烈怀疑葆拉是否真的患了癌症，我开始为自己注入大量的希望，借此平复心情，也平复葆拉。

第一个重大决定

接下来的几天，我们的情绪完全处于紧绷的状态，放射科医师认为是恶性肿瘤，但是病理科尚未给出最后的确认。葆拉的压力在晚上累积到极致，她躺在床上说，不希望孩子在中学就失去妈妈。我只能不断地以不切实际的希望来和她真实而可以理解的恐惧相抗衡。

切片结果并没有解除压力。葆拉的肿瘤是恶性的，而且远比我期待的乳腺导管内原位癌更具侵入性，不管我如何看待，这一结果都糟糕到了极点。唯一让人感到欣慰的，是这些癌细胞的表面都有雌激素和黄体激素的受体，也就是说，葆拉的肿瘤是必须倚赖她分泌的荷尔蒙才能生长。只要阻断荷尔蒙的供应，癌细胞的生长速度就会减缓，这算是一个好迹象。不过这样好坏掺杂的消息还是让人觉得前途未卜，压力倍增，而最让人感受到压力的是眼前就得做的决定。

我们必须决定，要切除整个乳房还是切除肿瘤就好。我们还没和外科医师谈过，不过大概知道要有什么心理准备，决策过程才刚开始，葆拉已经决定要尽量保留乳房。医生打电话来和葆拉预约就诊时间时，葆拉就跟医生表达了这样的意愿。

我知道这听起来有点怪，通常是患者打电话跟医生预约时间才对。但是，我们有一位以研究乳腺癌知名的朋友，他在没有告知我们的情形下联络了这位外科医师，并请他好好照顾葆拉。于是，这位医生很热心地把葆拉排进他忙碌的时间表。

很显然地，我们处理葆拉的乳腺癌的经验和大多数人不太一样。大部分乳腺癌患者不会有研究乳腺癌的朋友，也不如我们熟知医疗系统。大家都很清楚我的背景，葆拉的背景在这段医疗过程中则和我有互补作用。我们在 1991 年认识，当时葆拉在芝加哥大学念 MBA。她原本打算在商学院学习商业管理，但是读了一半，觉得自己从事医疗管理比商业管理更能造福世人，于是改变了心意。她参加了芝加哥大学教学医院伦理委员会的会议，于是，我们便认识了。

从商学院毕业后，葆拉继续往医疗管理的方向发展，不但对医学中心的运作了如指掌，也因此认识了许多医学界大佬。她不但要和这些医院的医生、主任、院长打交道，甚至得和他们进行争辩，因此，她早已克服了白袍恐惧症。另外，她曾经为了协助一个乳腺癌中心进行重组，在医生与患者会谈时进行旁听，以实际了解该医疗中心的运作需求。

因此，我们俩来到诊室时所具备的知识与信心，是患者中少有的。这样的学术背景虽然让我们的故事成为一个特例，但是也让故事的细节更发人深省。葆拉的故事告诉我们，即使患者的权力再大，再怎么采取主动，也不见得就会一帆风顺。

万能医生

我是一个生性乐观的人，所以，得知葆拉的切片结果是恶性时，我一再告诉自己，这一定只是初期癌症，没准是个称不上癌症的癌症。查证过乳腺癌分期后，我更确认自己的乐观没有错。根据美国癌症研究中心的资料，决定乳腺癌分期的第一个要素是肿瘤大小，如果大小在 2 厘米以下，属于第一期（最轻微），大于 2 厘米则是第二期（如果有扩散迹象，期数还会更高）。从乳房 X 光摄影结果看起来，葆拉的肿瘤大小是 1.7 厘米，所以属于第一期——太好了！

和医生会谈前，我们已经决定只切除肿瘤，但我们很想知道医生对这两种手术的看法。他是非常有才干的医生，名字后面的头衔比我还多。虽然他百忙中抽空来看葆拉，感觉却像是可以花一整天陪我们谈话。在讨论治疗细节前，他想再替葆拉做一次检查。

肿瘤位于左乳下方，他做触诊，随口说比 2 厘米大一点。他继续检查，但是我却一直想着这句话。我知道 1.7 厘米和 2 厘米的差别所代表的生物学意义并不大，我也知道癌症分期中并没有明确的界线，这些分期主要是为了研究的方便，好让医生做临床试验时有标准可循。医生想测试某种药物对癌症初期患者是否有效时，必须先定义什么叫"初期"，这种专制的分期制度于是应运而生。

理性一点去想，葆拉的肿瘤到底比 2 厘米大一点或者小一点其实并不重要，只不过，当时的我实在无法采取理性的态度。医生随口说的一句话对我来说有如晴天霹雳。我忍不住去想，为什么这位医生如此不负责任、如此冒失地评判葆拉的肿瘤大小，为什么他考虑都不考虑就推翻了葆拉的检查报告，宣布葆拉的肿瘤大于 2 厘米，等于宣布她的癌症已经是第二期呢？但是，他的立场并不像我一样缺乏理性，不会执着于癌症的分期。如果说他在宣布葆拉的肿瘤大小时犯了任何错误，那就是他忽略了无法展现理性的我正处于对癌症分期斤斤计较的窘境。

虽然我的教育背景让我对乳腺癌的认识比大部分乳腺癌患者要多，但那种教育训练并不是很均衡，以至于我拥有的知识只是足以让我得出错误的结论。这也是新医患模式所面临的挑战之一。患者会在与医生会谈前通过决策辅助工具，或者较为常见的上网搜索等方式，让自己对疾病有所认识。但是这样的认识经常是不完整的甚至是错误的。因此，当这些被赋权的患者来到医生面前时，便认为自己已经很懂了，而医生则自顾自地说着，完全不知道患者到底懂了多少。

葆拉的医生担心的倒不是我懂了什么或不懂什么，他担心的是肿瘤发生的位置。他不认为切除肿瘤的同时还能保持乳房的外形。这是许多选择做肿瘤切除手术的女性遇到的问题。事实上就在葆拉患癌症的几年前，我曾经做过一项调查，结果显示大部分做肿瘤切除手术的女性，都对留下来的乳房外形感到不满。她们的乳房变了形，在肿瘤切除部位有明显的凹陷。也有患者表示，手术后两边乳房的大小变得不一样，事后还得做整形手术来改善。

葆拉想知道有没有办法改善切除肿瘤后的乳房外形。"如果必须大范围切除乳房才能拿掉肿瘤，是否可能在切除部位做部分重建，例如部分植入之类的，来填满凹陷的地方呢？"葆拉问道。"没办法。"医生回答。

我们继续讨论一会儿关于乳房切除与肿瘤切除，但是医生紧接着说先别急着做决定。"我有点担心乳房X光摄影上的钙化现象，那些也可能是恶性肿瘤，我想先做切片，如果乳房的其他部位也出现了癌细胞，就非得切除乳房不可。"

这时，葆拉问了医生另一个问题："我会需要做化疗吗？"

"我不是肿瘤专家，"医生回答，"我想，我最好只管好我的专业，这个问题恐怕得问肿瘤科医师。不过，依我看，以你的年纪和肿瘤大小来看，你迟早得做化疗。"

我们原本打算在诊断后的第一次会诊时就决定手术方式，没想到，不但没做成决定，反而回到原本前途未卜的状态，还得多担心化疗问题。

回到决定树

患初期乳腺癌的女性有一连串治疗决定得做。首先，选择切除肿瘤或切除乳房。但在做决定之前，必须先了解后续疗程。如果倾向切除肿瘤，就必须连带了解放疗，因为肿瘤切除还得搭配放疗才能达到效果。如果选择切除乳房，则必须考虑重建手术的利与弊，有几种重建方式可以选择，包括横行腹直肌肌皮瓣（transverse rectus abdominus myocutaneous flap）和腹壁下动脉穿支皮瓣（deep inferior epigastric perforator flap）等。

光是弄懂有哪些选项，以及了解各个选项的内容，就足以让人筋疲力尽。最理想的做法是让患者先和外科医师、整形医师、放射科医师等一一谈过，再决定要做乳房切除或者肿瘤切除。但是大部分患者并没有采取这样的流程。比如葆拉，她一开始就决定要做肿瘤切除，除非医生认为行不通。

观察葆拉的决策过程让我想起一个很有名的研究，内容是自己所爱的人肾脏出了问题时，该不该捐肾脏给对方。研究人员想知道大家对器官捐赠的意愿，并且讨论了几个因素，包括你所爱的人等待器官的时间，你捐赠的器官和等到的器官的效果差异，器官捐赠是否会为你的健康立即带来危险等。换句话说，这个研究要看大家如何做复杂的决定。没想到呈现出来的思考模式竟是这样：

"我们测试的结果发现，你和你哥哥的配对成功了，不知道你……"

"我愿意！"

"是否愿意……"

"没问题，我愿意捐赠我的器官。"

大部分人通常在不知道后续发展时就做好决定，然后才回头想这么做的好处与坏处。研究人员原本要研究"知情同意"（informed consent），也就是让参与者充分理解选项后再做决定。没想到打算捐出肾脏的人却不领情，他们把事情倒过来进行——先答应，再回过头了解相关事项。

做决定时本末倒置的习惯在生活中经常可见。往往只花一点时间浏览所有选项后便迅速做决定，除非有足够震撼的信息，否则就死守着这个决定。葆拉在面对切除肿瘤或切除乳房的抉择时，就是这样的反应。除非出现不得已的理由，否则她要进行肿瘤切除的心意已决。当外科医师对肿瘤切除后的外观提出意见时，葆拉的反应是尽量找出弥补办法，让她可以坚守既定决定。类似地，我们都还没和放射科医师谈过，葆拉就请我去问一下红头发的人做放疗的副作用会不会比较多。当同事告诉我，肤色浅的人做放疗的问题不会比其他人多时，葆拉选择做肿瘤切除的决心变得更坚定了。

然而，考虑手术方式的过程中，葆拉始终惦记另一个可能得面对的治疗方式。该去询问肿瘤科医师需不需要做化疗了。

经验法则

葆拉在决定要做哪一种手术时，有许多抉择必须面对。还好，葆拉的肿瘤科医师说化疗和选择手术不相关。医师很有耐心地解释了她在医疗团队里所扮演的角色：

"你的医疗团队共有五名成员，前四个分别是（她伸出手来，每讲一个人就扳一只手指）肿瘤外科医师、整形外科医师、病理科医师和放射肿瘤科医师。他们分别负责自己领域内的工作，尽可能让癌细胞从你的左乳消失。最后这只大拇指是我，"她一边说一边将大拇指指向自己，"我负责你身体烦人的其他部位，不让癌细胞在其他部位出现。"

专家从过去三十年以来的经验得知，乳腺癌是一种系统性病变。当肿瘤大到可以从乳房 X 光摄影看出来时，通常代表已经蔓延到身体其他部位了。最糟的状况是转移，也就是扩散的癌细胞已经在骨头、大脑等部位开始形成肿瘤。较常见的是癌细胞已经扩散，但是尚未"生根"，看不看得出来就只是时间问题。在福特总统夫人的年代，大部分医生还把乳腺癌当作一种局部性疾病来处理，只要动手术切除即可。直到事后出现转移，才发现当初的手术切除治疗其实不够，还必须采取更积极的手段来确保癌症不复发。

有鉴于根治型乳房切除手术的效果有限，专家知道若想确保癌症不复发，光清除乳房组织并不是解决之道。最好的方法是利用循环全身的化疗，对逃过手术刀的癌细胞赶尽杀绝。

"化疗"这个字眼让葆拉联想到头巾和恶心呕吐。葆拉不喜欢引起他人的目光，她想尽量避免会让别人注意的外在改变。这并不是觉得丢脸，贝蒂·福特当初决定公开病情已经让乳腺癌患者不再受到屈辱。葆拉的烦恼恰好相反。现在患乳腺癌像是一件可以大声宣扬的事，患者头上戴的头巾有如象征勇气的记号。葆拉不希望外表有太明显的变化，她不希望大家不断对她加油打气，她不想听到大家称赞她有多么"勇敢"、多么"坚强"，她不想在胸前别一朵支持乳腺癌患者的粉红色缎带，或者在手上戴着向癌症宣战的黄色手环。她只想一个人静静地处理疾病，过着尽量正常的生活。毕竟，她是个在写电子邮件告诉朋友生病的消息时，最后会加注"我讨厌粉红色"的人。

现在，要和肿瘤专家见面了，她会告诉我们哪一种化学药品最适合葆拉，以及什么时候会开始化疗。她看了葆拉的切片报告和放射科报告后说，虽然已经掌握大部分重要信息，像是肿瘤大小、细胞表面有雌激素受体，等等，但是还需要一些其他信息，才能做最后的决定。"现在决定治疗方式尚嫌太早，"她告诉葆拉，"但是要我猜的话，我会说你不需要做化疗，采用内分泌治疗的概率比较大。我的猜测通常很准的。"

葆拉的心情顿时开朗起来。内分泌治疗使用的是诸如他莫昔芬、复乳纳（femara）之类以荷尔蒙为标的的药物，只要能停止荷尔蒙供应，便可以阻止癌细胞的生长。这些药物并非没有副作用，它们会迫使葆拉的更年期提早到来，但是，副作用比起化疗好太多了。不会掉头发，不用戴头巾，不会恶心呕吐！这个消息让葆拉开心极了。

我的心情却不一样，我的脑海完全被"猜测"这两个字占据了。这不过是个猜测，我这么告诉自己。为什么医生要在还不确定时让葆拉满怀希望呢？现在，她的心情有如阳春三月，外科医师以非专业的看法说葆拉很可能得做化疗，这位肿瘤科医师却以专业的看法"推测"葆拉应该不用做化疗。

接下来的几天里，我都在试着调整葆拉的期待："这确实是天大的好消息，宝贝，你可能不用做化疗了。但是我们先别这么想，等所有数据都齐全了，再看怎么做好，说不定还是躲不过化疗。"就像往常一样，葆拉礼貌地听我把话讲完，接着，到处跟朋友报告这个好消息。

96 克

现在葆拉把化疗的事暂时抛诸脑后，专心考虑要选择哪一种手术。从诊断到现在已经超过两个星期了，葆拉很希望赶快开始治疗，但始终无法答应采用乳房切除手术。我们还没和整形外科医师谈过，或许葆拉还有机会做肿瘤切除手术。

据说，我们这位整形外科医师的技术高超。他进入诊疗室时，葆拉已经在诊疗台上等着，身上的袍子反穿，好让乳房大小和形状更清楚可见。医生做了触诊，评估了选择肿瘤切除的话，需要切去多少组织。"你肯定得做乳房重建，但是我们可以在手术的同时进行。"他这么告诉我们。

我不明白。我以为我们来问葆拉可不可以只切除肿瘤，现在听起来，却像是葆拉肯定得切除乳房。因为就我所知，立即乳房重建通常搭配乳房切除手术进行。询问后发现，我那不够完全的知识再次让我断章取义，得出了错误结论。原来医生说的是一种较新的乳房重建方式，他解释，肿瘤外科医师取出葆拉的肿瘤后，可以立刻帮左乳整形。或者两边乳房？他讲话速度很快，我没听清楚。

他继续解释接下来的选项。其中一个显然是他比较倾向进行的，叫作双侧乳房缩小手术。"我会把从左乳剩下来的组织中取出一些来，"他一边说一边画起图来解说，"把它们重新分配进去，让左乳的形状好看点。接着我会把右乳缩小些，让两边乳房的大小看起来平均点。"

葆拉一边听，一边点着头，脸上露出笑容。这位医生从经验得知，像葆拉这样年纪的女性不会介意胸部小一点，这样日后下垂的情形就不会那么明显。

"不过，立即做乳房重建有一个缺点，"医生继续说，"放疗很可能会让左边乳房再缩小一点，有时甚至要到一年后尺寸才能固定下来。我会在重建过程中把这一点考虑进去，但问题应该不大。再说，你的乳房原本就有点不对称了。"他看着葆拉依旧暴露在外的乳房，说道："你的右边乳房比左边乳房大了差不多 96 克，我想，重建后的差异应该不会比现在严重。"

我不想在此讨论医生所给的信息是否过多，但是，我很肯定，我看过和摸过老婆胸部的次数一定比这个医生多，我怎么从来就没注意到两边乳房有什么不对称。而这位整形外科医师不但看出了不对称，甚至还讲得出有 96 克的差异？

他很快继续讲了下去，我根本来不及对不对称发表任何意见。他提到也可以等放疗结束后再做重建手术，但到时候乳房组织可能变得较硬，可塑性也会降低。（就我的了解，他应该是这个意思。）接着又说可以先做左边乳房的整形，右边乳房就等到左边的大小固定下来后再整一次，这么一来就可以有完美的对称。缺点是葆拉得忍受一年的不对称，并且再经历一次手术，葆拉并不喜欢这么做。

接着，医生又快速介绍一个或两个选择，只不过我完全没听懂。我想让他把速度慢下来："所以，如果我的理解没有错的话，我们总共有四种选择？"

"对。"

"然后第一种是……"

他举起手，让我停下来。大概是超过会谈时间了，他不想听我慢慢地重复四种选择，于是做了总结："总之，我们最好的选择是立即进行双侧重建。"他可以和肿瘤科医师讨论时间怎么搭配，首先，找出他们两个都有空的日子，然后……

他随后便离开了，留下错愕不已的我。我不知道怎么达成这个决议的。但是葆拉的心情看起来很好，对于这个我不知道该说是我们的决定，或者他们的决定，还是他的决定，她觉得还不错。总之，葆拉对最后的决定很满意。我则坐在那里，思考着我为什么会这么被动？而这样消极被动的后果还要再过几个星期才会来临。

在前面几章中，提到过几个方法可以让患者更主动地参与医疗决定，比如介绍治疗方法的决策辅助工具、教导患者如何和医生互动的影片，甚至协助患者和医生沟通无碍的辅导人员，等等。但那天离开医院时，我一点儿都不觉得我们算是主动参与了决定。相反地，我觉得自己完全是个废人，事实上我被吓坏了。我试着提出问题，试着用前列腺癌影片中提到的那些技巧，而得到的响应竟是医生的大手一挥，我必须很惭愧地跟大家承认，我甚至因为问了太多问题而感到有点不好意思。

主动的患者与冷漠的医生完全没有交集。对于医生的独断态度，葆拉的表现也异常配合。这对从来不轻易妥协的葆拉来说，可真是件稀奇事。

我可以讲个故事来说明葆拉的性格，这是她对一张 7 美分的第四台收费账单的反应。有一年，葆拉的妈妈离开度假木屋时，少付了 7 美分的第四台收视费。葆拉认为浪费一个信封和一张邮票来支付那 7 美分实在有点夸张，更别提处理这点钱得花费的人力，于是决定上这家第四台公司的网站付款。没想到上面要求最低转账金额是 1 美元。这时葆拉打电话给"付款专员"。这位专员照本宣科地读了一段文字后说:"很抱歉,这笔费用是规定收费,我们没有办法取消。"葆拉回他道:"我知道那是规定费用,但是取消这笔收费对你们来说显然比较划得来。"

"很抱歉,但是这笔费用是规定收费……"

葆拉拿他没辙,决定把信用卡数据给他,用信用卡在电话上支付那 7 美分。没想到,这位专员竟然告诉她:"小姐,很抱歉,如果用电话付费,我们还得收 2 美元的手续费。"葆拉简直快被惹毛了。她不过想帮他们省钱、省时间,最后她决定上网用电子支票缴掉这笔费用,至少可以少砍点树,没想到这么做也有 1 美元的最低付费金额限制。

大部分人这时候就会算了,但是葆拉无法善罢甘休,她使出绝技。她寄了一张面额 1 美元的电子支票给那家公司,两个星期后,她再度和那家公司联络,要求他们开一张支票,寄还她户头里现有的 93 美分。

我想说的是,我无法想象这位知识丰富、不肯轻易退缩、冰雪聪明的女性,竟会在还不清楚治疗方式的状况下就任由医生摆布,并离开了医院。葆拉已经安排好做肿瘤切除以及双侧乳房重建手术。我们以为第一个重大决定就这么确定了,但是并非如此。

关键时刻

在葆拉被诊断出癌症到动手术前的那几周内,医学界盛传一个可以让乳腺癌手术治疗进入新里程的新型手术,名为腋窝淋巴结廓清术(axillary lymph node dissection),其侵入性远低于现行的标准治疗手术。接受试验的女性中,有一半人接受现行标准治疗,做了乳房或肿瘤切除，以及前哨淋巴结（sentinel lymph node）切除。前哨淋巴结经常被用来判断癌细胞是否扩散到乳房外。依现行治疗标准，只要有一个前哨淋巴结出现癌症转移迹象，医生就会切除所有淋巴结。这么做是因为大家认为移除的组织愈多，其他辅助治疗（例如事后进行的化疗）所必须对付的癌细胞就愈少。

另一半的女性，就算有前哨淋巴结发现癌细胞，也不对其他淋巴结采取行动，理由是这些癌细胞可以交由化疗之类的全身性治疗去处理。试验结果发现，这个新理论的说法正确。经过十五年，这两组女性的存活率并没有不同，显示现行标准治疗方式中的侵入性手段是多余的。

我很开心地接受这个消息，除了可以不用切除淋巴结外，更让我开心的，是葆拉不会经历许多女性在乳腺癌手术后发生的淋巴水肿。乳腺癌手术中切除淋巴结的妇女经常有手臂肿胀的问题。尤其经常发生在运动后或搭长途飞机时。而且一旦发生肿胀，很可能永远消不去。为了避免这种情形，这些女性被迫穿上长袖压力衣，这让她们看起来就像南北战争时期，为了漂亮而穿紧身束衣的美人。

葆拉动手术的那个早晨，我亲吻了她，看着护士将她推进手术室。知道她接受的是最新、有史以来最不具侵入性的乳腺癌手术让我感到很放心。所以，现在你可以想象当医生在手术中途跑来找我，问我要不要"切除更多淋巴结"时，我有多么震惊。为什么我们还在讨论这个问题？

"你认为葆拉希望怎么做呢？"他问道。

"我……我不知道。我认为，我是说，最新的研究不是说……"

"噢，你指那份《新英格兰医学杂志》的研究。原来你也看过了？我确实参与了那项研究，而且仔细研究了那些数据。"

"所以……"

"我们发现葆拉的癌症比那份研究里的患者更严重。"

"更严重？"

"是的。参与那份研究的患者的淋巴结转移只在永久切片上看得出来，冷冻切片上看不出来，因为她们的转移肿瘤都很小。葆拉的转移肿瘤有 1 厘米大，在冷冻切片上就看出来了。"

我的心跳开始加快。我这辈子最好的朋友、我生命中的伴侣，她的癌症已经转移了。而且，这个肿瘤还不小。我一直催眠自己葆拉的癌症不会有什么大碍，度过这一阵子难关，一切就会雨过天晴。没想到，肿瘤已经转移到她的腋下，突来的噩耗让我久久不能自已。但是，我不能被吓坏，我得振作一点，我还得决定要不要先不管淋巴水肿，让医生切除更多淋巴结？但是这么做有帮助吗？就因为大家认为这么做可以延长她的寿命？可以让她的肿瘤生长速度减缓？

我反问他："没有证据证明这么做对葆拉有帮助，不是吗？"

"确实没有。我们还没做过随机临床试验。但是她的癌症转移……不容许随意忽略。我觉得移除多一点淋巴结比较让人安心。但是，最重要的是葆拉想怎么做？你觉得她会想和我谈谈，再进行下一步手术吗？"

当然！她当然想和你谈谈，但是在她动手术之前！我们怎么会现在才讨论这个问题？我的心神四处乱窜，我得想一想葆拉会怎么做。我知道她不喜欢动手术，她对麻醉药的反应不是很好，恢复期感受到的疼痛也比一般人多。她常告诉我，红头发的人对痛觉比较敏感。

但是葆拉也不会喜欢淋巴水肿。且这位外科医师根本无法证实切除淋巴结一定会带来好处。身为乳腺癌患者的丈夫，这个问题为什么偏偏让我，一个对乳腺癌治疗历史了如指掌的人给遇上了？

我的临床直觉告诉我进一步手术是多余的，迟早，我们会回头讨论当初何必对淋巴结赶尽杀绝呢？但是，我又想到躺在手术台上的葆拉，万一她醒来后，医生说服她切除淋巴结，她便得再次经历一次手术的折磨……于是，我告诉医生，就拿掉吧。

"我知道了。我能少切一些，就少切一些。"他答道。

我多么希望我可以说，接下来的事都能在我的掌控中。

辐光四射

回到家的葆拉逐渐从手术中复原，我把和医生的对话告诉她，我很担心自己的决定让她失望了，但是她再三保证我做了正确的决定。不过我怀疑，她只是不想我有罪恶感。真是贴心！

接下来的几个星期，她的伤口复原状况良好，这表示她可以开始进行放疗了。不知道你还记不记得，肿瘤切除手术必须配合放疗，才能达到和乳房切除手术一样的效果。

放疗的发展，从过度积极的医生不知情而大量使用（就像第一章提到的伊尔玛一样）到现在已经有好一段时日。现在肿瘤放射科医师使用的放射线的精度几乎可以达到分子级别，目的就是要让周围组织连带受到的伤害降到最低。肿瘤放射科的住院医师做了些解释，但也避开了许多细节；一方面让我们对放疗有一定了解，同时也不会让我们对这个听起来极为野蛮的治疗方式过于担心。她告诉我们，治疗时间有六个星期，主要副作用是疲倦感，以及类似轻微晒伤的反应。

接着，一位资深一点的肿瘤放射科医师进来了，再解释了一遍类似的事。她也是一位明显重视与患者沟通的医生，讲话清楚有条理。看了葆拉的病历后，她又跟我们确认了一些细节，并检查了葆拉的手术伤口，确定复原情况承受得起即将来临的放疗。

"看起来很好，我们下个星期就可以开始了。"

"太好了。"葆拉回答。

"就像谢里（刚才那位住院医师）所说的，我们会先对整个乳房做五个星期的放疗，因为淋巴结也出现了肿瘤，所以我们会把腋下也包含进治疗范围。"

"好的。"

"还有，我们通常会在第六个星期做补强治疗，这一次的治疗会针对肿瘤原本生长的位置，也就是最容易复发的位置给予高剂量，但是范围狭小的放疗。不过，因为你已经做了重建手术，整形外科已经把你的乳房组织重组过，所以，原本的肿瘤位置在哪里也就不得而知。总而言之，你的放疗只有五个星期。如果没问题的话，我们下个星期四见……"

她面带笑容，而我却哑口无言。如果事先知道乳房重建会影响放疗，或许我们会选择不同的做法。再一次，治疗的速度又超过我们获得信息的速度，以致无法在选择治疗方式前做好全盘考虑。又做错决定了。不，不对！不是我们又做错决定，而是根本不知道有这个决定得做！葆拉的治疗方式算是很新颖，所以还没来得及被列进决策辅助工具的内容里，身为医生的我也不熟悉这个治疗方式。但整形外科医师应该把这件事告知患者，至少，不管是谁，医疗团队里总得有个人先确定我们已经在手术前先和放射科医师讨论过，好让葆拉判断要不要为了整形手术而放弃第六个星期的放射线补强治疗。很显然地，包含外科医师和肿瘤科医师在内，没有任何人觉得有必要先和我们确认这件事。事到如今，葆拉没得选择，只能接受五个星期的放疗。这实在太夸张，太令人难以置信了！

肿瘤放射科医师继续解释治疗过程的细节，很有耐心、很清楚回答我们的问题。结束后,我和葆拉开车回家,谁也没提到补强治疗,这件事已超出我们能掌控的范围,再怎么想也于事无补。

几天后,我和葆拉寄了一封电子信件给朋友报告葆拉的现况,以及接下来的治疗方式。很快地,我收到一封来自一位肿瘤放射科医师朋友的回应(葆拉没有被列在收件人名单中),她正是告诉我放射线对红头发、肤色浅的人伤害不会更大的朋友。她对治疗安排感到很惊讶:"放射线的标准治疗需要六个星期,他们没打算做第六个星期的补强治疗吗?"我回信告诉她原因,这时,她的立场很快退了一步:"补强治疗的效果也有限,别太在意。"

我那时一点儿也没心情听别人告诉我什么该担心,什么不该担心。于是我请她寄一些关于补强治疗的文章给我。她寄了一份大规模随机临床试验的研究报告,这份研究报告是补强治疗被列入标准治疗程序的根据。这份研究的结论是,补强治疗可以让乳腺癌在十五年之内复发的概率从 15% 降到 7%,也就是 8% 的差别,这样的差异很明显。但是这么做得付出代价,当我继续往下读,发现补强治疗会提高乳房纤维化的概率。你可以把纤维化想象成乳房的深处出现疤痕,乳房可能因此生出折痕或者变硬,外观与形状都可能因而改变。除此之外,它也会影响乳房的感觉。有时,纤维化会使乳房组织紧缩形成硬块,让患者误以为乳腺癌复发。从这份研究数据来看,我估计葆拉如果接受补强治疗,乳房纤维化的概率大概会从 10% 提高到 30%。

肿瘤放射科医师认为补强治疗是标准疗程,在我看起来倒比较像是应该由患者意愿决定的选择,就算患者选择放弃补强治疗,其实也无可厚非。

现在,我真的搞不清楚了。我该为了医生没有给我们补强治疗选择而发怒吗?或者说,讨论这个根本没意义,反正肿瘤放射科医师从来没有打算给我们选择的机会？我知道如果葆拉接受的是比较传统的肿瘤切除手术，就会理所当然被安排进行第六个星期的补强治疗，我也就无从得知，原来患者可以自行决定第六个星期的治疗，就看葆拉想不想做。

我之所以知道补强治疗得付出代价，是因为我读了原始的报告，还有，诚如你们所知，我非常重视患者的意愿。

准备好面对做好准备的患者

葆拉坚强地度过了接下来几个月的疗程。她的放疗进行得非常顺利，没有任何急性并发症。而且，她还做了第六个星期的补强治疗。我请葆拉的放射科医师和我一位朋友，同时也是著名的肿瘤放射科医师联络，我的朋友解释了为什么第六个星期的补强治疗还是可行。在放疗结束时，我们得到最让人开心的消息，葆拉不需要做化疗。逃过这一劫后，我也重获开心的老婆。她很快在工作岗位上重现活力，并且重拾检查家中账单的工作。

这次旅程可说走得坎坷崎岖，而我们的经验也说明了光是患者赋权并不够。

只要掌握信息，患者便可以做好医疗决定的想法太过于天真了。大部分患者光是坐在诊室里就无法清楚表达自己的意思，更别说躺在病床上。我们试着用辅助影片来帮助患者做好看医生的准备，试着找辅导员陪同就诊，好让患者更能采取"主动"，但是，当这些努力面对不知道如何和患者共同做决定的医生时，却是一点儿也使不上力。医学进展日新月异，被赋权的患者想跟上医疗进展、与医生共同决定，谈何容易呢？遇上一个只想准时下班的医生，想采取主动的患者又该向谁提问呢？一个无视患者个人意愿、认定一种标准治疗方式可以适用于所有患者的医生，你如何要求他在遇到与患者个人意愿相关的议题时，把患者的意愿也考虑进去呢？

我相信患者赋权，但我不认为赋权的目的是让患者有单独做决定的能力，而是希望他们可以成为医疗团队在决策上的伙伴。患者赋权革命已逐渐演变成共同决定运动。但是准备好要成为决策伙伴的患者，还得要有准备好合作的医生才行。换句话说，接下来必须教导医生如何与患者共事。

第十三章
帮医生做好面对患者的准备

　　罗杰·罗宾逊（Roger Robinson）打开光盘，再次聆听一段医生与患者间的错误的示范对话。在对话中，患者正因癌症发生转移而痛苦，他渴望得到医生认同，但这位肿瘤科医师显然忽略了他的感受。

　　我们说过，过去患者经常在没有准备的情况下就诊，对于与医生会面的短短十五分钟内将谈到什么内容毫不知情，也对医生与患者间的语言和文化毫无概念。但是，计算机光盘、DVD影片、因特网的发明大大方便了患者就诊前的准备工作，让他们对原本陌生的事情有了基本认识。

　　不过，罗宾逊看这段影片并不是为了熟悉医生与患者间的对话，也并非要了解医生可能会用什么术语。事实上，这段对话中出现的所有术语都出自罗宾逊，因为他在这场对话中的角色不是患者，而是肿瘤科医师。

　　罗宾逊参与了一项由杜克大学的詹姆斯·塔尔斯基主持的研究，目的是要知道医生听了自己与患者间的会话后，会带来什么改变。我稍后会进一步说明塔尔斯基的研究，以及该研究对这些医生下次和患者谈话时的行为造成什么影响。在此之前，我要先告诉大家我们如何把医疗决定变成共同的事情。

正如我们提到的，患者赋权革命起初争的是权力。革命领导者认为医生掌握权力太久了，应该释放一些给患者。于是他们在法庭上跟医生抗争，想利用法律效力迫使医生放弃原本医者为父的观念。他们也在医疗杂志上发表意见，以人道立场宣扬患者理应具有的权力，而医生应该尊重患者的权力。他们相信，有了知情同意书和交互式决策辅助工具，革命最终一定会取得成功。

但是一场革命要成功，双方的权力必须找到一个大家都可以接受的平衡点。患者赋权运动者显然得针对其方向做出调整，于是，共同决定运动就这么诞生。想达到这一目的，我们不但需要具备知识、采取主动的患者，还得重新教育医生。共同决定运动最大的挑战，不是患者没有权力，我们已经尽可能提供患者对各项治疗选择应有的认识，也教导他们在做决定时要当一个愿意采取主动的伙伴，但是这些努力如果没有开明的医生配合，一切都是徒劳。温伯格的团队想出决策辅助工具的做法，很大原因是他们和鲍伯·布鲁克等人的兰德团队在看法上相持不下。温伯格认为患者需要得到更多信息，但是，兰德团队却认为医生需要被再教育。现在想想，其实两边都没错。这场共同决定的革命要成功，听诊器的两端都必须有所改变才行。

正如第九章提到的玛丽·史密斯，她去达特茅斯医院时，已经打算顺从医生的意思进行乳房切除手术，成为一个配合的患者。即使看过乳腺癌决策辅助工具，她仍然对自己的意愿，以及在决策过程扮演的角色没有把握，不敢违抗医生。直到遇到整形外科医师，同时也是共同决定运动的领导人之一的维达尔医师，她才鼓起勇气做出自己的决定。决策辅助工具并不足以让她有能力做决定，甚至连说服外科医师去讨论个人意愿都办不到。

我的太太葆拉被诊断出乳腺癌时，我们很幸运地得到一群热心善良的医生协助。但还没幸运到遇见真正懂得共同决定的医生。肿瘤外科医师手术进行到一半才想到要和我讨论切除淋巴结的事情，整形外科医师不觉得有必要告知重建手术会影响事后放疗的方式，而放射科医师甚至不认为第六个星期的补强治疗是个选择题！除了由衷感谢这些医生的照顾之外，我一点儿都不觉得我们之间的互动达到了伙伴般的关系。整个过程中完全没有真正的合作可言。

要达成共同决定革命目标，不只要让患者具备知识、愿意采取主动，还要帮医生准备好面对这些做好准备的患者。我们要从教导医生掌握基本的沟通技巧开始。行为科学、决策科学在患者如何做出更好的医疗决定上都有新的进展，我们应该善用这些发现，让医学教育更现代化，并重新思考如何筛选进入这个行业的人选。

面试日

大家西装笔挺地站在走廊上，将来有没有机会成为医生就看这一天了。今天是医学院面试的日子，这些殷切盼望成为医生的申请者要与苏格拉底来一场约会。他们不需要和教授进行冗长的对话，但是得针对医疗可能遇到的难题发表自己的看法，而每个问题只给两分钟。例如，在第一轮面试的问题中，第一位学生必须回答"要求患者自付昂贵医疗检查费用的利与弊"，第二位学生的问题则是"医生是否应该采用未被许可的治疗方式"，就这样，第三到第十二个学生分别针对不同问题作答。两分钟后铃声一响，大家交换位置，回答下一个问题。每个面试者都得回答完十二个问题。

20世纪80年代初期，我申请医学院的时候，大部分学校举行的面试都长达两三个小时。我们一定会被问道："为什么你想当医生？"我敢说这是所有学生都有备而来的问题。另外，也经常有学校问我们之前所学，曾经有一位教授问我："你大学时修过哲学和音乐是吗？我是招生委员会里唯一一位英文系毕业的成员，所以总是被安排面谈人文院系毕业的学生。"（申请美国医学院前通常需要先取得学士学位，申请者大学所念科系并无限制，即使是念工程、文学、艺术的学生，只要修完指定的医预科课程学分，都可以提出申请。——译者注）许多研究指出，这样的面试对于判断学生是否能在医学院或执业时有好的发展，其实并没有帮助，总之一句话，以这种方式决定一个人有没有当医生的资格，无异于浪费大家的时间。由于面谈的意义不大，因此，申请者是否进得了医学院，通常取决于在校成绩和考试成绩。

从 20 世纪 50 年代开始，在校的科学和数学成绩便成为进入医学院的重点。再怎么说，医学院还是属于应用科学领域，因为医生利用科学知识来治疗患者、利用科学来研究治疗方法。（称诺贝尔医学奖为诺贝尔应用生物科学奖一点儿也不为过。）因为过度强调科学，患有亚斯伯格综合征（Asperger's syndrome）的数学天才要进医学院，显然比社交智商高但是不会算微积分的历史系学生容易很多。

这种快速面试的正式名称叫作多站迷你面试（multiple mini-interview），目的是要确认来面试的学生不只会念书而已。目前有几个学校举办这类面试，代表这些学校领导者已经发觉事情不太对劲。医学院一直以来过于重视科学与技术，以致收了许多根本不适合当医生的学生。这些候选人看事情黑白分明——盐是氯和钠的化合物，36 的平方根是 6。但是疾病诊断和治疗通常不像化学实验室般黑白分明，而是有各种不同深浅的"灰色"。在医院，医生经常遇到无法确诊的情形，就算诊断结果很明显，治疗方式也往往不尽相同。再加上患者的个人意愿，情况会变得更加复杂。每个人喜欢的治疗方式不同，于是，这些生化高手开始头痛，能够背出化学反应的过程，并不代表有能力应付这些问题！

多站迷你面试是为了找出本质适合当医生的学生而设计的。面试中的问题答案没有标准的对或错，因此，学校可以根据答案判断申请学生是否能够接受不同的意见、是否有能力处理不明确的事情。另外，也希望借助面试发现一些或许从课业成绩上看不出来的特质。"我们希望淘汰只有亮丽成绩单但缺乏人际沟通技巧的学生。"弗吉尼亚理工大学附设卡理利恩医学院（Virginia Tech Carilion）负责招生与行政工作的副院长斯蒂芬·沃克曼（Stephen Workman）医生表示。该学校就是采用这种面试方式的学校。

初步结果指出，多站迷你面试比传统面试方式来得恰当。在课堂上进行"模拟临床诊断"（由学生为患者诊断，老师在一旁观察学生的沟通技巧、解决问题能力）时，在多站迷你面试表现好的学生通常表现较佳。借助多站迷你面试之类的改善之道，我们希望下一代的医生更有能力应付医疗过程中错综复杂的医疗决定。

但是远水救不了近火，这样的改变恐怕没办法立即解决这本书中提到的各种医疗决定缺失。一批医疗界的新血要完全取代现有的医生，得等上二三十年。再说，许多沟通与做决定遇到的问题，是无法避免的社会和心理因素造成，并不是选取更多样的、更具社交技巧的学生就可以解决的。以第三章提到的医疗术语为例，进入医学院前，这些学生也不认为"你的外周血涂片上出现不成熟细胞"是用来告诉患者患白血病的最好方式。就算是采用传统面试方式进入医学院的学生，也不觉得告诉患者"你得了癌症"后，应该紧接着分析肿瘤组织病理学上的细节。这些不可思议的沟通方式不单只因为进医学院的学生的特质，更是一种接受学校医学训练后的产物。很多问题是后天养成的，不是先天如此的。

如果我们真的想改善医生的沟通能力，想延揽愿意并主动进行医患合作的医生，我们不但得重新思考该让什么样的学生进医学院，还得花心思考如何教育这些医学院的学生。

基因决定论

比利·凯利（Bill Kelley）是宾夕法尼亚大学的教授，同时也是医学院的院长兼执行长。他的外号叫"炸弹比利"，因为对于无法达到标准的工作人员，他一定请他们立刻走路，毫不留情。他在20世纪90年代初期来到宾夕法尼亚大学，那一阵子，医学院就像被炸弹袭击过，建筑物没事，倒是有不少人难逃一劫。比利·凯利是知名医生，他有博大精深的医学知识和具有前瞻性的研究创意，最重要的，他对属下的要求之严格让员工个个心生畏惧。"我只要求我的教职员工作半天，"他曾说过，"剩下的十二个小时他们要做什么事我都不过问。"来到宾夕法尼亚大学之前，他是密歇根大学的内科主席，当时他只有36岁，而一般人在过了半百之后，才有机会得到这个头衔。他把密歇根大学医学院塑造成最优秀的医学院之一，现在他决心要让原本就很杰出的宾夕法尼亚大学医学院更上一层楼，成为争取到美国国家卫生研究院的经费最多的医学院。他决定这么做，而且打算把重点放在基因研究。

一次教职员开会时，凯利以他惯有的自信提出见解。他认为基因是所有疾病的根源，因此，想治好患者就得研究（甚至改变）基因。那段演说精彩万分，在场许多听众为之鼓舞。不过，当然也有些人不以为然，其中有一位教授问道，因为感染而生病怎么能怪到基因头上呢？凯利立即以并不是每个人都容易受感染回应，我们就是要找出不易受感染的人具有什么特殊基因。

我与提问的教授有同样的看法，但我那时只是菜鸟，完全不敢发表意见。我不觉得当时适合讨论疾病发生的分子学，而且，这种把疾病简单化的说法让我感到万分错愕。那抽烟呢？难道有些人就是缺乏抵抗抽烟造成疾病的基因，所以才生病吗？肥胖又怎么说呢？是不是找出让人不变胖的基因，从此便不用再讨论饮食控制和有规律的运动，而能肆无忌惮地躺在沙发上吃薯条了？

凯利的演说让我印象深刻，因为它勾起我在医学院一、二年级的痛苦回忆。当时我得背诵一大堆解剖学名词，但是我接手诊断后，这些名词几乎派不上用场。这就是凯利给我的感觉，光是告诉我无关紧要的事，关于临床诊断的教导却少之又少。我们的确花了几天学习如何与患者交谈，但内容几乎都是以"如何做病历"为主，即如何通过提问来诊断患者的疾病。从没有人跟我提到如何评估患者的心理状态，或者判断患者有没有听懂。医学院头两年的说教时期里，我只上过一两个钟头的患者沟通课程，有过一次与患者互动的模拟练习，而这位患者是学校请来的临时演员。另外，还有几堂伦理课，内容是讲患者参与医疗决定的重要性。总之，完全没提到实际做法，一切都只是纸上谈兵。

接下来的训练，也就是医学院的后两年，以及住院医师时期的训练，都是在临床现场进行的。井然有序的课堂授课和期末考试都已经成为历史。我进入了现实世界，在杂乱无章的问题中进行学习。医学院学生就在这样的临床现场逐渐养成与患者互动的习惯和态度。很可惜这个阶段并没有得到太多的指导。观摩资深医生与患者交谈的过程，就是我的学习途径，但是这些交谈都很简短，没什么教导意义。我不记得有任何一位学长曾经跟我解释为什么选择这种方式问诊，而不是另一种。我只能自己摸索为什么有些医生的沟通效果比其他医生好。有人说临床态度是一种"医学上的艺术"。确实如此，临床态度并不是一种死板的技巧，无法被当成一门课程或者一种科学学科来教导和学习。

我在 20 世纪 80 年代后期完成了医学院课程和住院医师训练。现在，医学训练也发展得有些不一样了。许多我授过课的学校已经开始强调沟通课程。但是这类课程都只在学校里说说，到住院医师时期便又不了了之。最近我花了几个上午在一家顶尖医学院对其医疗团队进行了观察。我发现三个小时中，医疗团队大约只花了十分钟与患者交谈，其余都在会议室里看报告资料和 X 光片等。我知道他们有许多资料和临床症状得讨论，但就只能拨出十分钟给患者？要是被观摩的医生不花时间和患者沟通，新手医生跟谁学习呢？

观摩有经验的医生进行诊断的机会少，反过来，请有经验的医生观摩新手进行诊断的机会则更少。在我担任住院医师时，我从不记得任何资深医生看过我进行诊断，也从没有人教我遇到难以开口的话题时如何处理，又该如何对患者宣布坏消息？在我的印象里，没有任何师长鉴定过我处理这些场面的方法。这与其他医疗训练所占的比重有如天壤之别。外科医师必须在手术室里身经百战，一直到资深外科医师认为他可以独当一面为止。内科医师也得不断练习判断电解质失衡和心电图，直到通过考验才行。但是，临床训练过程中，从来没有人教导如何协助患者按照个人意愿做决定。不过，例外当然是有，也有相当重视临床经验教学和沟通技巧而不只诊断病因的师长与医学院。但是大部分学校提供的病理生理学教育依旧远多于心理学。

造成此差异的部分原因，是多数医学院的教员过分重视分子生物学，认为"基因决定一切"。许多医学院院长、系主任都有著名的基础生物或化学实验室，致力于揭示分子学线索，希望能找到各种疾病的病因或治疗方式。其经费主要来自美国国家卫生研究院，而这些机构也以基础生物科学家为主要成员。大家对分子生物学和DNA的努力，大大改变了医生的治疗能力。

在我太太身体里循环的抗乳腺癌药物，就是这些医生科学家的成果。我很感激医生的努力，以及在患者与实验室之间来回奔波的辛苦。但是，我无法苟同教学医院将医学教育简化为分子生物学的做法。大部分医学界领导者都深信，医学院学生和住院医师最重要的事，就是以科学为立足点。我的一位朋友和在职的医学院院长有过这么一段谈话。这位朋友是安宁疗养与医患沟通的专家，当他告诉院长他研究的是"关于生与死的对话"时，这位院长很兴奋："临终护理吗？跟我一样耶，我研究细胞的死亡！"如果要求这位院长增设一门如何告知患者坏消息的课程，他不知道会做何反应？

为了达成共同决定的目标，我们必须改变现行训练医学院学生和住院医师的方式，少一点分子学，多一点行为学。落实并不容易，我们很难说服一位毕生研究细胞死亡、终日与滴管和试管为伍的医生去招揽社会科学家做教员，或者删去几堂关于细胞质、线粒体的课程，拨点时间让学生学习肢体语言和决策心理学。

跨越障碍

一般人，特别是有过不良就诊经验的人，一定不会反对我的提议，也一定会认同医生应该多学着与患者沟通、协助患者做决定。但是，我的想法在教学医院就没那么受欢迎。当我对医学院的听众提出看法时，医生们几乎是抢着麦克风，争着指出我的想法过于单纯。

　　　　　　　　　　生命的关键决定

我认真听这些医师的见解，也更加明白自己面对的是一场艰难的挑战。但是我相信，我一定可以成功。现在我要把这几年来所听到的疑虑和批评列出来，并一一解释为什么这些问题在通往共同决定的路上，不足以构成任何威胁。你如果是医生，特别是教学医院的医生，我希望接下来的内容能带来一些启发，促使你改变诊断方式，也改变训练下一代医生的态度。至于一般读者，你可以把如下章节当成一窥白色巨塔的机会，看看你生病时所倚赖的医疗系统究竟在争吵什么。

没有时间

当我提出在医学院课程里加入行为科学的想法，遇到排山倒海而来的阻力。这些阻力根深蒂固，他们说"课程已经排不进新的内容了"或者"能上完传统课程就不错了"。

我经常不惜和这些顾虑来个硬碰硬。"或许，我们不应该再守着传统课程。"我答道。

就算认同我、认为不应该墨守成规的人，也会有所保留："如果学校做了这些改变，很可能影响到学生的考试成绩，最后使他们无法争取到好的住院医师机会。"

我知道提出这样彻底的改革，必须面对来自各方的反对声浪。建议住院医师计划不要那么重视成绩，或者建议医生资格考试的内容应该反映更广的技能，无疑是在要求这些医学院搬起石头砸自己的脚，和整个医疗系统唱反调。

我很清楚医学院的课程有多繁重，但是当他们说不可能加入行为科学课时，我举了杜克大学的例子。杜克大学把医学院前两年的教授课程在十四个月内完成，因为院长室认为基础科学课程不应该占掉两年。因此，修完传统课程后，杜克医学院的学生还有十个月，没有证据显示这对医生或患者有任何损失。我当然知道杜克大学不是一所普通学校，能进入杜克大学的学生都有超高的入学成绩以及优秀的在校成绩。但是，如果像杜克大学一样的顶尖学校都愿意做课程调整，其他学校也一定会跟进。一旦这些精英学校都这么做，医生资格考试的主考官也会改变做法。杜克大学已经证明学生不需要花两年来学习基础科学，医学院的课程究竟是否排得下行为科学课，答案显而易见。

时间有了，接下来要如何说服医学教育者，这种训练应该优先被安排进课程表里呢？杜克大学的学生把基础科学课程密集上完，并不是为了让学生利用那十个月学习心理学，学习医患沟通，或者学习怎么做决策。他们这么做，是要学生利用这段时间做研究。所以，问题最终不在于学生有没有时间接受与做决策相关的社会科学训练，而是医学教育的领导者根本不在乎人文科学。

没时间修人文科学

维克多·斯特雷克（Victor Strecher）是密歇根大学公共卫生系教授，更是享誉国际的人类健康行为促进专家。在杰出的职业生涯中，他想出许多方法帮助吸烟者戒烟、说服大家养成健康的饮食习惯、提醒女性什么时候该做乳房 X 光摄影，甚至劝告大家做有规律的运动。他设计的介入方法非常成功，甚至还成立了一家名为健康介入（HealthMedia）的公司。这家公司在 2008 年被强生集团（Johnson & Johnson）买下，成为该集团在健康和预防保健事业方面的旗舰企业。斯特雷克也继续担任该公司的首席前瞻性官(CVO)。

总之一句话，斯特雷克是位了不起的科学家。但这不表示他的成就受到美国国家卫生研究院的赏识。大约 2008 年，美国国家卫生研究院领导者邀请他去介绍他的研究，好决定是不是应该多拨一些经费给行为科学的研究计划。在场的听众大多是待在实验室的科学家，他们虽然乐意聆听斯特雷克的报告，却不认为斯特雷克这些与行为相关的研究有多大价值。

首先，斯特雷克提出一个协助吸烟者戒烟的介入方法。使用这项工具时，斯特雷克会先询问吸烟者一连串问题，并把问题答案输入计算机里，计算机程序根据斯特雷克输入的数据，为该吸烟者量身定做介入工具。部分数据的制定运用了行为科学，例如，吸烟者目前处于哪一个变化阶段？是真有决心要戒烟，还是说说而已？另外，他在设计介入工具时使用的一些技巧再简单不过，例如，尽量在介入工具中提到吸烟者的名字，好让这份介入工具看起来更像是为他定制的。

因为斯特雷克是个演讲高手，我相信听众这时一定听得津津有味，但是不见得会认同他的研究内容。这些行为理论对分子生物学家来说根本称不上理论，每个行为科学的讲座听起来都像是一般常识。就连行为科学家都不免自嘲这些不断衍生的行为理论有如牙刷一般，每个人都有一把，但是谁也不愿意用别人的！不过斯特雷克并没有讲完。接着，他解释如何利用随机分配的办法将参与试验的吸烟者分配到标准戒烟介入工具组或者他研究出来的个人化介入工具组。他用图表指出，第二组吸烟者戒烟成功的概率明显较高。我希望斯特雷克这时的说明让在场听众留下了深刻印象。再怎么样，斯特雷克的介入工具在拯救人命的功效上，比起他们研究的分子要好太多了。但即便如此，对这些科学家而言，斯特雷克的研究只能勉强说是个还不错的社会科学实验。

接着，斯特雷克给大家看最后一部分数据。他解释说部分吸烟者接受功能性核磁共振成像（functional magnetic resonance imaging，简称 fMRI）的检测，这是一部花费数百万美元、可以记录随时间变化的脑部活动的仪器。正如他所料，随着人们考虑自身的问题，他们脑部的某些特定区域有了明显的反应，而这些区域已经被神经科学家认定为是响应个人化事情的区域。

听众开始议论纷纷起来，这位社会科学家终于提到了"真正"的科学！演讲结束后，一位诺贝尔奖得主甚至上前跟斯特雷克说，行为科学的演说从来没有让他感到这么惊艳过。

理论上，这些听众应该要为斯特雷克的临床成果（抽烟的人变少了！）而非核磁共振成像的结果感到振奋。但是，这就是生物科学家的思维，也是人的本性，大部分人无法体会不同研究领域的价值。社会科学家的理论是用框框、箭头来表示的，这对分子生物学家完全是隔行如隔山的语言，也难怪他们会对社会科学家的发现无法感同身受。

现在，行为科学家也开始采用生物学家的技术和方法，以期待得到应有的威信。事实上，本书中提到的许多研究也都利用功能性核磁共振成像的方式进行过验证。我专攻的决定心理学就广受神经科学家接受，他们甚至在大脑中找到了与决策偏差相关的区域。由决定心理学还衍生出了新的学科，比如神经经济学。除此之外，它还改变了演化生物学的观点。总而言之，社会科学与基础生物学之间的鸿沟已经在迅速缩小。我们正迈向生物学界权威威尔逊（E. O. Wilson）所说的"知识大融通"（consilience），一种跨领域的知识结合的状态。知识大融通或许正是一个理由，用来说服关注分子的思维方式的医学界领导人在正规课程里加入行为科学课。

医学教育者该敞开胸怀接受行为科学了。说到底，探究人性还是比精通克雷伯循环（Krebs cycle）更有价值。

因循的守旧者

"我们在讨论改变医学院教学和住院医师训练，但是，如果现有的教员就是这样，要改变谈何容易呢？如果这些老狗只会翻滚和装死，你将如何教它们新把戏？"

不知道有多少听众问过我类似的问题，但我一直没有很好的答案。直到我遇见罗宾逊医生，也就是在本章一开始提到的那位把光盘片放进计算机里，重复观看自己问诊经过的医生。这是一项由杜克大学的医师暨研究员塔尔斯基进行的研究，证明"教老狗新把戏"并不困难。在第四章，当我提到医生经常忽略患者的负面情绪时，塔尔斯基医生出现了。当塔尔斯基的研究团队发现执业医师对患者的负面情绪欠缺反应时，他们立刻发表了这项发现，投稿到一流的医学杂志，并发表新闻稿把这件事公之于世。他们认为医生如果知道这个问题，就会提醒自己多关心患者的情绪。但是塔尔斯基也知道，光把事情公开不会解决沟通的问题，因为医生需要有人点出错在哪里，"参与这项研究的医生都想对患者的情绪做出适当的反应，但是不知道该怎么去做"。

因此，塔尔斯基的团队制作了一张光盘来向医生传授沟通技巧，内容包含医生与患者交谈的影片剪辑。除此之外，还录下这些医生与患者谈话的内容，并在可以改进的地方加上批注。

塔尔斯基挑了几种医生最难于对患者启齿的情况，比如与癌症晚期患者之间的互动。他录下每一个肿瘤科医师的看诊过程，还让他们去上一堂关于沟通技巧的课程。接着塔尔斯基剪下一些片段做成光盘，让医生带回去看。过后，塔尔斯基还会录下医生再次看诊的过程。

塔尔斯基的发现非常让人振奋。看过自己看诊的光盘纪录片后，这些医生对患者的负面情绪比以前更加敏感了。有了塔尔斯基加注的建议做法，这些医生不再对患者求救的表情视若无睹。有机会看到自己看诊时不知所措的模样，再加上他人提供的解决之道，这些肿瘤科医师将来遇到同样的情形，更知道该做何反应。塔尔斯基的研究证明，要改变医生的看诊态度什么时候都不嫌晚。参与塔尔斯基研究的这些医生对于患者的负面情绪其实并不陌生，他们不是刚毕业的、一看到患者紧张自己也跟着紧张的菜鸟医生，而是身经百战、经验丰富的肿瘤科医师。他们经手过数百名垂死的患者，花费过上万个小时和病痛中的患者交谈，但面对无助的患者时，他们始终不知道该怎么回应。现在，使用了塔尔斯基的介入工具后，一切都不一样了。

这确实是个很好的办法。给医生们一个机会，通过沟通专家的眼光看自己，很快便能改善自己的表现。同时这些医生也更具资格去指导下一个接受训练的人。再套一句洋基队的传奇捕手尤吉·贝拉说的话："从看中，你可以学到更多。"

塔尔斯基团队证明了重新训练医生并不会太迟，更何况，大部分医生也希望成为更好的医生，正因为如此，我们才会不断阅读医学杂志来吸取新知。我们并不认为医学的世界应该一成不变，也都体认到要把这项工作感性的一面做好——与有着各式不同背景、带着各种不同身体状况的患者沟通——并不是一件容易的事，大部分医生承认面对不开心的患者是一种挑战。因此，当塔尔斯基这样的专家愿意指导你如何改善沟通技巧时，我想大部分医生都会欣然接受。

我们有这样的意愿，塔尔斯基则是知道该怎么做的人。想让事

　　　　　生命的关键决定

情顺利推动，我们必须发展塔尔斯基这类的计划，再付诸实行，并且颁发专业认证给完成沟通训练的医生。

但是，我们要怎样说服当权者把这种专业训练列入标准医学教育的内容中呢？我想，应该打电话给律师了。

沟通不良造成的医疗不当

MAG 互助保险公司的保险项目中有一项叫医疗不当压力综合征（medical malpractice stress，简称 MMS），指医生因为卷入医疗诉讼后感受到的痛苦。我和几位曾经被起诉过的医生聊过，他们说就算最后被判无罪，仍是执业以来最痛苦的经验。被起诉可以带来极大的创伤，若上网搜索，到处都有组织和公司帮助医生处理医疗诉讼后的情绪余波。我想，每个医生都想尽量避免任何医疗不当。有医生靠认真工作，希望借着提供良好医疗服务，避免犯下任何错误而被告上法院。也有医生尽可能为患者提供各种检查和治疗，误以为这样积极的态度可以自保。事实上，这些原本主修生物和化学的医生如果真想避免医疗纠纷，最好的方法应该是去修习行为科学。

观察医疗不当的法律诉讼案件可以发现，最严厉的惩罚通常发生在缺乏同理心的医生身上。因此，塔尔斯基提出的医疗介入课程没准儿真的有机会成为例行医学教育的内容，原因不是医生想提供更贴近患者需求的医疗，而是不想吃上官司。

让我以一个关于美国医疗诉讼案（美国的诉讼案件远超过任何其他发达国家）的简单事实来告诉大家，医疗纠纷不见得是由不当的医疗技术引起的。一群哈佛大学的研究人员仔查阅了病历，希望找出因医疗过失而为患者带来伤害的例子，结果发现，患者提出医疗诉讼案件的原因不都是单纯的医疗不当。举例来说，患者可能因为医生把导尿管留在膀胱的时间过长而造成尿道的感染，但是，也可能没有明显医疗过失，却发生同样的感染情况。哈佛研究员发现，技术不好的医生可能被告，技术好的医生也可能被告，而且概率不见得比技术不好的医生低。

那么，诉讼案究竟是怎么发生的？为什么有些医生会被告，有些不会呢？你猜到了，是沟通问题！在一份具有突破性的研究中，多伦多大学的温迪·莱文森（Wendy Levinson）医生录下几组医生的看诊过程。其中一组医生有多年行医经验，从来没有法律纠纷；另一组医生则有至少两次被控告的经验。莱文森团队记录了两组医生与患者沟通的模式，例如医生对于患者的发言是否给予"是"和"我知道"的肯定支持，是否展现同理心。莱文森的分析结果发现，两组医生的沟通方式有极大差异，被控告过的医生在沟通技巧上的表现明显处于劣势。

此外莱文森还利用同一段录音做了进一步分析。她利用声音处理器处理录音内容，让人听不清楚医生说什么，但还是听得出说话的语气。这么一来，莱文森便可以把重点放在医生说话的语气上，例如，语调是生硬而平淡，还是温柔而有感情呢？分析结果显示，曾经被控告过的医生说起话来比较苛刻，也比较不带感情，语调上带着权威，没有把患者当伙伴看待。

这些医生不是因为医疗不当才被控告，他之所以被告是因为自己表现得像个浑球儿！

医生如果不具备良好的沟通能力，患者即使被赋权，也不会有真正的权力，无法在重要决策过程中扮演主动的角色。目前在医学院里推动改善沟通课程的，多是像我一样提倡共同决定的学者，或许，那些不想因为医疗不当被起诉的医生很快就会加入到我们的行列中。

临走前的问题

"我已经尽全力教育患者，并协助他们做决定。但是，良好的沟通很费时间，你如何期待忙碌的医生去做你提出来的这些事项呢？"

这是我最常听到的问题。我当然知道医生非常忙碌，也不得不为这些医生叫屈。外科医师花五分钟做皮肤切片领的钱，远超过花二十分钟与患者讨论临终疗养的医生。但是，我不认为良好的沟通一定会让医生忙不过来。在我听到的医师与患者谈话中，我发现医生经常花很多时间解释患者听不懂的事。如果医生的沟通效率可以提升，或许就不用花这么多时间。另一方面，患者如果在就诊之前就对疾病的治疗有一定认识，与医生的讨论自然也会进行得顺利一点。有位医生就利用网络工具帮助患者了解乳房重建的选项。他发现自从使用网络工具后，平均看诊时间明显缩短了。

当我向临床医生解释此事时，大家的意见不一。有人点头，也有人摇头。于是我发现另一个疑虑——患者离开诊室前的那个发问，这是每个临床医生都遇到过的情况。举一个经典的场景为例：问诊一开始，我问患者："今天哪里不舒服吗？"患者回答我："我的膝盖痛。"于是我开始了一连串的是非题（"晚上会痛吗？""爬楼梯时会痛吗？"），接着做检查，最后给患者结论。打算结束诊疗时，我心里对自己可以在短时间内解决患者的困扰颇为开心。没想到患者走到门口时，突然回过头问："那我的胸痛呢？"于是我请他再度坐下来，重新问诊，看来今天的看诊时间又要被延误了。

我开始执业的初期，对这种离开前的问题很感冒，为什么你要把时间浪费在无关紧要的膝盖问题上，而不早点告诉我可能致命的胸痛呢？后来（很惭愧地，是到了很久之后），我才知道我该气的是自己。患者怎么会知道间歇性的胸痛（他一直以为只是消化问题，没想到跟心脏有关）比起膝盖疼痛（结果只是一般的退化性关节炎）更让人担心。我不应该一开始就把时间都花在关注膝盖疼痛的细节上，而是要先全面地了解他的问题。我误以为那么做，可以让看诊进度顺利一点，没想到竟造成欲速则不达的负面效果。

这个问题引起了很大的回响，因为这是每个医生都会遇到也想尽量避免的。从这里可以再次看到，成为一个良好的沟通者在时间上、医疗上所具有的价值。做医疗决定时也是同样的道理，良好的沟通可以节省大家许多时间。如果医生无法引导患者提出问题与顾虑，就会一直往死胡同里钻，等到患者终于说出真正的问题所在时，一切又得从头开始。如果医生没有在对话中随时注意患者是否听懂，接下来很可能白费唇舌。正如不会算数的人根本没办法学微积分，如果患者连自己的诊断都听不懂，怎么会有办法决定选择哪一种治疗方式呢？

向改革之路前进

苏珊·珀蒂（Susanne Petit）怀孕才二十七周就开始阵痛，不管谁遇到这种状况都会惊恐万分，对才19岁的珀蒂尤其如此。她的阵痛愈来愈厉害，孩子在没有任何医疗协助的状况下在家中生下来。才生下来没多久，救护车就到了，救护人员立刻为这个名为加布里埃尔（Gabriel）的小男婴装上呼吸器。医疗团队不分日夜地照料，在医院的新生儿加护病房待了三天的加布里埃尔却依旧脆弱，脑部还有出血情形。他的生存概率还不错，但是，恐怕避免不了重大的神经伤害。

医生安妮·詹维尔（Annie Janvier）前来和加布里埃尔的年轻父母谈话，告知加布里埃尔的情况，同时也得决定下一步怎么做。提到加布里埃尔会有大脑性瘫痪后，她开始介绍起各种可以帮助加布里埃尔的现代化仪器。但是，正当她想做进一步解释时，加布里埃尔的爸爸插话了。"我们会爱他吗？"他问道。

詹维尔向他保证，会的。加布里埃尔的妈妈接着问："那他会爱我们吗？"詹维尔告诉她，加布里埃尔会像每个爱爸爸妈妈的孩子一样爱他们。这时候，加布里埃尔的爸爸突然问了一个很奇怪的问题："他可以有性行为吗？"

詹维尔被吓到了。这个小婴儿还在加护病房中，身上只要有开口的地方几乎都接了机器，但是，他的爸爸竟然关心他可不可以勃起？她强迫自己不要激动，然后告诉他，加布里埃尔的所有身体器官应该都可以正常运作，但是，要有性行为，还得有个对象才行……

"所以说，他可以勃起，真的想要的话，他可以自己来？"

这段对话真是愈来愈怪异了。这时候，爸爸转移话题，问了一个更令人不解的问题。"他有办法学做比萨吗？"他问道。

谈话进行至此，大部分医生大概会怀疑，这对父母真的能陪伴孩子走这一条辛苦之路吗？他们是否有能力面对当下就得做的几个决定呢？比如要不要继续使用呼吸器，出现感染情形时要不要采取积极治疗。然后，他们还得考虑一下，自己是否有能力把孩子留在家里照顾，或者干脆送到疗养院。

我在这一章提到过，医生如何为已经做好准备的患者做好准备。也说到主事者应该如何筛选、训练学生，又如何重新训练现有医生具备更好的沟通能力。这些方法都无法立竿见影，而需要花时间慢慢经营。我们必须思考如何利用行为科学挑选适合当医生的人、有效训练出熟悉医疗决定的医生。但是我们不应该执着于考虑这些做法的效果，而迟迟没有行动。相反地，我们应该立即动工，不要让完美主义成为阻挠进步的敌人。如果等到一切工具都臻于完美，像是制作出可以把医生和患者都变成沟通大师的 DVD 教学影片或计算机光盘后才愿意开始行动，我们就没办法协助现在就有需要的患者做决定，或者让医生成为更好的决策伙伴。

除非我们采取行动帮助医生和患者变成合作伙伴，否则无法完成共同决定这个理想。革命能否成功的最后关键掌握在我们的手中，就看我们是否愿意抓住这个机会。

那天，新生儿加护病房里的詹维尔并不想放弃和珀蒂夫妇成为合作伙伴的机会，她依旧想和他们一起面对接下来遇到的难题。她不打算匆忙离开病房，擅自为这对夫妇做好决定，也不想祭出一堆医学术语，让珀蒂夫妇就此退缩，然后照单全收她的建议。相反，她继续试着了解这对年轻夫妇的想法。这时，加布里埃尔的爸爸解释了为什么要问加布里埃尔能不能做比萨。"我们家开了一家比萨店，我舅舅是老板。我和苏珊都在那里工作，我那个患有唐氏综合征的表哥山姆也是，他的工作是把辣味香肠放到比萨上。他的爸爸做面团，我负责送外卖，苏珊负责接电话兼当服务生。如果我们的孩子也可以像山姆一样，开心地和我们一起工作，就没问题了。他没问题，我们就没问题了。"

詹维尔发现，珀蒂夫妇比她所想象的更懂得如何照顾一个有缺陷的孩子。加布里埃尔的妈妈接着又解释道："我们一家人住在一起，每天过着一样的生活。起床，到店里去，一起工作，一起用餐。回到家后，一起看部电影，吃个比萨。不见得都是比萨，有时候我们也会吃些别的东西！然后，回到房间，躺到床上，然后……然后……你知道的，我们做爱。我们并不富有，但是生活

　　　　　　　　生命的关键决定

很满足。如果加布里埃尔可以和我们一起过这样的生活，我们也就没问题了。"

比萨和做爱。多么奇怪的问题呀？但是，当医生愿意花点时间去了解原委，一切都豁然开朗了。

革命通常是两个势力之间的较量，比如国王和人民、资产阶级和无产阶级，还有掌有自主权的患者和具有权威的医生。当卡伦·安·昆兰被迫违反父母的意愿，装着呼吸器、躺在医院的病床上时，我们的社会实在不知道谁才有权力决定她的命运。有人认为患者和家属有义务配合医生的决定，因为一般老百姓实在无法决定要不要用呼吸器。对于医生只是把自己认为有必要的信息告诉患者，这些人觉得没有什么不好。

但是，改革派并不这么想。他们认为权力属于患者，患者必须掌握更多信息。医疗护理的目的，应该是帮采取主动的患者把路铺好，好让他们为自己的医疗做决定。

想达成这个目标，改革派必须搬走医生这块掌握所有知识和权力的大石头。但是，一时找不到人可以取代他们的领导地位，毕竟，目前还没有大批医生张开手臂，等着迎接想采取主动的患者。我想，短时期内，缺乏这类医生还不至于构成太大问题，因为准备好接受改革的患者也还不多。大部分患者，特别是急性症状的患者，从没想过是否要主动，他们只想赶快好起来。虽然他们希望更了解疾病，但不知道该拿这些信息如何是好。

许多患者赋权革命的领导者依旧把重点放在自主权上。生物伦理学家阿特·卡普兰（Art Caplan）说："过去二十年来，那些想把自己的价值观强迫灌输给患者的医生有如这场革命里的恶夜鬼王弗雷迪·克鲁格（Freddy Krueger，电影《猛鬼街》）。这个恶棍已经被消灭了，我们也拨一大笔经费用于生物伦理的学术研究，以确保父权作风的医生不会卷土重来。"但是，这不是革命平息的最佳状态。有些改革派人士认为，要确保权威式作风的医生不会死灰复燃的唯一方式，是让患者完全掌握做决定的权力。如同一位领袖级的学者所说的，有自治能力的人应当"为自己做决定"。因此，顺从医生是患者对自我责任的放弃："将重大的医疗决定交由他人去做的患者，称不上自决。"就此观点而言，自决权不只是患者的权力，还是一种应尽的义务。

当然，这种以患者为主的决策方式遇到相当大的阻力，持反对意见的学者认为，这么一来患者方的权力过大。同时也是律师的生物伦理学专家卡尔·施奈德就说："许多人根本不打算自己去做医疗决定。"有些人甚至会"找一些冠冕堂皇的理由来避免自己做医疗决定"。施奈德的说法让我感触良多，甚至想到弗雷迪的鬼魂很可能由此从死中复活。这话听在改革派人士的耳里，真是百般不愿。

事情就是这样，自主的患者与权威的医生你来我往，吵了又吵，争了又争，道德不道德，伦理不伦理。这场争战该怎样结束呢？答案是相互体谅。道德与不道德的分界不是自主或权威，而是同理心或漠不关心。

光是教导患者临床的医学事实，仍不足以让他们把这些事实和自己的价值观结合，进而行使医疗自决权。因为知道自己享有参与医疗决定的权力，和愿意使用权力并不一样。要求医生尽到让患者参与医疗决定的责任，也未必会有令人满意的结果。我们教导医学院学生注重医学伦理已经几十年，大家也见识到这种做法的局限性。

从争取权力变成共享权力的时候到了。如果医生和患者愿意好好沟通，绝对可以做出最好的决定。如果选择的结果是患者的决定，那也是在考虑过医生的观点后才做的选择。如果患者决定听从医生的建议，那也是考虑过患者偏好后才做的建议。这不就是这场革命想看到的结果吗？

还记得本书一开始我提的那位弗雷里先生吗？他被诊断出患前列腺癌，为了不知道怎么做医疗决定而伤透脑筋。他一筹莫展地询问我的看法，但我没有给他答案。我告诉了大家故事的开头，也提到我那个不怎么高明的花式溜冰的比喻，但还没有告诉大家故事结局。

一点儿也不意外，弗雷里先生并没有因为花式溜冰的比喻而变成一位被赋权的患者。他对比喻无动于衷，再一次询问我的建议。我还是没答应他的请求，不过我继续和他往下谈，好更了解他的考虑。等到我认为自己对他足够了解了之后，我给他提供了建议："我觉得你应该动手术。"

他停顿一下，说道："可是，光想象医生用刀划开我的身体……"

我们又聊了一会儿。我觉得对他的了解又更深一步，这时我告诉他如果不开刀的话，放疗也是种选择。他有点担心副作用，所以我们又对此讨论了一会儿，确定他明白了手术也有很多相同的副作用。我建议他还可以选择积极监控，但是他觉得过于消极。

很明显，我不是会独断给建议的医生，这让他可以轻松跟我说不。这段对话发展到后来，反而比较像是在百货公司的试衣间里，弗雷里试了每一件衣服。最后，我又折回稍早的选项，他终于点头同意。"你说的没错，医生。谢谢你的帮忙，没有你，我真不知道该怎么办。"

我花时间了解他的意愿，利用一连串委婉的建议将他肩上的重担卸了下来。他的反应让我有机会进一步明白他的偏好。我已经不记得那天是谁做出了最后的决定，但我知道我们做了正确的决定。

附 录
有助于医患共同做出更好决定的八项技巧

共同决定需要听诊器两端的人有良好沟通，现在有许多人像我一样致力于协助医生和已经准备就绪的患者进行合作。找个具有良好沟通技巧的医生、说服地方医院或医疗诊所提供决策辅助工具，都是你可以做的事情。我提出几项技巧，希望在面临关键的医疗决定时，可以使你和医生之间的合作更顺利，以求做出对你最有利的决定。

1. 明白在做医疗决定时患者的意见也占有一席之地

"正确"的医疗决定往往取决于你的意愿，你想要的是什么。几乎所有治疗选择都有缺点，因此，你必须在各种利弊间做出取舍。每个患者对利弊的看法不见得相同，因此，最适合的治疗方式也不尽相同。所以做医疗决定时，首先要认识到这不只是和医学事实有关，还取决于你的价值观。

2. 知道你并不孤单

身为一个"赋权患者"不代表你得独自完成医疗决定。你还是

　　　　　　　　生命的关键决定

可以征询医生的意见，寻求朋友或家人的看法。你并不孤单，好的决定需要团队的合作。

3. 了解你的治疗选项

不管最后想自己做决定，还是倾向于接受医生的建议，事先了解选项都会让你对最后的决定更加感到满意。搜索看看有没有合适的决策辅助工具可以使用，渥太华大学（www.decisionaid.ohri.ca）和医疗决策咨询基金会（www.informedmedicaldecisions.org）的网站都提供了疾病决策辅助工具的相关信息。询问你的医疗院所是否提供决策辅导服务，没有的话，礼貌地建议他们提供这样的服务（偶尔有人提一下，医院才会改变做事的方法），然后问他们能不能找个护理系或医学系的学生陪同你就诊。

4. 当一个态度主动的聆听者

医生说话的速度太快了？听不懂医生在说什么？那么请他讲得清楚一点。可以的话，就诊之前把想问的问题先列出来。如果你比较内向，找一个不怕提问的人陪你去看医生，顺便请他为你做笔记。不懂的地方不要害怕让医生知道。记得，如果你不告诉医生，他很可能以为你都听懂了。请医生再解释一次并没有什么不对，那是医生应尽的职责。

5. 和医生沟通顾虑

就算你想请医生帮你做最后的决定，还是应该尽可能把所有想法告诉医生。如果医生不知道你在意什么，他建议的治疗方法就无法符合你的需求。你是想动手术以求一劳永逸，还是不敢动手术，宁愿每天吃药控制病情呢？不管你倾向哪一种选择，都应该让你的医生知道。

6. 如果还有时间，就别急着做决定

有时候，避免铸成大错的最好方式就是放缓脚步。留点时间，让你可以暂时不去想这件事（研究显示，大脑还是在潜意识里想着，只是我们不知道），也留点时间，让你激动的情绪稍微缓和下来。如果不知道你有多少时间可以做决定，试着找出答案。提示一下，如果你不必住院，大概就有时间问问不同医生的看法。另外，上网查资料的时间总是有的，自己上网或者请个网络高手帮忙。

7. 求助于其他患者

当你必须试着想象那些难以想象的事（例如切除大腿后的生活状况）时，不妨找几个有这样经历的人聊聊，了解一下他们现在的生活状态。当他们说比你想象中好时，别怀疑，不需要在这个时候过度发挥想象力。大部分人的情绪适应能力比自己预期的好多了。

8. 随时吸收新知识

可以经常到我个人网站（www.peterubel.com）的"关键决定"一栏看看。我会不断发表和医疗决定相关的文章以及大家的回应。这么一来，就没有人必须独自琢磨这事了。

重要文献

　　"我真的很欣赏你的作品，"一位法学教授朋友在读过我以前的著作后告诉我说，"但我希望你能列出更多的参考文献。"这是一种学术上的做法，每一个陈述，不管多么显而易见，都需要有文献的支持。（我好像应该先找出文献来支持这句话！）本书的参考文献部分无疑再一次令这位法学教授失望了，因为我只选择了对于理解每章的观点尤为关键的那些重要文献。如果我讨论的是一项研究或者试验，我会在文献列表里征引它们。但是我不敢说，影响了我对本书中所有话题的看法的那些工作全被我征引到了。首先，我并不想去拿这些枯燥的东西去考验读者的耐心。更重要的是，对于这种材料的出处，我真的记性很差。

　　在讲述医生和患者的故事时，我在书中使用了大量活泼的引用文字。这些对话来自我本人的工作经验，但并非准确的原话。我并没有给自己的访问录音，只是依靠我并不完美的记忆来重现故事的要旨。作为对照，当书中说明所引内容来自医患交谈的录音记录时，我不仅确信它们是根据录音整理的，而且可以保证它们是逐字逐句如实记录的，绝对是真实的情景再现。

序　言

Annas, G. J. *The Rights of Patients: The Basic ACLU Guide to Patient Rights.* Totowa, NJ: Humana Press, 1992.

Beauchamp, T. L., and J. F. Childress. *Principles of Biomedical Ethics.* New York: Oxford Univ. Press, 1994.

Fischhoff, B. "Value Elicitation: Is There Anything in There?" *American Psychologist* 46, no. 8 (1991): 835–847.

Groopman, Jerome. Interview by Stephen Colbert. *The Colbert Report.* Comedy Central, October 3, 2011. http://www.colbertnation.com/ the-colbert-report-videos/398786/october–03–2011/jerome-groopman.

Katz, J. *The Silent World of Doctor and Patient.* New York: Free Press, 1984.

McNeil, B. J., et al. "On the Elicitation of Preferences for Alternative Therapies." *New England Journal of Medicine* 306, no. 21 (1982): 1259–1262.

Miles, J. "Protecting Patient Self-Determination: New Legislation Requires Healthcare Providers to Inform Patients of Rights Regarding Advance Directives." *Health Progress* 72, no. 3 (1991): 26–30.

Schneider, C. E. *The Practice of Autonomy: Patients, Doctors, and Medical Decisions.* New York: Oxford Univ. Press, 1998.

Tversky, A., and E. Shafir. "Choice Under Conflict: The Dynamics of Deferred Choice." *Psychological Science* 3, no. 6 (1992): 358–361.

第一章

关于"医生最懂"的历史，除了 Katz 和 Rothman 两位老兄所列出的文献，我想不出还有更好的书可以介绍给读者。这些学术著作即使在外行看来可读性也很强，而且充满了生动的细节。Lerner 关于乳腺癌的论述则是学术写作的极佳范例，值得广泛阅读。

Fitts, William T., Jr. and I. S. Ravdin. "What Philadelphia Physicians Tell Patients with Cancer." *Journal of the American Medical Association* 153, no. 10 (1953): 901–904.

"The First Family: Betty Ford: Facing Cancer." *TIME* 104, no. 15 (October 7, 1974).

Ford, B. *The Times of My Life.* New York: HarperCollins, 1978.

Jonas, H. "Philosophical Reflections on Experimenting with Human Subjects." *Daedalus* 98 (1969): 219–247.

Katz, J. *The Silent World of Doctor and Patient.* New York: Free Press, 1984.

Krugman, S. "Infectious Hepatitis: Detection of Virus During the Incubation Period and in Clinically Inapparent Infection." *New England Journal of Medicine* 261, no. 15 (1959): 729–734.

Leopold, E. *Under the Radar.* New Brunswick, NJ: Rutgers Univ. Press, 2008.

Lerner, B. H. *The Breast Cancer Wars: Hope, Fear, and the Pursuit of a Cure in Twentieth-Century America.* New York: Oxford Univ. Press, 2001.

Morris, A. J., et al. "Prevention of Rheumatic Fever by Treatment of Previous Streptococcic Infections." *Journal of the American Medical Association* 160, no. 2 (1956): 114–116.

Mukherjee, S. *The Emperor of All Maladies: A Biography of Cancer.* New York: Scribner, 2010.

Oken, D. "What to Tell Cancer Patients." *Journal of the American Medical Association* 175, no. 13 (1961): 1120–1961.

Porter, R. *The Greatest Benefit to Mankind: A Medical History of Humanity.* New York: W. W. Norton, 1999.

Rothman, D. J. *Strangers at the Bedside.* New York: Basic Books, 1991.

Shore, D. "Developing the 'Concept'." *House, M.D.* Fox Broadcasting, February 16, 2006. http://www.hulu.com/watch/21606/house-developing-the-concept.

第二章

本章的很多细节来自昆兰夫妇对自身故事的生动讲述。

Andrews, K. "Persistent Vegetative State." *British Medical Journal* 303, no. 6794 (1991): 121.

Canterbury v. Spence, 464 F. 2d 772 (DC Cir. 1972).

"A Definition of Irreversible Coma." *Journal of the American Medical Association* 205, no. 6 (1968): 337–340.

Excerpts from Judge Muir's Decision in the Karen Ann Quinlan Case. *New York Times,* November 11, 1975.

Katz, J. *The Silent World of Doctor and Patient.* New York: Free Press, 1984.

"The Law: A Life in the Balance." *TIME* 106, no. 18 (November 3, 1975).

"The Law: The Right to Live—Or Die." *TIME* 106, no. 17 (October 27, 1975).

Lerner, B. H. *The Breast Cancer Wars: Hope, Fear, and the Pursuit of a Cure in Twentieth-Century America.* New York: Oxford Univ. Press, 2001.

Natanson v. Kline and St. Francis Hospital and School of Nursing, Inc. 186 Kan. 393, 350 P. 2nd 1093 (1960).

Quinlan, J., J. Quinlan, and P. Battelle. *Karen Ann: The Quinlans Tell Their Story.* New York: Doubleday, 1977.

第三章

Arras, J. D. "Beyond Cruzan: Individual Rights, Family Autonomy, and the Persistent Vegetative State." *Journal of the American Geriatrics Society* 39, no. 10 (1991): 1018–1024.

Boyle, C. M. "Difference Between Patients' and Doctors' Interpretation of Some Common Medical Terms." *British Medical Journal* 2, no. 5704 (1970): 286–289.

Cassell, E. J. *Talking with Patients: Clinical Technique.* Cambridge, MA: MIT Press, 1985.

Castro, C. M., et al. "Babel Babble: Physicians' Use of Unclarified Medical Jargon with Patients." *American Journal of Health Behavior* 31, suppl. 1 (2007): S85–95.

Chapple, A., et al. "Clinical Terminology: Anxiety and Confusion Amongst Families Undergoing Genetic Counseling." *Patient Education and Counseling* 32, nos. 1–2 (1997): 81–91.

David, L. "The Pilot (Part 2)." *Seinfeld.* NBC, May 20, 1993.

Engel, K., et al. "Patient Comprehension of Emergency Department Care and Instructions: Are Patients Aware of When They Do Not Understand?" *Annals of Emergency Medicine* 53, no. 4 (2009): 454–461, e415.

Gilovich, T., et al. "The Spotlight Effect in Social Judgment: An Egocentric Bias in Estimates of the Salience of One's Own Actions and Appearance." *Journal of Personality and Social Psychology* 78, no. 2 (2000): 211–222.

Hadlow, J., and M. Pitts. "The Understanding of Common Health Terms by Doctors, Nurses, and Patients." *Social Science and Medicine* 32, no. 2 (1991): 193–196.

Korsch, B. M., et al. "Gaps in Doctor–Patient Communication." *Pediatrics* 42, no. 5 (1968): 855–871.

Lidz, C. W., et al. *Informed Consent: A Study of Decisionmaking in Psychiatry.* New York: Guilford Press, 1984.

Novack, D. H., et al. "Changes in Physicians' Attitudes Toward Telling the Cancer Patient." *Journal of the American Medical Association* 241, no. 9 (1979): 897–900.

Ogden, J., et al. "What's in a Name? An Experimental Study of Patients' Views of the Impact and Function of a Diagnosis." *Family Practice* 20, no. 3 (2003): 248–253.

Ross, L., et al. "The 'False Consensus Effect': An Egocentric Bias in Social Perception and Attribution Processes." *Journal of Experimental Social Psychology* 13, no. 3 (1977): 279–301.

Samora, J., et al. "Medical Vocabulary Knowledge Among Hospital Patients." *Journal of Health and Human Behavior* 2, no. 2 (1961): 83–92.

Schneider, C. E. *The Practice of Autonomy: Patients, Doctors, and Medical Decisions.* New York: Oxford Univ. Press, 1998.

Silver-Isenstadt, A., and P. A. Ubel. "Medical Student Name Tags: Identification or Obfuscation?" *Journal of General Internal Medicine* 12, no. 11 (1997):

669–671.

Veatch, R. M. *The Patient–Physician Relation: The Patient as Partner.* Bloomington: Indiana Univ. Press, 1991.

第四章

Ainsworth-Vaughn, N. *Claiming Power in Doctor–Patient Talk.* New York: Oxford Univ. Press, 1998.

Anderson, W. G., et al. "'What Concerns Me Is . . .' Expression of Emotion by Advanced Cancer Patients During Outpatient Visits." *Supportive Care in Cancer* 16, no. 7 (2008): 803–811.

Folkman, S., and J. T. Moskowitz. "Stress, Positive Emotion, and Coping." *Current Directions in Psychological Science* 9, no. 4 (2000): 115–118.

Freud, S. "Humour." In *Penguin Freud Library, Volume 14: Art and Literature.* Edited by Albert Dickson. Harmondsworth, Middlesex: Penguin Books, 1990.

Kennifer, S., et al. "Negative Emotions in Cancer Care: Do Oncologists' Responses Depend on Severity and Type of Emotion?" *Patient Education and Counseling* 76, no. 1 (2009): 51–56.

Lerner, B. H. *The Breast Cancer Wars: Hope, Fear, and the Pursuit of a Cure in Twentieth-Century America.* New York: Oxford Univ. Press, 2001.

Parsons, G. N., et al. "Between Two Worlds: Medical Student Perceptions of Humor and Slang in the Hospital Setting." *Journal of General Internal Medicine* 16, no. 8 (2001): 544–549.

Pollak, K. I., et al. "Oncologist Communication About Emotion During Visits with Patients with Advanced Cancer." *Journal of Clinical Oncology* 25, no. 36 (2007): 5748–5752.

Schneider, C. E. *The Practice of Autonomy: Patients, Doctors, and Medical Decisions.* New York: Oxford Univ. Press, 1998.

Silver-Isenstadt, A., and P. A. Ubel. "Medical Student Name Tags: Identification or Obfuscation?" *Journal of General Internal Medicine* 12, no. 11 (1997): 669–671.

Smith, A. C., III and S. Kleinman. "Managing Emotions in Medical School: Students' Contacts with the Living and the Dead." *Social Psychology Quarterly* 52, no. 1 (1989): 56–69.

Ubel, P. A. *You're Stronger than You Think: Tapping into the Secrets of Emotionally Resilient People.* New York: McGraw-Hill, 2006.

Ubel, P. A., et al. "Don't Ask, Don't Tell: A Change in Medical Student Attitudes After Obstetrics/Gynecology Clerkships Toward Seeking Consent for Pelvic

Examinations on an Anesthetized Patient." *American Journal of Obstetrics and Gynecology* 188, no. 2 (2003): 575–579.

Yoels, W. C., and J. M. Clair. "Laughter in the Clinic: Humor as Social Organization." *Symbolic Interaction* 18, no. 1 (1995): 39–58.

第五章

关于人们如何、为何、是否能在情绪上适应慢性疾病和身体残疾，大家可以读我更早的一本著作。在《生命的关键决定》无疑取得了巨大成功的今天，我希望《你比你所想象的更强大》(*You're Stronger than You Think*) 一书能掀起新的阅读高潮。

Brickman, P., et al. "Lottery Winners and Accident Victims: Is Happiness Relative?" *Journal of Personality and Social Psychology* 36, no. 8 (1978): 917–927.

Carstensen, L. L. "Evidence for a Life-Span Theory of Socioemotional Selectivity." *Current Directions in Psychological Science* 4, no. 5 (1995): 151–156.

Fleming, C., et al. "A Decision Analysis of Alternative Treatment Strategies for Clinically Localized Prostate Cancer. Prostate Patient Outcomes Research Team." *Journal of the American Medical Association* 269, no. 20 (1993): 2650–2658.

Gilbert, D. T., et al. "Immune Neglect: A Source of Durability Bias in Affective Forecasting." *Journal of Personality and Social Psychology* 75, no. 3 (1998): 617–638.

Lacey, H. P., et al. "Hope I Die Before I Get Old: Mispredicting Happiness Across the Lifespan." *Journal of Happiness Studies* 7, no. 2 (2006): 167–182.

Loewenstein, G., and D. Schkade. "Wouldn't It Be Nice? Predicting Future Feelings." In *Well-Being: The Foundations of Hedonic Psychology.* Edited by D. Kahneman, E. Diener, and N. Schwarz. New York: Russell Sage Foundation, 1999.

Raiffa, H. *Decision Analysis.* Reading, MA: Addison-Wesley, 1968.

Riis, J., et al. "Ignorance of Hedonic Adaptation to Hemo-Dialysis: A Study Using Ecological Momentary Assessment." *Journal of Experimental Psychology: General* 134, no. 1 (2005): 3–9.

Ross, M. "Relation of Implicit Theories to the Construction of Personal Histories." *Psychological Review* 96, no. 2 (1989): 341–357.

Schkade, D. A., and D. Kahneman. "Does Living in California Make People Happy? A Focusing Illusion in Judgments of Life Satisfaction." *Psychological Science* 9, no. 5 (1998): 340–346.

Smith, D. M., et al. "Misremembering Colostomies? Former Patients Give Lower Utility Ratings than Do Current Patients." *Health Psychology* 25, no. 6 (2006): 688–695.

Ubel, P. *Free Market Madness: Why Human Nature Is at Odds with Economics—and Why It Matters.* Boston: Harvard Business Press, 2009.

Ubel, P. A., et al. "Whose Quality of Life? A Commentary Exploring Discrepancies Between Health State Evaluations of Patients and the General Public." *Quality of Life Research* 12, no. 6 (2003): 599–607.

Ubel, P. A., et al. "Misimagining the Unimaginable: The Disability Paradox and Healthcare Decision Making." *Health Psychology* 24, no. 4 suppl. (2005): S57-S62.

Wilkerson, M. *Amazing Journey: The Life of Pete Townshend.* Raleigh, NC: Lulu Press, 2006.

———. *Who Are You: The Life of Pete Townshend.* New York: Omnibus Press, 2008.

Wilson, K. A., et al. "Perception of Quality of Life by Patients, Partners, and Treating Physicians." *Quality of Life Research* 9, no. 9 (2000): 1041–1052.

Wilson, T. D., et al. "Focalism: A Source of Durability Bias in Affective Forecasting." *Journal of Personality and Social Psychology* 78, no. 5 (2000): 821–836.

第六章

Karan Chhabra 让我读了一篇绝对令人拍案称奇的论文，这篇他在杜克大学大四时所写的论文为他赢得了毕业荣誉，我在本章引用了其中的一次对话。

Amsterlaw, J., et al. "Can Avoidance of Complications Lead to Biased Healthcare Decisions?" *Judgment and Decision Making* 1, no. 1 (2006): 64–75.

Angott, A., and P. Ubel. Unpublished research, 2011.

Chandler, J., and N. Schwarz. "How Extending Your Middle Finger Affects Your Perception of Others: Learned Movements Influence Concept Accessibility." *Journal of Experimental Social Psychology* 45, no. 1 (2009): 123–128.

Damasio, A. R. *Descartes' Error: Emotion, Reason, and the Human Brain.* New York: G. P. Putnam's Sons, 1994.

Fagerlin, A., et al. "Women's Decisions Regarding Tamoxifen for Breast Cancer Prevention: Responses to a Tailored Decision Aid." *Breast Cancer Research and Treatment* 119, no. 3 (2010): 613–620.

Fagerlin, A., et al. "How Making a Risk Estimate Can Change the Feel of That

Risk: Shifting Attitudes Toward Breast Cancer Risk in a General Public Survey." *Patient Education and Counseling* 57, no. 3 (2005): 294–299.

Fagerlin, A., et al. " 'If I'm Better than Average, Then I'm OK?': Comparative Information Influences Beliefs About Risk and Benefits." *Patient Education and Counseling* 69, nos. 1–3 (2007): 140–144.

Fisher, B., et al. "Tamoxifen for the Prevention of Breast Cancer: Current Status of the National Surgical Adjuvant Breast and Bowel Project P–1 Study." *Journal of the National Cancer Institute* 97, no. 22 (2005): 1652–1662.

Hsee, C. K., et al. "Preference Reversals Between Joint and Separate Evaluations of Options: A Review and Theoretical Analysis." *Psychological Bulletin* 125, no. 5 (1999): 576–590.

Lerman, C., et al. "Controlled Trial of Pretest Education Approaches to Enhance Informed Decision-Making for BRCA1 Gene Testing." *Journal of the National Cancer Institute* 89, no. 2 (1997): 148–157.

Loewenstein, G. F., et al. "Risk as Feelings." *Psychological Bulletin* 127, no. 2 (2001): 267–286.

Peters, E., et al. "Numeracy and Decision Making." *Psychological Science* 17, no. 5 (2006): 407–413.

Rottenstreich, Y., and C. K. Hsee. "Money, Kisses, and Electric Shocks: On the Affective Psychology of Risk." *Psychological Science* 12, no. 3 (2001): 185–190.

Schwartz, L. M., et al. "The Role of Numeracy in Understanding the Benefit of Screening Mammography." *Annals of Internal Medicine* 127, no. 11 (1997): 966–972.

Schwarz, N. "When Thinking Feels Difficult: Meta-Cognitive Experiences in Judgment and Decision Making." *Medical Decision Making* 25, no. 1 (2005): 105–112.

Schwarz, N., and F. Strack. "Reports of Subjective Well-Being: Judgmental Processes and Their Methodological Implications." In *Well-Being: The Foundations of Hedonic Psychology.* Edited by D. Kahneman, E. Diener, and N. Schwarz. New York: Russell Sage Foundation, 1999.

Slovic, P., M. L. Finucane, E. Peters, and D. G. MacGregor. "Risk as Analysis and Risk as Feelings: Some Thoughts About Affect, Reason, Risk, and Rationality." *Risk Analysis* 24, no. 2 (2004): 311–322.

Song, H., and N. Schwarz. "If It's Difficult to Pronounce, It Must Be Risky." *Psychological Science* 20, no. 2 (2009): 135–138.

Ubel, P. A. "Is Information Always a Good Thing? Helping Patients Make 'Good' Decisions." *Medical Care* 40, no. 9, suppl. (2002): 39–44.

Ubel, P. A., et al. "Physicians Recommend Different Treatments for Patients than

They Would Choose for Themselves." *Archives of Internal Medicine* 171, no. 7 (2011): 630–634.

Zikmund-Fisher, B. J., et al. " 'Is 28% Good or Bad?': Evaluability and Preference Reversals in Health Care Decisions." *Medical Decision Making* 24, no. 2 (2004): 142–148.

Zikmund-Fisher, B. J., et al. "Risky Feelings: Why a 6% Risk of Cancer Does Not Always Feel Like 6%." *Patient Education and Counseling* 81, suppl. 1 (2010): S87-S93.

第七章

尼古拉斯·克里斯塔斯基是哈佛大学的内科医师和社会学家，近些年来他以其对从肥胖到快乐的每一件事情的社会蔓延的前沿研究获得了颇多关注。但是他早年关于医学实践中的预言艺术的研究同样令人印象深刻。他的大作《死亡预言》（*Death Foretold*）应该（这里的"应该"有点像是陈词滥调了）成为医学院和护理学校的必读书。

Code of Medical Ethics of the American Medical Association. Chicago: American Medical Association Press, 1847.

Cassell, E. J. *Talking with Patients: Clinical Technique.* Cambridge, MA: MIT Press, 1985.

Christakis, N. A. *Death Foretold: Prophecy and Prognosis in Medical Care.* Chicago: Univ. of Chicago Press, 1999.

David, L. "The Pilot (Part 1)." *Seinfeld.* NBC, May 20, 1993.

Fagerlin, A., et al. "Cure Me Even If It Kills Me: Preferences for Invasive Cancer Treatment." *Medical Decision Making* 25, no. 6 (2005): 614–619.

Fins, J. J. "The Patient Self-Determination Act and Patient–Physician Collaboration in New York State." *New York State Journal of Medicine* 92, no. 11 (1992): 489–493.

Freeborne, N., J. Lynn, and N. A. Desbiens. "SUPPORT: Study to Understand Prognoses and Preferences for Outcomes and Risks of Treatments. Study Design." *Journal of Clinical Epidemiology* 43, suppl. (1990): 1S–123S.

Gould, S. J., et al. *The Richness of Life: The Essential Stephen Jay Gould.* New York: W. W. Norton, 2006.

Lamont, E. B., and N. A. Christakis. "Prognostic Disclosure to Patients with Cancer near the End of Life." *Annals of Internal Medicine* 134, no. 12 (1996): 1096–1105.

Percival, T. *Medical Ethics; Or, a Code of Institutes and Precepts, Adapted to the*

Professional Conduct of Physicians and Surgeons. London: S. Russell for J. Johnson, 1803.

Spranca, M., et al. "Omission and Commission in Judgment and Choice." *Journal of Experimental Social Psychology* 27, no. 1 (1991): 76–105.

Weinstein, N. D. "Unrealistic Optimism About Susceptibility to Health Problems." *Journal of Behavioral Medicine* 5, no. 4 (1982): 441–460.

第八章

Baylis, F., and J. Downie. "Professional Recommendations: Disclosing Facts and Values." *Journal of Medical Ethics* 27, no. 1 (2001): 20–24.

Beisswanger, A. H., et al. "Risk Taking in Relationships: Differences in Deciding for Oneself Versus for a Friend." *Basic and Applied Social Psychology* 25, no. 2 (2003): 121–135.

Blackhall, L. J. "Must We Always Use CPR?" *New England Journal of Medicine* 317, no. 20 (1987): 1281–1285.

Fisher, S. "Institutional Authority and the Structure of Discourse." *Discourse Processes* 7, no. 2 (1984): 201–224.

Fowler, F. J., Jr., et al. "Comparison of Recommendations by Urologists and Radiation Oncologists for Treatment of Clinically Localized Prostate Cancer." *Journal of the American Medical Association* 283, no. 24 (2000): 3217–3222.

Gilovich, T., and V. H. Medvec. "The Experience of Regret: What, When, and Why." *Psychological Review* 102, no. 2 (1995): 379–395.

Gurmankin, A. D., et al. "The Role of Physicians' Recommendations in Medical Treatment Decisions." *Medical Decision Making* 22, no. 3 (2002): 262–271.

Kray, L., and R. Gonzalez. "Differential Weighting in Choice Versus Advice: I'll Do This, You Do That." *Journal of Behavioral Decision Making* 12, no. 3 (1999): 207–217.

Meier, B. "Sales Tactics on Implants Raise Doubts." *New York Times,* June 1, 2011. New York edition p. B1.

Quill, T. E., and H. Bordy. "Physician Recommendations and Patient Autonomy: Finding a Balance Between Physician Power and Patient Choice." *Annals of Internal Medicine* 125, no. 9 (1996): 763–769.

Quinlan, J., J. Quinlan, and P. Battelle. *Karen Ann: The Quinlans Tell Their Story.* New York: Doubleday, 1977.

Siminoff, L. A., and J. H. Fetting. "Effects of Outcome Framing on Treatment Decisions in the Real World: Impact of Framing on Adjuvant Breast Cancer Decisions." *Medical Decision Making* 9, no. 4 (1989): 262–271.

Ubel, P. A. "'What Should I Do, Doc?': Some Psychologic Benefits of Physician Recommendations." *Archives of Internal Medicine* 162, no. 9 (2002): 977–980.

Ubel, P. A., et al. "Physicians Recommend Different Treatments for Patients than They Would Choose for Themselves." *Archives of Internal Medicine* 171, no. 7 (2011): 630–634.

Veatch, R. "Ethical Medicine in a Revolutionary Age." *Hastings Center Report* 2, no. 3 (1972): 3–6.

第九章

杰克·福勒非常大度地给了我访谈机会，让我得以获悉决策援助运动诞生时的诸多故事。

Barry, M. J., et al. "A Randomized Trial of a Multimedia Shared Decision-Making Program for Men Facing a Treatment Decision for Benign Prostatic Hyperplasia." *Disease Management and Clinical Outcomes* 1, no. 1 (1997): 5–14.

Brownlee, S. *Overtreated: Why Too Much Medicine Is Making Us Sicker and Poorer.* New York: Bloomsbury, 2008.

McPherson, K., et al. "Small-Area Variations in the Use of Common Surgical Procedures: An International Comparison of New England, England, and Norway." *New England Journal of Medicine* 307, no. 21 (1982): 1310–1314.

O'Connor, A., et al. "Do Patient Decision Aids Meet Effectiveness Criteria of the International Patient Decision Aid Standards Collaboration? A Systematic Review and Meta-Analysis." *Medical Decision Making* 27, no. 5 (2007): 554–574.

Peele, P., et al. "Decreased Use of Adjuvant Breast Cancer Therapy in a Randomized Controlled Trial of a Decision Aid with Individualized Risk Information." *Medical Decision Making* 25, no. 3 (2005): 301–307.

Wennberg, J., and A. Gittelsohn. "Small Area Variations in Health Care Delivery." *Science* 182, no. 4117 (1973): 1102–1108.

Wennberg, J. E. "Improving the Medical Decision-Making Process." *Health Affairs* 7, no. 1 (1988): 99–106.

———. *Tracking Medicine: A Researcher's Quest to Understand Health Care.* New York: Oxford Univ. Press, 2010.

Wennberg, J. E., and F. J. Fowler. "A Test of Consumer Contribution to Small Area Variations in Health Care Delivery." *Journal of the Maine Medical Association* 68, no. 8 (1977): 275–279.

第十章

Denes-Raj, V., et al. "The Generality of the Ratio–Bias Phenomenon." *Personality and Social Psychology Bulletin* 21, no. 10 (1995): 1083–1092.

Fagerlin, A., et al. "Reducing the Influence of Anecdotal Reasoning on People's Health Care Decisions: Is a Picture Worth a Thousand Statistics?" *Medical Decision Making* 25, no. 4 (2005): 398–405.

Hawley, S. T., et al. "The Impact of the Format of Graphical Presentation on Health-Related Knowledge and Treatment Choices." *Patient Education and Counseling* 73, no. 3 (2008): 448–455.

Nisbett, R., and L. Ross. *Human Inference: Strategies and Shortcomings of Social Judgment.* Englewood Cliffs, NJ: Prentice-Hall, 1980.

Peters, E., et al. "Numeracy and Decision Making." *Psychological Science* 17, no. 5 (2006): 407–413.

Ubel, P. A., et al. "Testing Whether Decision Aids Introduce Cognitive Biases: Results of a Randomized Trial." *Patient Education and Counseling* 80, no. 2 (2010): 158–163.

Ubel, P. A., et al. "The Inclusion of Patient Testimonials in Decision Aids: Effects on Treatment Choices." *Medical Decision Making* 21, no. 1 (2001): 60–68.

Volandes, A. E., et al. "Video Decision Support Tool for Advance Care Planning in Dementia: Randomised Controlled Trial." *British Medical Journal* 338, no. b2159 (2009).

Zikmund-Fisher, B., et al. "Alternate Methods of Framing Information About Medication Side Effects: Incremental Risk Versus Total Risk Occurrence." *Journal of Health Communication* 13, no. 2 (2008): 107–124.

Zikmund-Fisher, B., et al. "Highlighting 'Additional Risk' Yields More Consistent Interpretations of Side Effect Risk Communications." *Medical Decision Making* 25, no. 1 (2005): E2.

第十一章

除了下列文献之外，本章也利用了我对谢里·卡普兰和杰夫·贝尔科拉的访谈。

Anderson, L. A., et al. "Effects of Modeling on Patient Communication, Satisfaction, and Knowledge." *Medical Care* 25, no. 11 (1987): 1044–1056.

Greenfield, S., et al. "Patients' Participation in Medical Care: Effects on Blood Sugar Control and Quality of Life in Diabetes." *Journal of General Internal Medicine* 3, no. 5 (1988): 448–457.

生命的关键决定

Harrington, J., et al. "Improving Patients' Communication with Doctors: A Systematic Review of Intervention Studies." *Patient Education and Counseling* 52, no. 1 (2004): 7–16.

The Fifth Report of the Joint National Committee on Prevention, Detection, Evaluation, and Treatment of High Blood Pressure (JNC5). *Archives of Internal Medicine* 153, no. 2 (1993): 2413–2446.

Landro, L. "Weighty Choices, in Patients' Hands." *Wall Street Journal,* August 4, 2009. http://online.wsj.com/article/SB1000142405297020367470457432857063 7446770.html.

Langer, E. J., and J. Rodin. "The Effects of Choice and Enhanced Personal Responsibility for the Aged: A Field Experiment in an Institutional Setting." *Journal of Personality and Social Psychology* 34, no. 2 (1976): 191–198.

Robinson, E. J., and M. J. Whitfield. "Improving the Efficiency of Patients' Comprehension Monitoring: A Way of Increasing Patients' Participation in General Practice Consultations." *Social Science and Medicine* 21, no. 8 (1985): 915–919.

Rodin, J., and E. J. Langer. "Long-Term Effects of a Control-Relevant Intervention with the Institutionalized Aged." *Journal of Personality and Social Psychology* 35, no. 12 (1977): 897–902.

第十二章

Bartelink, H., et al. "Impact of a Higher Radiation Dose on Local Control and Survival in Breast-Conserving Therapy of Early Breast Cancer: 10-Year Results of the Randomized Boost Versus No Boost EORTC 22881–10882 Trial." *Journal of Clinical Oncology* 25, no. 22 (2007): 3259–3265.

Fellner, C. H., and J. R. Marshall. "Kidney Donors: The Myth of Informed Consent." *American Journal of Psychiatry* 126, no. 9 (1970): 1245–1251.

Kahneman, D. *Thinking, Fast and Slow.* New York: Farrar, Straus and Giroux, 2011.

Katz, S. J., et al. "Patient Involvement in Surgery Treatment Decisions for Breast Cancer." *Journal of Clinical Oncology* 23, no. 24 (2005): 5526–5533.

United States Preventive Services Task Force. "Screening for Breast Cancer: U.S. Preventive Services Task Force Recommendation Statement." *Annals of Internal Medicine* 151, no. 10 (2009): 716–726.

Weaver, D. L., et al. "Effect of Occult Metastases on Survival in Node-Negative Breast Cancer." *New England Journal of Medicine* 364, no. 5 (2011): 412–421.

第十三章

关于比萨和做爱的更完整的论述（关于这种话题谁不想看更完整的论述呢），请阅读安妮·詹维尔下述令人惊奇的文章。本章也利用了一些与詹姆斯·塔尔斯基的私人交流的内容。

Ambady, N., et al. "Surgeon's Tone of Voice: A Clue to Malpractice History." *Surgery* 132, no. 1 (2002): 5–9.

Camerer, C., et al. "Neuroeconomics: How Neuroscience Can Inform Economics." *Journal of Economic Literature* 43, no. 1 (2005): 9–64.

Chua, H. F., et al. "Self-Related Neural Response to Tailored Smoking-Cessation Messages Predicts Quitting." *Natural Neuroscience* 14, no. 4 (2011): 426–427.

Eva, K. W., et al. "The Ability of the Multiple Mini-Interview to Predict Pre-Clerkship Performance in Medical School." *Academic Medicine* 79, no. 10 (2004): S40-S42.

Harris, G. "New for Aspiring Doctors, the People Skills Test." *New York Times*, July 11, 2011. New York edition p. A1.

Harris, S., and C. Owen. "Discerning Quality: Using the Multiple Mini-Interview in Student Selection for the Australian National University Medical School." *Medical Education* 41, no. 3 (2007): 234–241.

Inui, T. S., et al. "Improved Outcomes in Hypertension After Physician Tutorials." *Annals of Internal Medicine* 84, no. 6 (1976): 646–651.

Janvier, A. "Pepperoni Pizza and Sex." *Current Problems in Pediatric and Adolescent Health Care* 41, no. 4 (2011): 106–108.

Koropchak, C. M., et al. "Studying Communication in Oncologist–Patient Encounters: The SCOPE Trial." *Palliative Medicine* 20, no. 8 (2006): 813–819.

Kreiter, C. D., et al. "Investigating the Reliability of the Medical School Admissions Interview." *Advances in Health Sciences Education* 9, no. 2 (2004): 147–159.

Levinson, W., et al. "Physician–Patient Communication. The Relationship with Malpractice Claims Among Primary Care Physicians and Surgeons." *Journal of the American Medical Association* 277, no. 7 (1997): 553–559.

Localio, A. R., et al. "Relationship Between Malpractice Claims and Cesarean Delivery." *Journal of the American Medical Association* 269, no. 3 (1993): 366–373.

Reznick, R., et al. "An Objective Structured Clinical Examination for the Licentiate of the Medical Council of Canada: From Research to Reality." *Academic Medicine* 68, suppl. 10 (1993): S4-6.

Skinner, C. S., et al. "Use of and Reactions to a Tailored CD-ROM Designed to Enhance Oncologist–Patient Communication: The SCOPE Trial Intervention." *Patient Education and Counseling* 77, no. 1 (2009): 90–96.

White, J., et al. "Oh, by the Way . . ." *Journal of General Internal Medicine* 9, no. 1 (1994): 24–28.

致　谢

在本书中，我讲述了大量的故事，其中有很多是我在诊疗实践中碰到的，也有一些是发生在我本人和与我关系亲密的人身上的。为此，我必须首先表达对所有这些人的感谢，一直以来，我正是从他们的故事中学会了很多东西。尽管我已经为书中提到的患者使用了化名，但他们也许会认出自己的身影，我希望他们能感受到我深深的谢意。能够行医并帮助人们度过生命中最难的关口，实在是我的莫大荣誉。

我也讲述了其他一些人的故事，其中一些已经发表在文章或书籍中，我将这些出版物列在了书末的重要文献中。但是有些人在访谈或不那么正式的交谈中向我分享了他们的故事，并给出了他们的感受，我要谢谢这些人。

我在本书中提及了大量"我自己"的研究，在这里，我必须承认，在讨论我的实验和其他研究时，大多数的"我"其实是"我们"。我在职业生涯中有幸和许多杰出的人合作。首先，我要承蒙一些导师的点拨，如马克·西格勒（Mark Siegler）、鲍勃·阿诺德（Bob Arnold）、乔治·勒文施泰因（George Loewenstein）和戴维·阿施（David Asch），是他们帮我开始梳理伦理学和决策过程的复杂世界。我也从我所指导过的人身上学到了很多东西，特别是安吉·法格林和布莱恩·齐克蒙德－费舍尔，他们轻易地教给我与我教给他们同样多的东西。我还要感谢太多的同事，但在这里无法一一提及其名字，但你们知道自己的存在，现在我希望你们意识到我欠了很大的人情，是你们帮我把疯狂的想法转变成为被认可的科学。

也要感谢一些个人和组织这些年来慷慨地资助我边缘化的研究。（我更喜欢用"边缘化的"而不是"怪异"来形容我的研究，正如我更愿意被称为"肌肉发达"而不是"皮包骨头"，但是我愿意让你决定用其中哪个词来形容我的研究或者我本人，如果你觉得它合适的话。）我要感谢美国国家卫生研究院十五年来一直支持我研究共同决定的决策过程，并感谢国家癌症中心的温迪·尼尔逊（Wendy Nelson）这些年来对我的帮助。我最近几年来受到了罗伯特·伍德·约翰逊基金会（Robert Wood Johnson Foundation）的支持，他们把医疗政策研究的调查员奖颁发给了我，这个奖棒极了。所有的医疗护理政策的最终都要在病床前见分晓。因此，如果我们想得到更好的政策，我们必须明白医生和患者是如何做出共同决定的。

我要感谢劳伦斯·恩戈（Lawrence Ngo）、詹姆斯·塔尔斯基、杰克·福勒、杰夫·贝尔科拉和丽塔·乌瑟夫（Rita Ouseph）阅读了本书的草稿，特别要感谢安德烈娅·安格特、卡特·波拉克、安吉·法格林和克拉拉·李（Clara Lee）协助修改了许多章节。感谢卡兰·察布拉（Karan Chhabra）和珍妮特·施瓦茨（Janet Schwartz）分享了她们在研究过程中所遇到的医患如何打交道的例子。更要感谢卡蒂嘉·沃尔德罗普（Katija Waldrop）、丘尔潘·西斯马托娃（Chulpan Khismatova）、埃米莉·曹（Emily Cao）、埃文·秦（Evan

Tsun)、利利·威廉森（Lillie Williamson）和卡特莱戈·莫迪塞尔（Katlego Modiselle）帮我把草稿拼缀成书。莱文·格林伯格文学代理公司（Levine Greenberg Literary Agency）的吉姆·莱文（Jim Levine）非常棒，他帮助我确立了骨干思想，并拟出了漂亮的提纲，他还做了一件更大的好事：帮我找了一位合作愉快的编辑——HarperOne 出版社的珍妮特·佩雷斯（Jeanette Perez）。

最后要感谢我的妻子葆拉，你的事情远超过我们所曾计划好的一切，现在它成了本书最重要的一部分。你真是太酷了，美女，这本书献给你！